結核の今昔

統計と先人の業績から学び、今後の課題を考える

島尾 忠男 著
Tadao Shimao

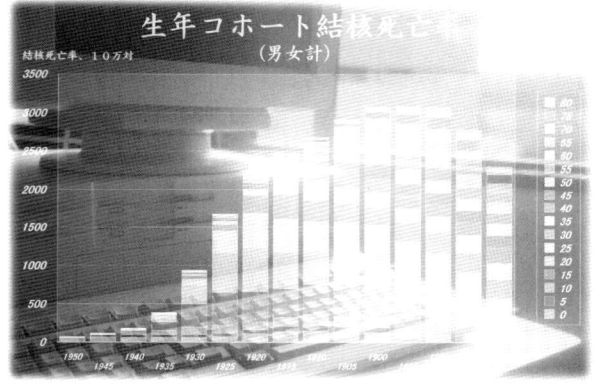

克誠堂出版

序　文

　平成 17 年 4 月，大宮で東埼玉病院院長川城丈夫先生が会長となり，第 80 回日本結核病学会が開催された．その際，「結核温故知新」と題して，結核問題の過去を振り返りながら，今後の課題について特別講演をする機会を与えていただいた．その内容は，日本の結核の蔓延状況の推移とそれに関連した要因を分析しながら，結核の減少に貢献した日本の結核病学の成果を紹介し，今後の結核問題の課題について述べたものであった．

　戦後の日本の公衆衛生活動で，2 大成果といわれるのは結核対策と母子衛生であるが，結核は先人の努力で，明治初期から疫学データがあり，戦前にはるかに遡ってその動向と関連した要因を分析できる．学会での特別講演を聴かれた日本医科大学工藤翔二教授から，先生が編集長をしておられる月刊誌「日本胸部臨床」に特別講演の内容を詳しく連載で掲載するようにとのお話があり，「結核の今昔」と題して同誌の第 65 巻 1 号から 12 号まで 1 年間にわたって連載をさせていただいた．それに多少加筆して完成したのが本書である．

　日本の結核対策の成果とその基盤となった初感染発病学説，胸部 X 線写真の読影方の完成，間接撮影法の開発とこれを用いた結核の集団検診，BCG 接種に関する共同研究と凍結乾燥ワクチンを大量生産する技術の開発，標本調査法を用いた結核実態調査の成績とその結核対策修正への応用など，多くの研究の成果は，それぞれ文献として残されてはいるが，それらを概観し，まとめてみたのが本書である．先人の業績を原著で読みながら，先人の努力に改めて強い感銘を覚えたが，その一部でも本書の中から読み取っていただければ幸いである．

　本書の刊行に際しては，日本医科大学工藤翔二教授，克誠堂出版社，特に同社で本書の編集を担当していただいた栖原イズミ，堀内志保の両氏に格別なご配慮をいただいた．深く感謝する次第である．

　平成 20 年 3 月

島尾　忠男

目　　次

第1章　日本の近代化とともに結核が増加，主な被害者は若い女性　1
 はじめに …………………………………………………………………………………………1
 1．肺病死亡統計の始まり ………………………………………………………………………1
  1）肺病死亡統計／1　　2）肺病死亡統計と結核死亡統計／4
 2．結核流行の歴史 ………………………………………………………………………………5
 3．結核流行の第1期（1889～1918年），最も被害を受けたのは若い女子 ………………6
  1）年齢階級別にみた結核死亡率の推移／6　　2）若い女生と結核／6
  3）生年コホート別にみた女性の結核死亡率／8
   ■明治初期の統計資料／3　　■死因統計の謎／4　　■結核とジェンダー／8
   ■紡績女工と結核／12

第2章　インフルエンザの大流行で，結核はいったん減少し，再増加　14
 1．結核流行の第2期，インフルエンザ大流行の影響で結核死亡率減少 …………………14
 2．大きな人口淘汰の感染症流行への影響 ……………………………………………………14
  1）大きな事故の影響／14　　2）1918年に始まったインフルエンザの大流行／15
  3）インフルエンザ大流行の結核流行への影響／20
  4）インフルエンザ大流行の諸外国の結核流行への影響／21
 3．結核流行の第3期─結核は第2次工業化，戦時状態とともに再度増加─ ……………28
   ■強い毒力をもったウイルス／19　　■「スペインかぜ」という命名の由来／19

第3章　結核流行の第4期─第2次大戦の影響と結核対策の成果─　29
 1．第2次大戦の結核流行への影響 ……………………………………………………………29
  1）第2次大戦前後の結核死亡率の推移／29
  2）第2次大戦の結核流行への影響／31
 2．BCG接種の効果？ …………………………………………………………………………32
 3．近代的な結核対策とその結核流行への影響 ………………………………………………34
  1）結核対策の狙い／34　　2）結核の感染，発病，進展を阻止する手段／34
  3）本格的な結核対策の開始／37　　4）結核対策の結核流行への影響／38

第4章　結核流行の第5期─結核減少の停滞，再増加─　40
 1．結核減少の停滞，再増加 ……………………………………………………………………40
  1）日本の結核の最近50年間の動向／40　　2）諸外国の結核罹患率の動き／41
  3）結核減少速度の鈍化，再上昇の原因／42
 2．日本人口の急速な高齢化と結核罹患率減少速度鈍化との関連 …………………………43
 3．石川県でみられた過去の結核蔓延の後遺症 ………………………………………………45
   ■罹患率，有病率と平均有病期間との関係／41

第5章　今後の結核の動向に影響する人口移動とエイズ流行　51

1. 人口移動の結核への影響 ……………………………………………………………… 51
2. エイズ流行の結核の蔓延状況への影響 ……………………………………………… 53
   1) 世界のエイズ流行の状況／53　　2) エイズ流行の結核への影響／56
3. 日本のHIV感染，エイズの状況と結核との関係 …………………………………… 59
   　　■感染症の根絶と制圧／53

第6章　初感染発病学説　62

1. 結核の初感染発病学説の研究が始められた背景 …………………………………… 62
2. 結核初期変化群の病理解剖学的研究 ………………………………………………… 62
3. 小林義雄の海軍でのツ反応を用いた胸膜炎の研究 ………………………………… 63
   1) 研究開始のきっかけ／63　　2) ツ反応検査を応用した研究の開始／64
   3) ツ反応陽転者からの結核の発生／65
   4) 海軍で軍務中に発生した胸膜炎の検討／66
4. 岡，小林の研究成績のまとめと所感 ………………………………………………… 68
5. 千葉保之，所沢政夫の結核初感染に関する臨床的研究 …………………………… 69
   1) ツ反応検査に胸部単純X線検査を併用した研究の開始／69
   2) 1941年当時の国鉄職員の結核蔓延状況／69
   3) ツ反応の陽転と胸部単純X線検査による結核性所見の発見状況／70
   4) 陽転後長期間の観察中の結核発病／71
6. 初感染発病学説の完成 ………………………………………………………………… 72
7. 結核の感染，発病についての私見 …………………………………………………… 73

第7章　胸部単純X線写真の読影法の開発　74

1. X線の臨床診断への応用 ……………………………………………………………… 74
2. 肺の剖検方法の開発 …………………………………………………………………… 74
3. トレース法の開発 ……………………………………………………………………… 74
4. 結核症の構成の研究 …………………………………………………………………… 76
5. 乾酪巣内の結核菌の生態に関する研究 ……………………………………………… 79
6. 先達の偉大な成果と後を受け継いだ者としての反省 ……………………………… 80

第8章　間接撮影法の開発，結核対策としての集団検診　83

1. 間接撮影法の開発 ……………………………………………………………………… 83
2. 間接撮影用機材の進歩 ………………………………………………………………… 83
3. 初期の集団検診の成績 ………………………………………………………………… 85
4. 第2次大戦終了後早い時期の集団検診 ……………………………………………… 86
5. 結核予防法に3本柱の一つとして採用 ……………………………………………… 87
6. 大企業の積極的な結核対策 …………………………………………………………… 88
7. 結核健康診断のその後の展開 ………………………………………………………… 89
8. 健康診断のあり方についての反省 …………………………………………………… 91

第 9 章　日本の研究者が開発した技術　93

1. BCG 接種—BCG 凍結乾燥ワクチンの大量生産に成功— ……………………… 93
    1) BCG ワクチン開発の歴史／93　　2) 日本の初期の研究／93
    3) 凍結乾燥ワクチンの大量生産に成功／95
    4) その後の日本国内での BCG 接種の動きと反省／98
2. ウサギの肺に空洞を作ることに成功 ……………………………………………… 103
3. カナマイシンの開発 ………………………………………………………………… 103

第 10 章　結核実態調査　106

1. 結核の蔓延状況を知ることの難しさ ……………………………………………… 106
2. 第 1 回結核実態調査の実施 ………………………………………………………… 106
3. その後の結核実態調査 ……………………………………………………………… 108
4. 断面調査の成績 ……………………………………………………………………… 109
5. 動態調査，追跡調査の成績 ………………………………………………………… 113

第 11 章　結核と国際保健医療学　118

1. 国際保健医療学とは ………………………………………………………………… 118
2. 結核の蔓延状況を知る指標 ………………………………………………………… 118
3. 世界の結核の蔓延状況 ……………………………………………………………… 119
4. 途上国の結核対策—なぜ失敗し，結核問題が 1970 年代，80 年代に世界で
   無視されていたか— ………………………………………………………………… 122
5. なぜ結核問題の重要性が再認識されてきたか …………………………………… 123
6. 世界の結核対策の新たな展開—格差是正への挑戦— …………………………… 125
7. 今後の方向 …………………………………………………………………………… 127

第 12 章　今後の課題　130

1. 最近の結核の動向 …………………………………………………………………… 130
2. 今後の結核対策の問題点 …………………………………………………………… 134
3. 今後の結核研究のあり方 …………………………………………………………… 136
    1) 結核感染の頻度に関する研究／136　　2) 結核感染の様相に関する研究／136
    3) 新抗結核薬に関する臨床的研究／137　　4) 結核病床に関する研究／137
    5) 内因性再燃の機序とその予防法の開発に関する研究／137
4. おわりに ……………………………………………………………………………… 138

主要参考文献　139

索　引　141

第1章 日本の近代化とともに結核が増加，主な被害者は若い女性

chapter.1

はじめに

本書では明治以降の結核蔓延の歴史を振り返りながら，それに関与した要因を分析し，日本の結核流行が将来どうなるかという動向を占い，日本の結核病学が世界にどのような貢献をしたか，そのなかで反省するべき点は何かを考察し，グローバリゼーションの動きが高まりつつあるなかで，国際保健医療学と結核との関連について検討した。

日本の結核流行の歴史を振り返りながら，日本の結核および結核病学と世界との関連について考察してみたい。

1 肺病死亡統計の始まり

1）肺病死亡統計

日本では明治15（1882）年に統計院から「統計年鑑」が初めて刊行され，日本の国勢全般に関する詳細な統計数字が掲載されている。その後毎年，明治19年からは内閣統計局から「日本帝国統計年鑑」と名称を変えて刊行されている。その中で，人口動態統計については，性，年齢階級別に死因大分類による死亡数が示されている。多くの途上国では，現在でも死因統計が得られていないことを考えると，明治初期にすでにこのような統計制度を整備していた先人の努力に敬意を表したい。

結核統計に関連して注目されるのは，明治16年後半から死因の再掲として，卒中，驚風（今日の髄膜炎）とともに肺病死亡数の統計が性，年齢階級別，府県別にとられていることである。その前年明治15（1882）年3月24日にKoch Rは，結核が結核菌によって起こる病気であることを報告している。当時近代化を進めていた日本が，国の発展のために必要な外貨獲得のための手段として最も有力な輸出品は生糸であり，主な産業は繊維工業であった。小学校6年の義務教育を終わると，多くの少女が製糸工場で働いており，これに伴い従業員の間に肺病の増加が注目され始めていた。Kochによる結核菌の発見，肺病は結核菌で起こることが分かった1年後に，肺病死亡数が府県別に，また性，年齢階級別にとられ始めたことは画期的なことといってよい。

西欧先進国では，Kochによる結核菌の発見以前から，肺病死亡統計が国や地域，都市単位で取られていたところが少なくない。咳や痰を主訴とし，血痰や喀血を繰り返しながら，微熱，下痢が起こり，だんだんと病み衰えて死に至る病気が肺癆（phthisis）という疾病概念で古くから知られており，そのかなりの部分が現在の肺結核と考えてよいと思われる。また結核症の大半が肺結核として発症するので，肺病死亡統計にはその時代の結核の状況を推定する資料として，それなりの価値があったと考えてよい。しかし，Kochの結核菌発見という報告を契機に，肺病統計を取り始めた国は，恐らく全世界で日本

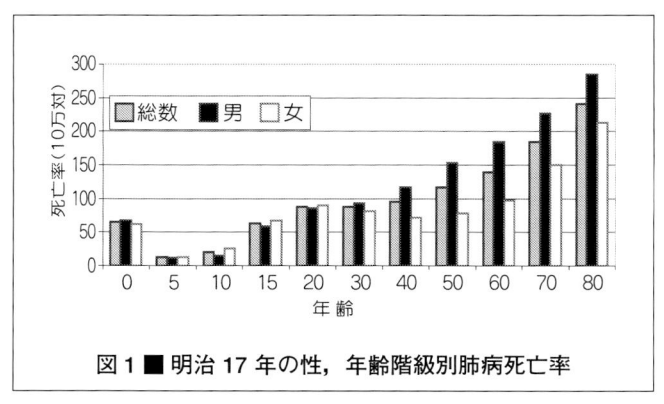

図1 ■ 明治17年の性，年齢階級別肺病死亡率

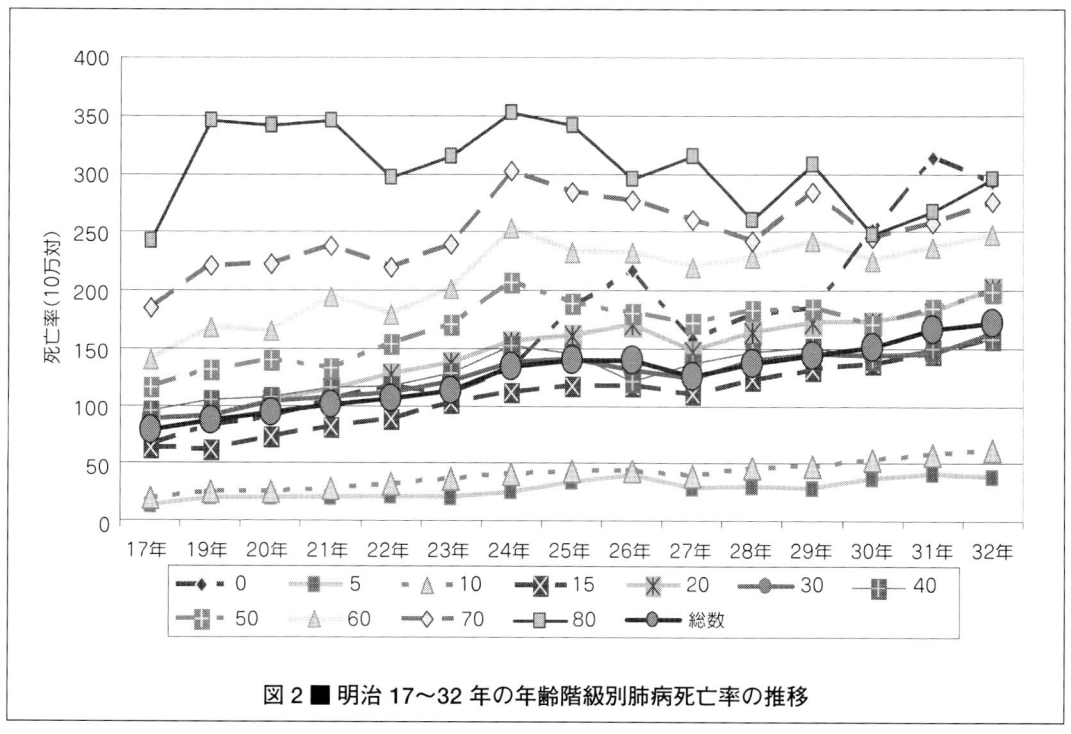

図2 ■ 明治17〜32年の年齢階級別肺病死亡率の推移

だけではないだろうか。

　明治17 (1884) 年の肺病死亡率を性年齢階級別にみると，**図1**に示したように年齢とともに上昇するパターンを示している。率の高低に違いはあるが，現在の性，年齢階級別結核死亡率と似たパターンを示している。性別にみると10歳代，20歳代では男＜女，30歳以上では男＞女で，若い年齢の者ではすでに女子の死亡率が男子を上回っている。

　明治17 (1884) 年から32 (1899) 年までの肺病死亡率の推移を年齢階級別に見ると，**図2**にみるように死亡率の高い高齢層では低下傾向がみられ，若い年齢層では死亡率が上昇している。全体では肺病死亡率はこの間に10万対78から172まで上昇した。

　明治32 (1899) 年の肺病死亡率を性，年齢階級別に見たのが**図3**である。20歳代に死亡率の山がみられており，若い女子の死亡率が男子を

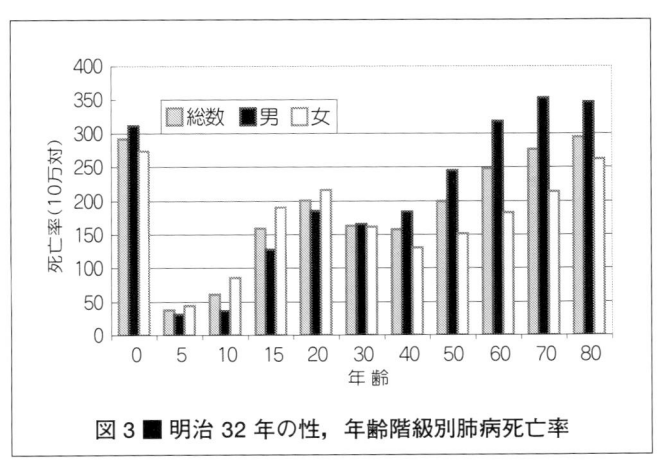

図3 ■ 明治32年の性, 年齢階級別肺病死亡率

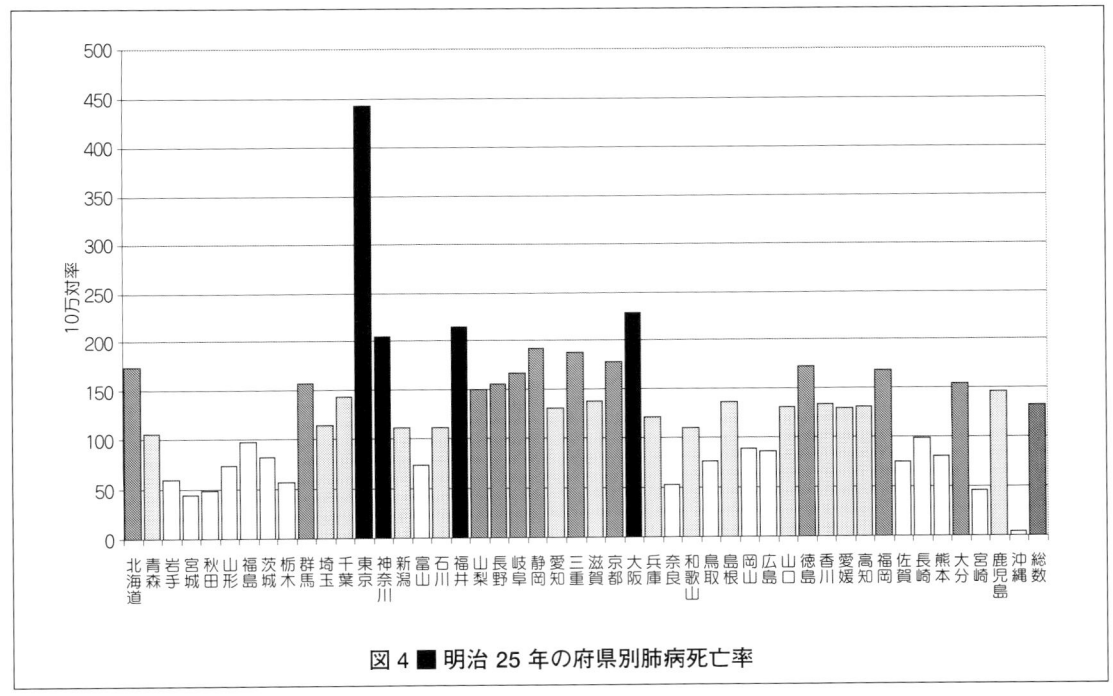

図4 ■ 明治25年の府県別肺病死亡率

上回っている。30歳以上では死亡率は年齢とともに増加するパターンが残り, 男＞女となっている。

この時期の中間の明治25 (1892) 年の府県別肺病死亡率をみると, 図4に示したように東京, 神奈川, 大阪など大都会とその周辺地域, それに福井県が高い値を示し, 東北地方の肺病死亡率は低い。

■ **明治初期の統計資料**

当時統計表の数字は漢字で示され, 当然縦書きであった。人口は府県別に, また全国の性, 年齢階級別に示されていた。府県の人口は, 性別に, 華族, 士族, 平民, 棄児, 無籍在監人に分けて示されており, その全国集計数と性, 年齢階級別の総数がよく一致している。計算機もなく, 算盤だけの時代に, これだけの仕事をしていた当時

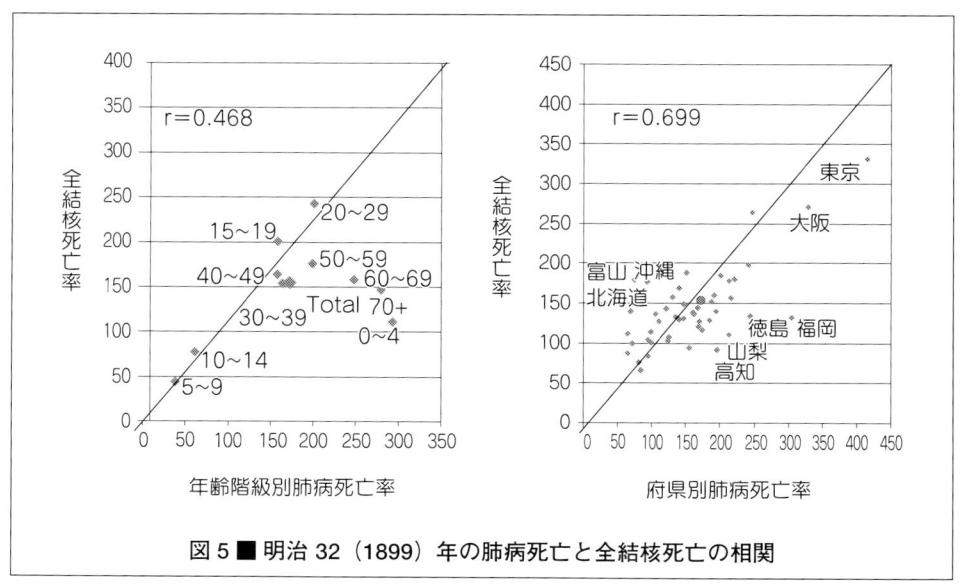

図5 ■ 明治32（1899）年の肺病死亡と全結核死亡の相関

の日本人の能力はすばらしいと思う。

　府県を並べる順番は，東京，京都，大阪，神奈川，兵庫，長崎，新潟，函館（当時いまだ北海道は行政単位となっておらず，札幌，小樽と函館の値がそれぞれ計上されていた）で，その後に関東，東海，東北，北陸，近畿，中国，四国，九州の府県が記載されていた。和歌山は中国と四国の間に記載され，奈良，香川は明治15年にはまだ県としては存在しなかった。東京の次に京都がくるのは，旧首都に対する敬意であろうか。次に並ぶのが，鎖国を解いた時に最初に開港した地域であることが興味深い。

2）肺病死亡統計と結核死亡統計

　日本では明治32年（1899）から国際死因中分類を採用し，結核死亡は肺結核，結核性髄膜炎，腸結核，その他の結核に分けて統計が取られるようになった。ただし，肺病死亡統計も性，年齢階級別には明治34年まで，府県別には明治39年まで，統計が取られている。明治32年の統計で，全結核死亡と肺病死亡の相関を年齢階級別と府県別にみた成績を**図5**に示してある。

年齢階級別にみた両者の相関係数は0.468，府県別にみた相関係数は0.699で，両者にある程度の相関関係はみられているが，年齢階級別にみると0～4歳と60～69歳，70歳以上でかなり食い違い，肺病死亡の方がかなり多くなっている。府県別にみると東京，大阪，福岡，徳島，山梨，高知などでは肺病死亡が結核死亡を上回り，富山，沖縄，北海道などでは結核死亡が肺病死亡より多くなっている。これらの成績からみて，肺病死亡統計をそのまま結核死亡統計につなげて観察することは適切でないと判断されたので，以後の結核流行の分析は明治32（1899）年以降の結核死亡統計を用いて行った。

■ 死因統計の謎

　日本の人口動態統計で，死因に肺病と結核がある期間同時並行して取られている。全国統計を取るからには，おのおのの定義が必要と思われるが，何を肺病とし，何を結核としたかについては，残念ながらその根拠となる文献が入手できていない。もし，識者の中でご存知の方がいれば，ぜひご教示いただきたいと思う。

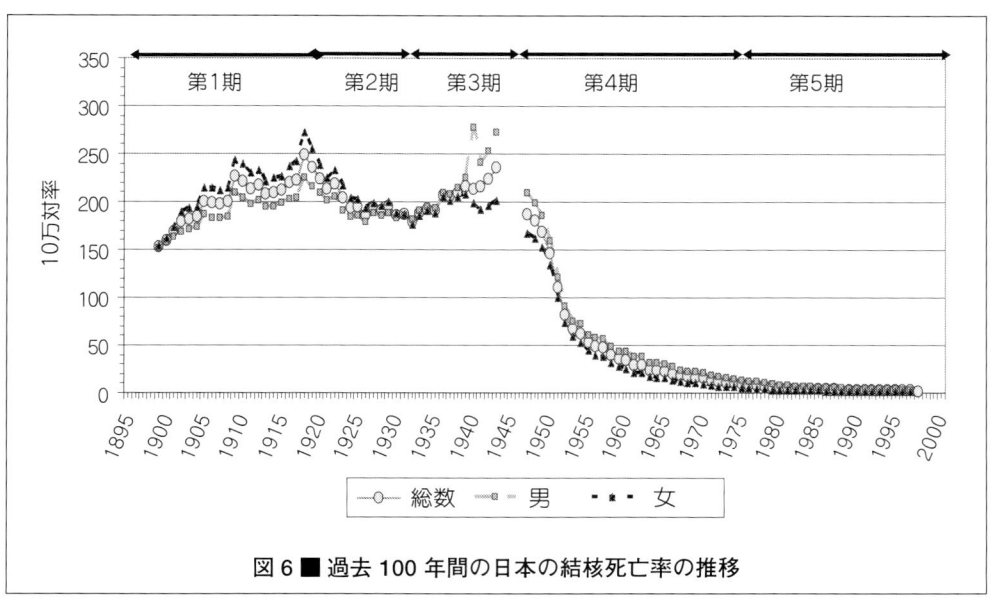

図6 ■ 過去100年間の日本の結核死亡率の推移

2 結核流行の歴史

　ある疾病が強く蔓延し，有効な治療法がない時代には，死亡率はその疾病の蔓延状況を知る有力な指標として用いることができる。抗結核薬が開発され強力に結核対策が行われてからは，結核死亡率は急速に低下し，1975年には初めて10万対10を切ったが，このころまでの流行の推移をみる疫学指標としては，結核死亡率が唯一の長期観察のできる指標であり，結核流行の推移を知る指標として用いることができる。

　図6に明治32（1899）年以降から最近までの日本の結核死亡率の推移を性別に示した。この間の結核死亡率の動きから，日本の結核流行を次の5つの時期に分けることができる。

　第1期（1889～1918年）：結核死亡率が急速に増加し，特に若い女子の結核死亡率が男子を上回って急速に増加した時期である。結核死亡増加の主な原因は製糸業，紡績業を中心とする日本の第1次工業化である。

　第2期（1918～1930年ころ）：1918年に発生したインフルエンザの世界的な大流行の影響で多くの人が死亡したが，そのなかに結核患者も多く含まれていたため，その後結核の減少速度が加速した。この現象は世界各国でみられている。日本では1930年初頭以降結核が再度増加し第3期に入ったが，欧米諸国では第3期はみられず，結核死亡率はそのまま順調に低下し，化学療法時代を迎えた。

　第3期（1930～1943年）：結核死亡が再度増加した時期である。この時期の増加の原因は，重工業を中心とする第2次工業化と中国での戦争，さらに第2次世界大戦など戦時状態が続いたためである。そのため，主に影響を受けたのは若い男子であり，男子の結核死亡率が女子を上回って増加し，昭和7（1922）年以降結核死亡率は男＞女となり現在に至っている。

　第4期（1943～1975年）：第2次大戦中に多くの青年男子が死亡し，そのなかに結核患者も多く含まれていたため，結核死亡率は若い男子を中心に急速に低下した。そこに折よく結核対策が強力に導入され，結核が急速に減少した時期である。

　第5期（1975年～現在）：結核罹患率の減少速度が鈍化した時期である。日本の場合にはそ

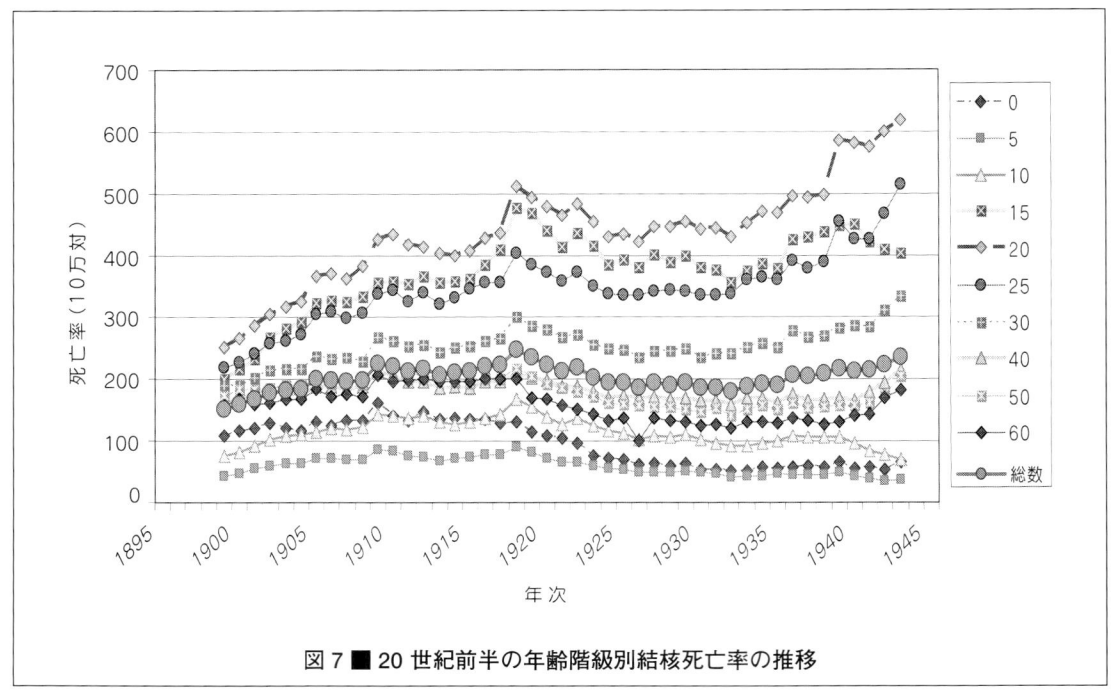

図7 ■ 20世紀前半の年齢階級別結核死亡率の推移

の主な原因は人口の急速な高齢化が起こり，高齢者には過去の強い結核蔓延の影響が残って結核既感染者が多く，加齢に伴う免疫の低下で発病する者が多かったため，罹患率の減少速度が鈍化したためと思われる。結核の再増加や罹患率減少速度の鈍化は諸外国でもみられているが，その原因はさまざまであり，これについては後述する。

3 結核流行の第1期（1889〜1918年），最も被害を受けたのは若い女子

1）年齢階級別にみた結核死亡率の推移

この時期の結核の増加は製糸業，紡績業を中心とする日本の第1次工業化の影響によるものであり，その影響を最も強く受けたのは製糸業，紡績業で働く若い女子であった。図7に20世紀前半の結核死亡率の推移を年齢階級別に示してあるが，最も急速に増加しているのは20歳前後の若者である。中高年齢層では結核死亡率は低く，増加速度も遅い。

2）若い女性と結核

20世紀前半の結核死亡率について，女対男の比率を年齢階級別にみた結果を図8に示してある。この時期に最初数年女対男の比率は上昇し，その後第2期に入った1919年以降は減少し始めているが，1931年までは男＜女である。

群を抜いてこの比率が高いのが10〜14歳である。この時代女子は義務教育である小学校を終わるとすぐに就職する者が多かった。男子は高等小学校や中学校に進む者が多く，すぐに就職する者は少なかったが，社会活動を始める時期の違いがこのような男女間の比率の著しい差の原因となっていると思われる。15〜19歳，5〜9歳でも女子の比率がこの期間男子をかなり大きく上回っている。

性別に府県別の結核死亡率の統計が得られている1903年から結核死亡率の女対男の比率が1を超えていた1931年まで，この比率の推移を

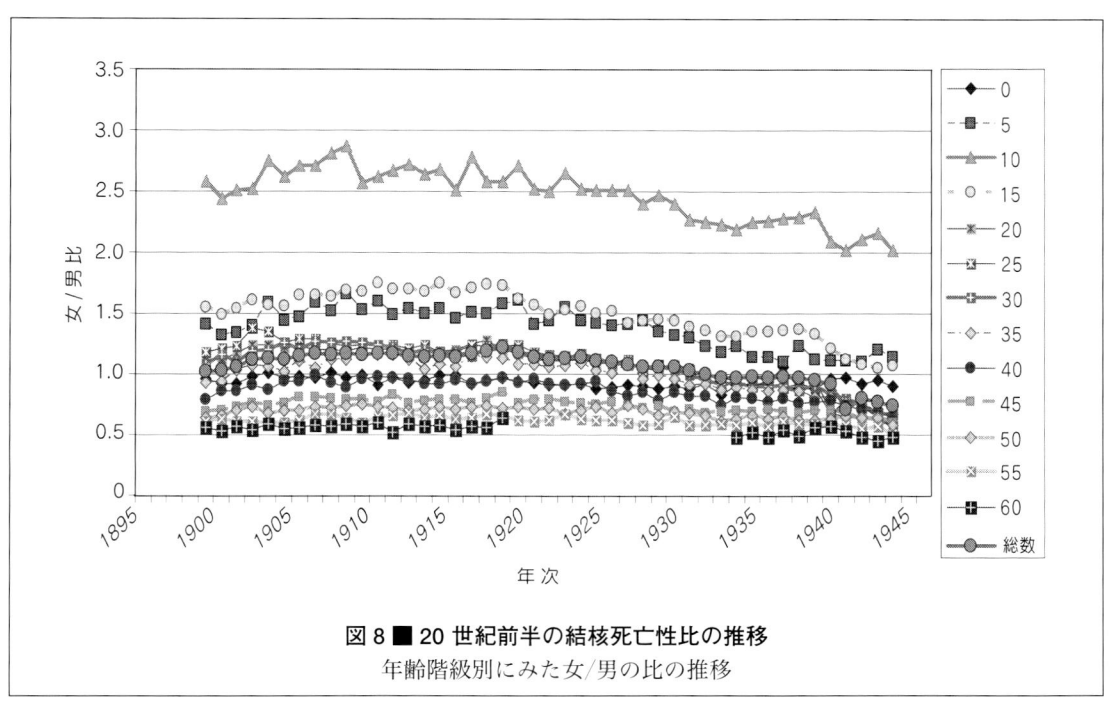

図8■20世紀前半の結核死亡性比の推移
年齢階級別にみた女/男の比の推移

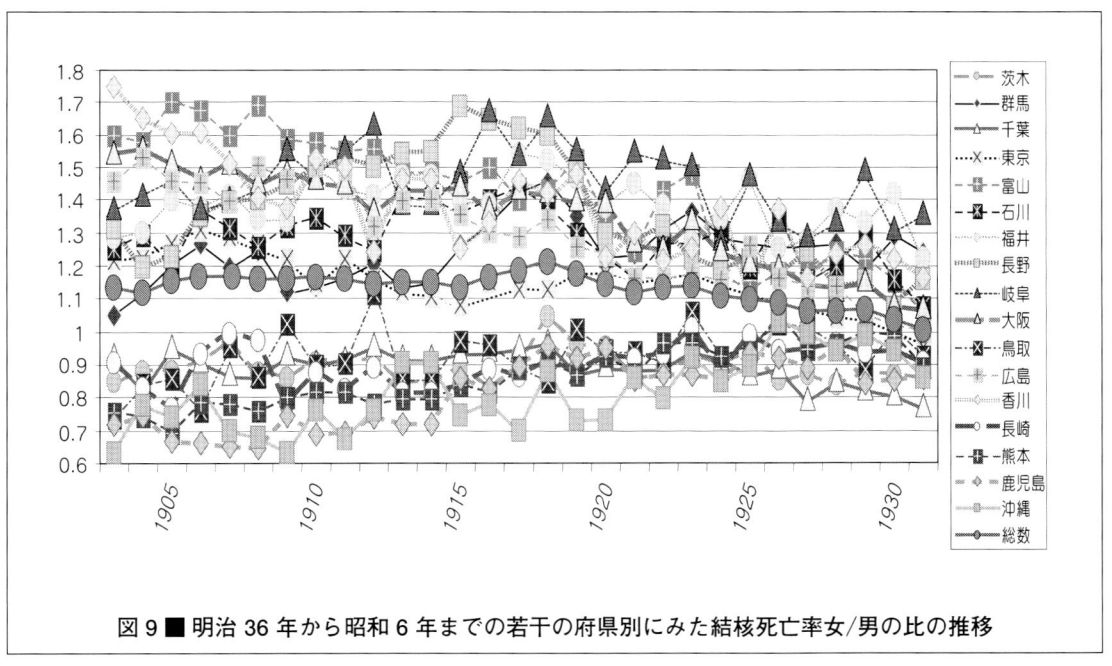

図9■明治36年から昭和6年までの若干の府県別にみた結核死亡率女/男の比の推移

若干の府県についてみた成績を図9に示してある。大半の府県の値が1を上回っている中で，鹿児島，沖縄，熊本，長崎の九州各県と，千葉，茨城の関東の一部で，ほとんどの値が1を下回っていることが注目される。

この期間の府県別にみた結核死亡率の女対男の比率について29年間の平均値を図10に示してある。この値が最も高いのは岐阜，ついで富

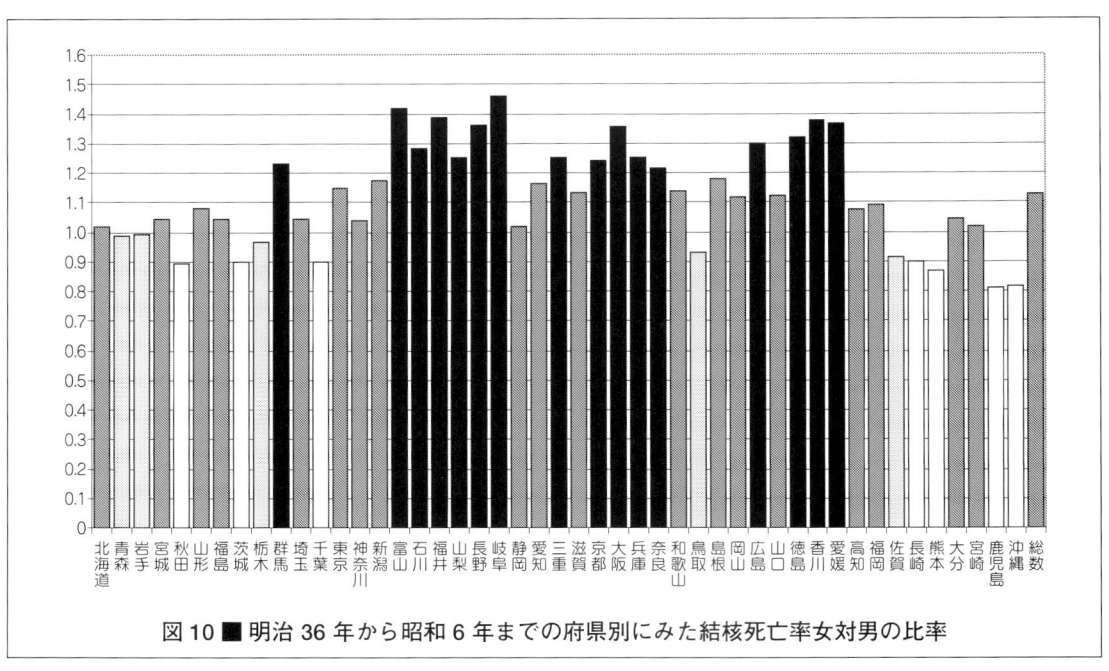

図10 ■ 明治36年から昭和6年までの府県別にみた結核死亡率女対男の比率

山，福井であり，北陸，大阪，広島，四国の瀬戸内側に高い値を示す府県が多い。製糸業，紡績業との関連が濃い地域である。この値が低いのは鹿児島，次いで沖縄，熊本である。この29年間に，比率が一度も1を上回ったことがないのは，鹿児島と千葉，1を1回だけ上回ったのが沖縄，長崎，茨城，2回上回ったのが熊本である。第1次工業化と地域との関連の濃淡を示すものとして興味深い。

■ 結核とジェンダー

結核の感染や発病，予後について，性による差が指摘されている。その大半は，働き始める年齢，社会との接触の程度，保健医療サービスを受ける機会などの社会的な要因で説明されるが，思春期前後の女子については，以前から生物学的に結核への感受性が高いのではないかという仮説が提唱されていた。日本の結核流行第1期の被害が若い女性に多い理由の大半は当時の若い女性が置かれた社会的な条件で説明される

と思われるが，これに生物学的な条件が加わって一層被害が大きくなったのかもしれない。病類別にみると，肺外結核は女子に多いが，この理由も解明されていない。結核とジェンダーについては，将来解明しなければならない多くの課題が残されている。

3）生年コホート別にみた女性の結核死亡率

どの世代が最も結核の影響を強く受けたかを観察する方法としては，生まれた年代別に死亡率を観察するコホート法がある。女子の結核死亡率を生年コホート別にみた成績を，図11には対数目盛りを用いて，図12には通常の目盛りで示した。元の数字は表1に示してある。

結核の流行状況に大きな変化がみられず，効果的な結核対策もない時代にはコホート結核死亡率は0〜4歳でやや高く，抵抗力が安定し，社会生活との関連がまだ少ない5〜9歳で低下する。社会との接触が始まり結核の初感染を受ける者が増加する10歳以上では，当時は初感染

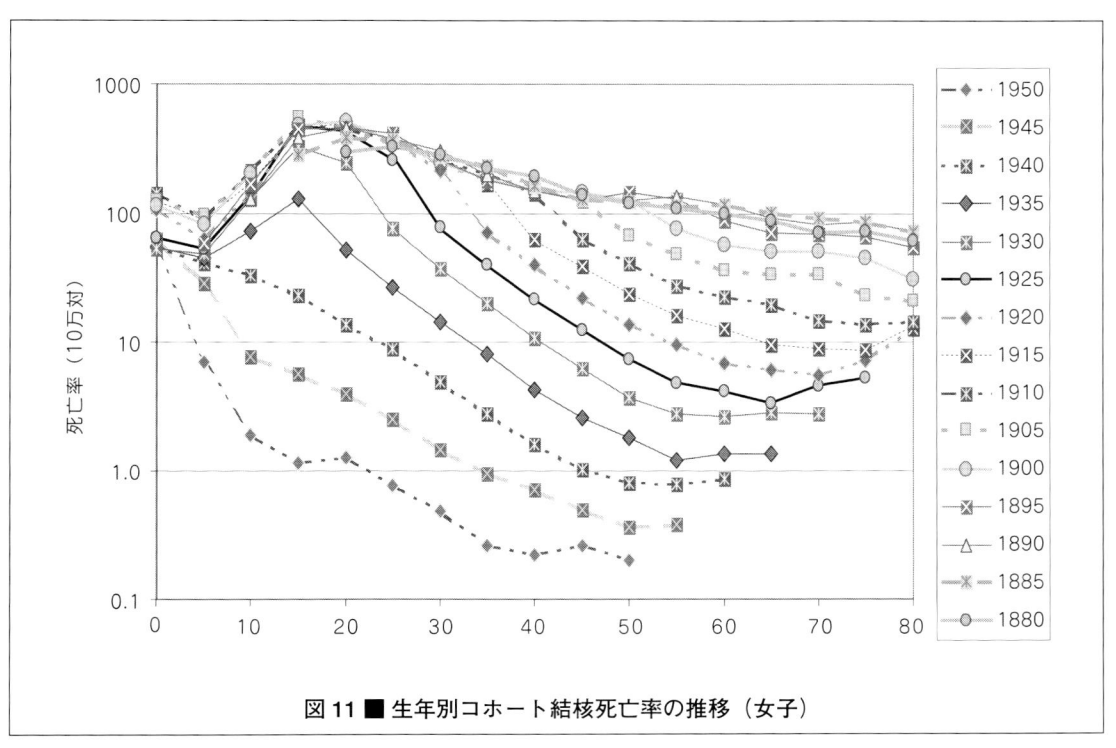

図11 ■ 生年別コホート結核死亡率の推移（女子）

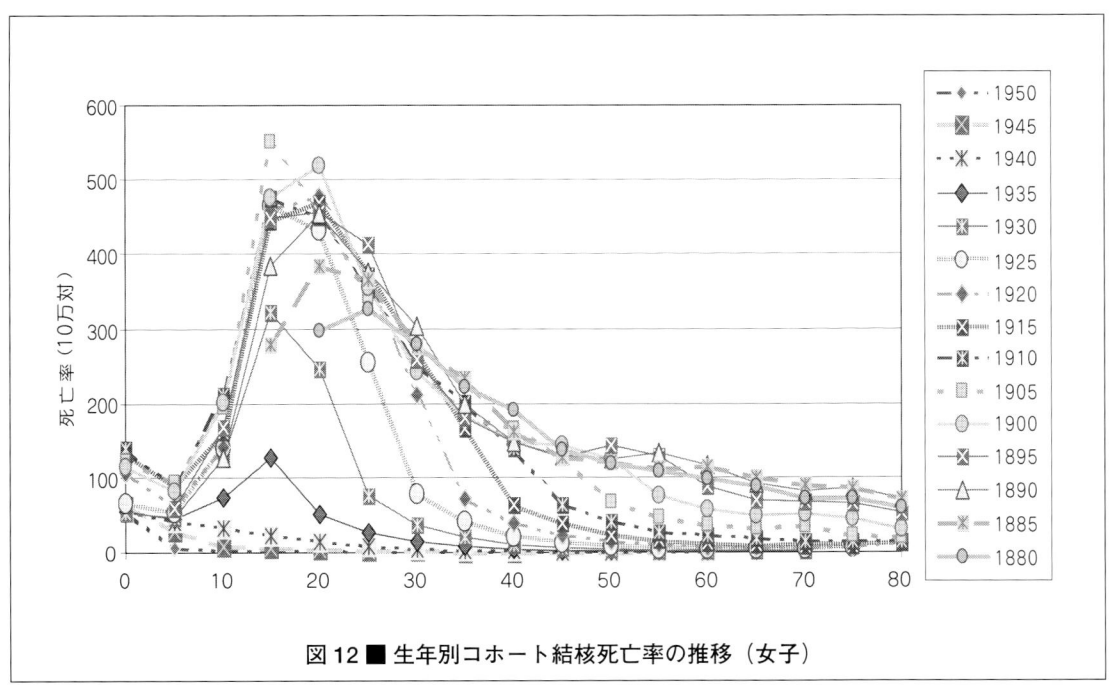

図12 ■ 生年別コホート結核死亡率の推移（女子）

に引き続き発病，進展し，亡くなる人も多いため，死亡率は増加し始める。初感染を受ける者が多い20歳前後に死亡率が最高となる。それより上の年齢では，結核既感染者の増加に伴い，新たに初感染を受ける者の実数が減るため，死亡率も緩やかに低下する。違った年代に生まれ

表1 ■ 性別，生年別

総数	0	5	10	15	20	25	30	35
1950 年生	55.34	6.94	1.76	1.2	1.16	0.78	0.56	0.48
1945 年生	65.25	26.98	6.52	4.98	3.5	2.44	1.64	1.24
1940 年生	57.32	38.25	26.32	19.88	12.62	8.24	5.12	3.52
1935 年生	55.6	42.22	55.65	110.86	48.36	25.86	14.94	9.14
1930 年生	56.12	44.78	93.78	303.5	251.28	75.44	39	22.86
1925 年生	68.5	47.38	100.82	433.62	520.7	276.78	83.76	46.38
1920 年生	110.44	53.2	101.42	398.72	567.98	454.7	239.04	81.32
1915 年生	134.5	74.22	113.04	380.18	475.94	432.42	331.9	202.7
1910 年生	143.08	73.86	145.8	395.5	443.22	371.16	286.98	258.95
1905 年生	124.86	78.02	133.86	447.32	437.08	338.8	261.24	221.68
1900 年生	118.875	68.12	136.74	374.26	486.28	340.18	242.72	196.46
1895 年生		50.85	114.06	353.94	414.54	378.28	246.8	186.98
1890 年生			88.6	310.04	414.58	342.34	281.46	196.1
1885 年生				230.125	348.88	330.56	255.62	224.96
1880 年生				277.025	289.48	253.74	211.38

男子	0	5	10	15	20	25	30	35
1950 年生	54.66	6.82	1.66	1.22	1.02	0.84	0.66	0.7
1945 年生	67.6	25.44	5.42	4.26	3.1	2.42	1.82	1.54
1940 年生	58.76	35.7	19.4	16.64	11.34	7.66	5.28	4.24
1935 年生	58.34	39.78	38.55	93.76	45.1	25.12	15.56	10.3
1930 年生	59.62	41.4	59.9	284.9	256.94	75.24	40.92	25.56
1925 年生	72.1	41.6	62.2	402.48	643.95	304.76	89.88	53.6
1920 年生	114.1	43.98	61.22	340.16	686.1	575.4	272.76	93.5
1915 年生	137.32	59.06	65.12	318.76	483.24	505.06	400.9	242.38
1910 年生	146.34	59.14	81.56	319.06	437.38	387.38	321.94	318.5
1905 年生	125.52	61.16	74.16	346.7	419.08	334.82	274.48	242.62
1900 年生	122.325	54.18	74.7	277.52	454.72	321.56	243.48	209.7
1895 年生		43.075	61.68	262.76	373.94	345.68	234.82	193.64
1890 年生			50.7	237.64	376.9	309.96	259.64	193.04
1885 年生				181.025	314.96	296.68	234.4	215.96
1880 年生					256.4	253.36	227.78	202.08

女子	0	5	10	15	20	25	30	35
1950 年生	55.98	7.02	1.88	1.14	1.24	0.76	0.48	0.26
1945 年生	62.85	28.56	7.66	5.7	3.92	2.48	1.46	0.94
1940 年生	54.88	40.75	33.36	23.22	13.5	8.84	4.92	2.78
1935 年生	54.84	44.72	73.1	128.24	51.58	26.56	14.34	7.98
1930 年生	52.6	48.24	128.34	322.35	245.9	75.64	37.14	20.2
1925 年生	64.84	53.18	140.18	465.24	430.95	254.32	78.7	40.32
1920 年生	106.76	62.56	142.44	458.58	477.32	366.2	210.8	71.18
1915 年生	131.58	89.7	162.18	443.24	468.56	371.52	271.15	167.36
1910 年生	139.74	88.98	211.6	474.26	449.3	354.36	253.22	202
1905 年生	124.12	95.38	195.42	551.38	455.74	342.96	247.22	185.24
1900 年生	115.3	82.38	200.52	474.48	518.62	355.68	241.96	182.22
1895 年生		58.825	167.76	448.08	456.46	412.4	259.56	179.8
1890 年生			127.4	384.48	453.3	375.94	304.16	199.24
1885 年生				280.275	383.52	365.1	277.44	234.14
1880 年生					298.05	326.44	280.46	221.06

注：生年は示した年次の前後2年の平均，例えば1920年生まれは1918年から1922年まで5年間の平均値を示してある。

コホート結核死亡率

40	45	50	55	60	65	70	75	80
0.62	0.92	0.96						
1.02	1.24	1.42	1.48					
2.4	1.92	2.12	2.14	2.22				
6.18	4.42	3.86	3.28	3.54	3.44			
14.06	9.78	7.02	6.02	5.58	5.98	6.18		
27.9	17.7	13.1	9.9	9.16	8.48	9.74	11.1	
49.52	32.18	22.9	18.3	14.92	14	13.04	14.72	22.16
82.8	55.34	39.12	31.9	27.52	23.08	21.7	20.98	25.12
180.58	88.06	65.14	51.84	46.68	43.86	36.92	32.22	32.08
216.25	168.84	99.64	82.34	71.48	71.48	65.74	51.64	42.14
175.76	196.55	167.06	118.94	103.18	98.4	103.16	93.38	59.74
168.86	162.06	195.9	180.18	140.56	131.22	130.52	129.76	100.68
165.9	159.12	162.26	188.5	176.22	152.02	151.6	156.9	129.3
173.16	154.66	155.32	154.78	173.55	154.36	147.22	149.76	125.6
197.34	161.58	149.56	146.66	142.68	140.05	110.96	116.62	101.4

40	45	50	55	60	65	70	75	80
1.06	1.58	1.7						
1.34	2.04	2.5	2.64					
3.22	2.8	3.46	3.54	3.66				
8.04	6.3	6.02	5.44	5.84	5.68			
17.52	13.46	10.46	9.48	8.86	9.48	10.06		
35.74	24	20	16.32	15.46	15.06	18.92	19.6	
61.14	44.3	34.3	33.3	25.28	24.6	23.96	26.94	42.02
102.58	74.02	57	50.5	46.02	40.24	39.22	39.8	49.48
222.64	114.34	91	78.38	73.86	73.16	65.42	59.46	64.8
265.4	211.18	132.22	117.3	108.76	114.38	109.8	91.62	80.04
201.42	246.4	219.34	161.14	151.1	151.84	167.38	160.3	110.94
188.08	190.04	246.6	230.58	189.04	198.78	206.48	218.26	184.12
183.58	187.42	198.02	246.1	240.48	220.72	238.92	259	236.28
184.42	181.64	189.82	198.48	238.7	219.94	222.48	246.06	229.48
203.62	184.6	180.5	185.64	192.46	204.25	164.98	184.86	183.2

40	45	50	55	60	65	70	75	80
0.22	0.26	0.2						
0.7	0.5	0.36	0.38					
1.6	1.02	0.8	0.78	0.86				
4.26	2.54	1.78	1.2	1.36	1.34			
10.62	6.22	3.7	2.78	2.62	2.84	2.78		
21.38	12.46	7.4	4.74	4.18	3.36	4.52	5.2	
39.88	22.16	13.66	9.6	6.86	6.12	5.46	7.12	12.58
63.2	38.84	23.5	15.98	12.74	9.58	8.94	8.58	12.8
140	63	40.74	27.24	22.5	19.36	14.82	13.48	14.44
165.65	125.66	66.88	47.96	36.28	33.54	34.02	23	20.86
148.5	144.45	125.32	76.46	57.14	50.06	50.42	44.98	30.52
148.26	126.7	143.2	129.46	88.12	70.46	68.28	66.14	54.04
147.26	129.54	125.76	133.4	116.44	91.94	81.82	85.5	71.9
161.62	127.48	121.28	113.46	115.7	100.62	91.12	86.12	72.84
190.96	138.2	118.92	109.52	98.36	88.2	71.5	72.78	60.6

日本の近代化とともに結核が増加，主な被害者は若い女性

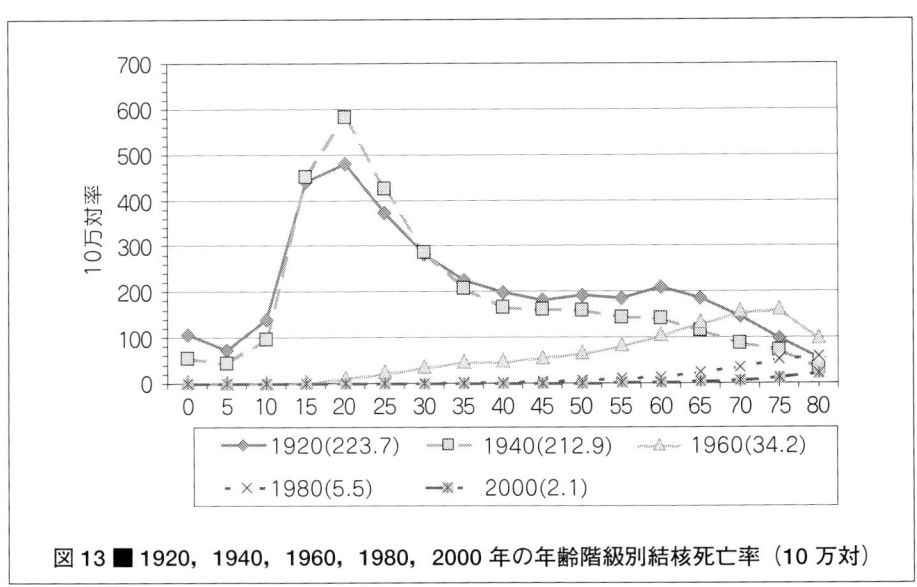

図13 ■ 1920，1940，1960，1980，2000年の年齢階級別結核死亡率（10万対）

た者も結核の蔓延状況に大きな変化がなければ，ほぼ同じ死亡率の動きを示している。

1945～1950年にかけて，死亡率は従来の軌跡より低い方にずれ始め，1950～1955年の間には，どの年代のコホートも急速に低下し始めているが，これは後に述べる第4期の結核減少の影響である。その影響は死亡率の下がり方から判断されるが，第4期を若い年齢で迎えた者ほど低下が早く，高齢ほど低下が少ない。若い年代では，結核対策のなかで感染防止，発病防止から患者の早期発見と治療まで，すべての要素を行うことができ，それが死亡率の低下に影響するのに対して，高齢者ほど結核の既感染者が多く，感染防止や発病防止の効果が期待できないからである。

結核が強く蔓延していた時代には，年齢別に結核死亡率をみると，**図13**に示したように20歳前後に高い山のあるパターンであった。それが結核の減少とともに青年期の山が消失し，年齢とともに増加するパターンに変わってくるが，これは流行の第4期を若い年齢で迎えた世代ほど死亡率の低下が早く，高齢者ほど低下が少ないというコホート分析の結果から説明できる。

どの年代に生まれた者がより強く結核流行の影響を受けたかは，コホート死亡率を通常の目盛りで示した**図12**の方が分かりやすいだろう。ここで1885年生まれとしてあるのは1885年前後2年，すなわち1883年から1887年までの5年間に生まれた者の死亡率の平均値をとって，1885年生まれとして示してある。女子では1885年生まれのコホートに比べて1890年生まれのコホートはかなり死亡率が高くなり，1895年生まれ以降は1925年生まれまで，15～20歳で高い山を示している。そのなかでも特に強い影響を受け高い死亡率を示しているのは1900年と1905年に生まれた世代である。

■ 紡績女工と結核

日本の第1次工業化に際して，花形産業は製糸業，紡績業であった。多くの少女が農村から工場に動員され，労働基準法が整備された現在では考えられないような劣悪な労働環境と寄宿舎で集団生活を送りながら，糸紡ぎに従事した。労働力の供給源の大半は農村であったので，ほとんどの少女が結核未感染の状態で就業した。そのなか

に感染性の結核患者が発生した場合に，結核の集団発生となることは当然であった。結核に罹患し，就業不能となった患者は故郷へ送り返され，帯患帰郷という形でそれまで結核と縁のなかった農村にも結核が蔓延していった。山本茂美の「あゝ野麦峠」，「続あゝ野麦峠」はこの時代の結核女工の実態を，関係者と面接し聞いたことをまとめたもので，岐阜高山の在から長野の岡谷にあった製糸工場に働きに行き結核になり，故郷に帰る途中，野麦峠で死んだ女工の悲惨な情景を描いた物語は映画化もされている。

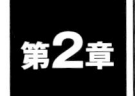

インフルエンザの大流行で，結核はいったん減少し，再増加

chapter.2

1 結核流行の第2期，インフルエンザ大流行の影響で結核死亡率減少

図1に示し，また第1章で詳しく述べたように，日本の結核死亡率は1899年の結核死亡統計開始以来，製糸業，紡績業の発展に伴い，若い女子を中心に急速に増加してきたが，1918年に最高に達した後1919年以降減少し始めて，流行の第2期に入る。何が結核死亡率の動きにみられたこのような急激な変化をもたらしたのであろうか。

2 大きな人口淘汰の感染症流行への影響

1) 大きな事故の影響

人口のかなりの割合が，一挙に失われることがありうる。その原因としては，地震や大津波のような天災のほかに致命的な感染症の大きな流行，戦争などがある。このような大きな人口の短期間での淘汰は，その時代に強く蔓延している疾病に対しても，健康な者以上に大きな影響を与える。患者の一部がその疾病以外の原因で一挙に失われるため，結果としてその疾病の患者数が激減する。その疾病が感染症の場合には，患者の激減は感染機会の減少にも結びつくため，その感染症の動向にも大きな影響を与え

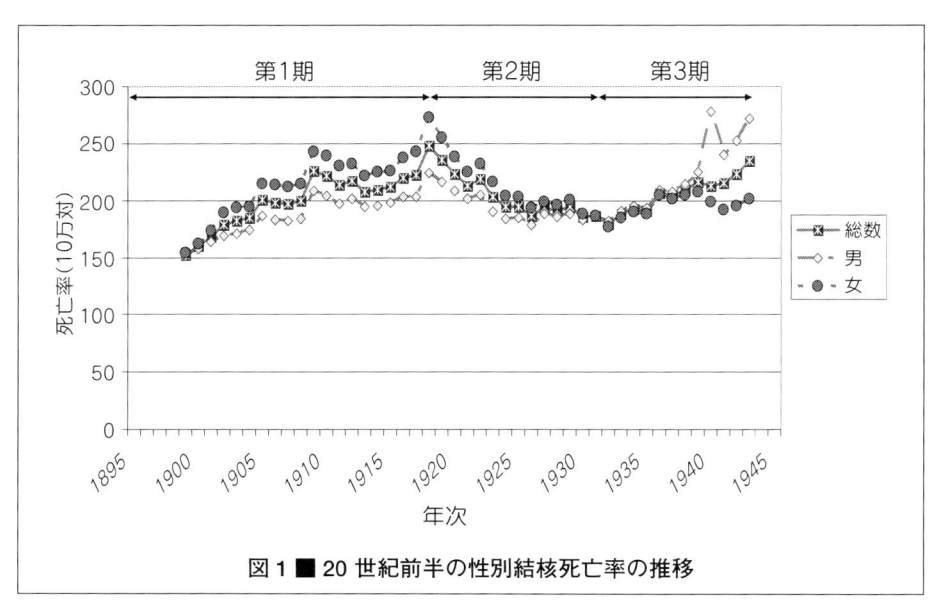

図1 ■ 20世紀前半の性別結核死亡率の推移

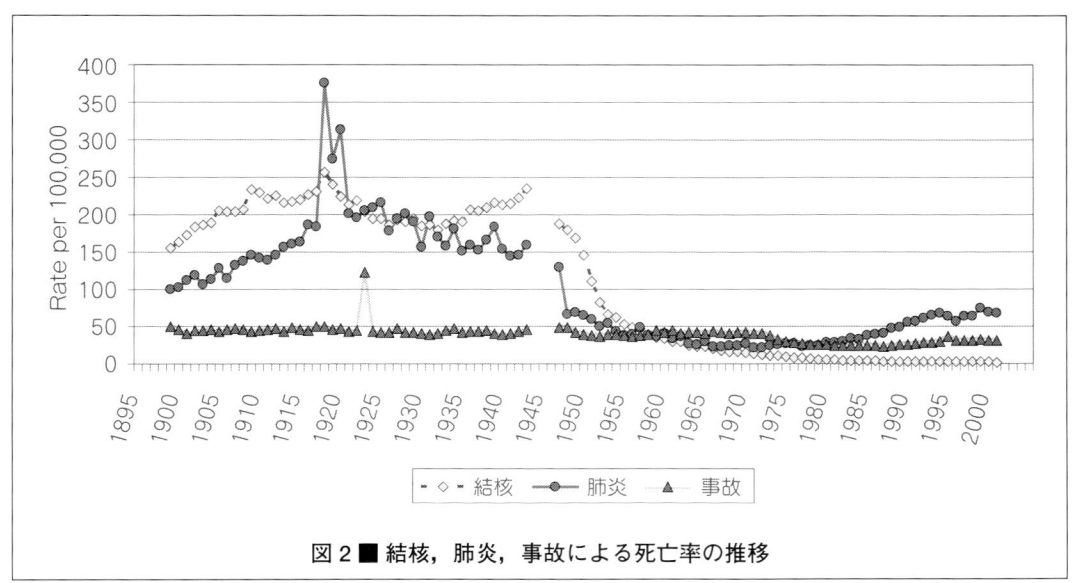

図2 ■ 結核，肺炎，事故による死亡率の推移

る。

　日本の死亡統計から，短期間での大きな人口淘汰の影響を，当時強く蔓延していた結核を例にとって観察してみよう。図2に日本の死亡統計のなかから，結核，肺炎，事故の3死因について，人口10万対の死亡率の推移を示してある。

　事故死亡率は1923年に異常に高い値を示している。関東大震災のため多くの死者が出たためであるが，このような地域が限定された，しかも異常に多くの死亡者が出た事件が，当時強く蔓延していた結核にどのような影響を与えたかを観察してみよう。

　図3には，府県別に見た1923年の事故死亡率と，大震災の前年である1922年から1年後の1924年までの結核死亡率の増減率を府県別に見た相関を示してある。X軸に示した事故死亡率は，神奈川が群を抜いて高く人口10万対1,212で，次いで東京が750で，これら両府県以外では，千葉の130がこの年の全国の値123を上回っている。

　Y軸に示した結核死亡率の1922年から1924年までの増減率は，結核の流行が第2期に入っていたこともあり，全体では2年間に10.9％減少しているが，事故による死亡率が低い府県では，結核死亡の増減率は10.9％を中心としたバラツキを示している。ところが，事故死亡率が群を抜いて高かった東京では－23.7％，神奈川県では－22.9％と，全国平均の変動をはるかに上回る減少を示している。事故死亡率が東京より高かった神奈川県の結核死亡減少率が，東京の減少率より低かったのは，1922年の結核死亡率が神奈川は10万対268，東京は347で，東京の方がかなり高かったためと思われる。事故による死亡率が130と第3位であった千葉県も，結核死亡増減率は－16.9％と，全国平均よりかなり多く減少しており，一時に多くの生命が失われる関東大震災のような出来事があった場合には，その時に蔓延している病気には大きな影響がありうることを示している。

2）1918年に始まったインフルエンザの大流行

　図2に示したように，肺炎死亡率は死因統計がとられ始めて以来増加していたが，1918年に突然高率を示し，その後2年間高い値を示した。その後は元の水準に戻り，以後漸次減少した。

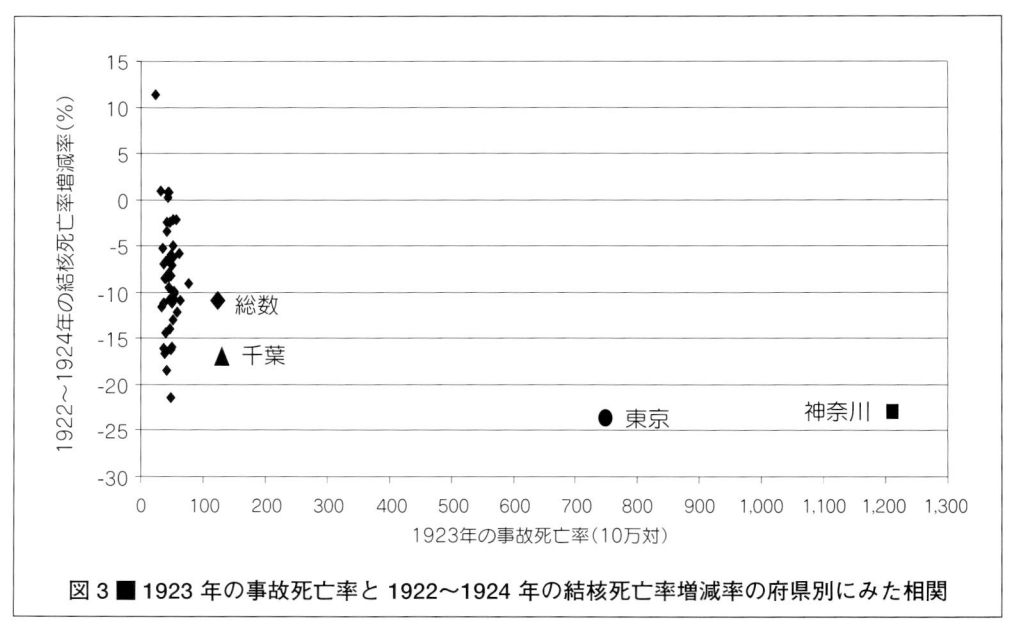

図3 ■ 1923年の事故死亡率と1922～1924年の結核死亡率増減率の府県別にみた相関

1918年から2年間の肺炎死亡率の急増は同じ年にみられたインフルエンザ大流行の影響である。これが結核死亡の動向に大きく影響したと思われるので，この点についてはこの後詳しく分析することにする。

肺炎死亡率の1947年から1948年の間にみられた急速な低下は，ペニシリン実用化の影響が大きいと思われ，その後も肺炎死亡は1970年ころまで低下してきたが，それ以降は人口の高齢化の影響を受けて高齢者を中心に増加傾向を示している。

図4に，1918年から1920年までの月別に見た流行性感冒（図では流感と略称），急性気管支炎，肺炎・気管支肺炎死亡数の推移を示してある。流行性感冒による死亡数は，1918年10月から急激に増加し，流行が始まったことを示している。11月を頂点に流行はだんだんと収まったが，1919年11月から再度流行が始まり，1920年1月に頂点に達し，その後流行は漸次終息した。

流行性感冒のような呼吸器の急性感染症の流行を死亡統計から分析する場合に，流行性感冒と関連した他の急性呼吸器疾患による死亡と流行性感冒による死亡との区別は困難である。実際に図4にみるように，急性気管支炎（図では急気と略称），肺炎・気管支肺炎（図では肺炎と略称）による死亡も，流行性感冒による死亡ほど変動が著明でないがそれと連動する動きを示しており，インフルエンザの影響を考える場合に，流行性感冒だけでなく急性気管支炎，肺炎・気管支肺炎による死亡もあわせて分析するのがより適切と思われる。

流行性感冒に急性気管支炎，肺炎・気管支肺炎の死亡を加えたものを流感関連死亡として総計した死亡の性，年齢階級別にみた人口10万対の死亡率を1918年の値について図5に示してある。全年齢でみると死亡率は10万対で529と極めて高い値を示しており，男子534，女子524で男女間の差はみられない。年齢別にみると乳幼児が1809と極めて高い値を示し，学童期に低下し，再び上昇して20歳代で400台と高く，40歳代，50歳代で低下し，60歳以上で再び上昇している。流行のあった1918，1919，1920年の年度ごとに流感関連疾患の死亡率を年

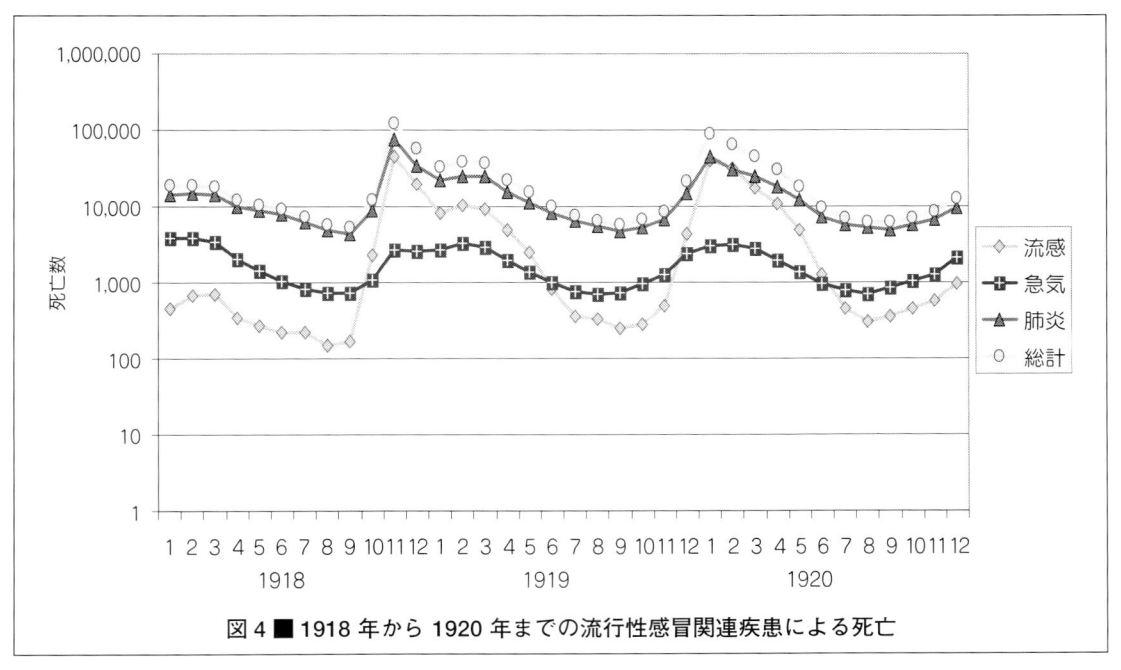

図4 ■ 1918年から1920年までの流行性感冒関連疾患による死亡

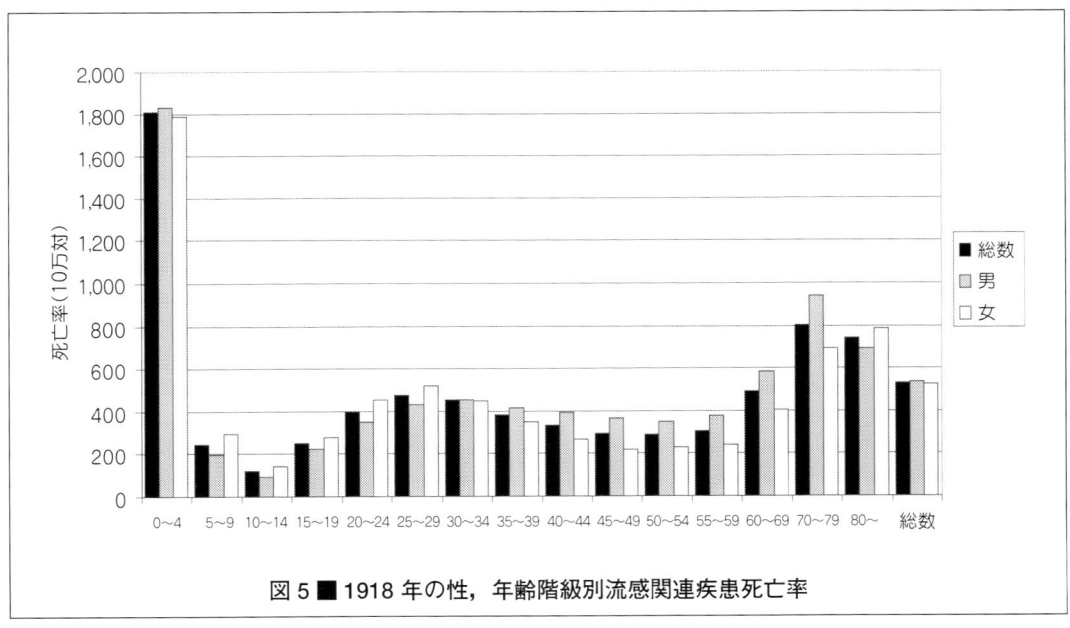

図5 ■ 1918年の性,年齢階級別流感関連疾患死亡率

齢別にみた成績を図6に示してある。年齢階級別にみた傾向は1918年と同様で,乳幼児,青年,高年者に山がみられている。1918年から1920年まで3年間の流感関連疾患死亡率の累積値を年齢階級別にみた成績を図7に示した。全体での死亡数は3年間で流行性感冒220,238名,急性気管支炎64,376名,肺炎・気管支肺炎532,270名,合わせて816,884名に達しており,人口10万対率は1,451である。年齢階級別にみると乳幼児は5,054と極めて高く,結核の多い20

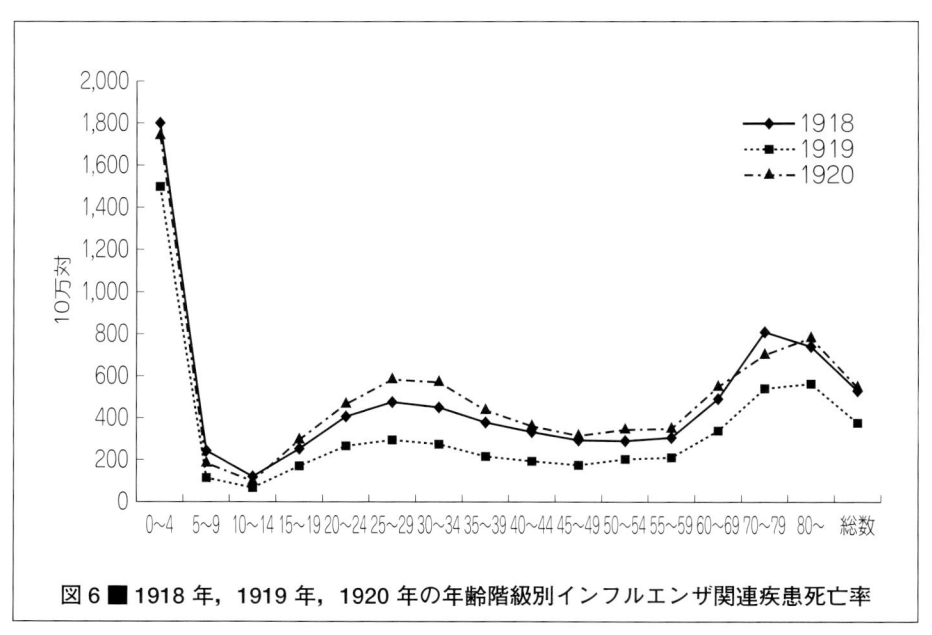

図6 ■ 1918年，1919年，1920年の年齢階級別インフルエンザ関連疾患死亡率

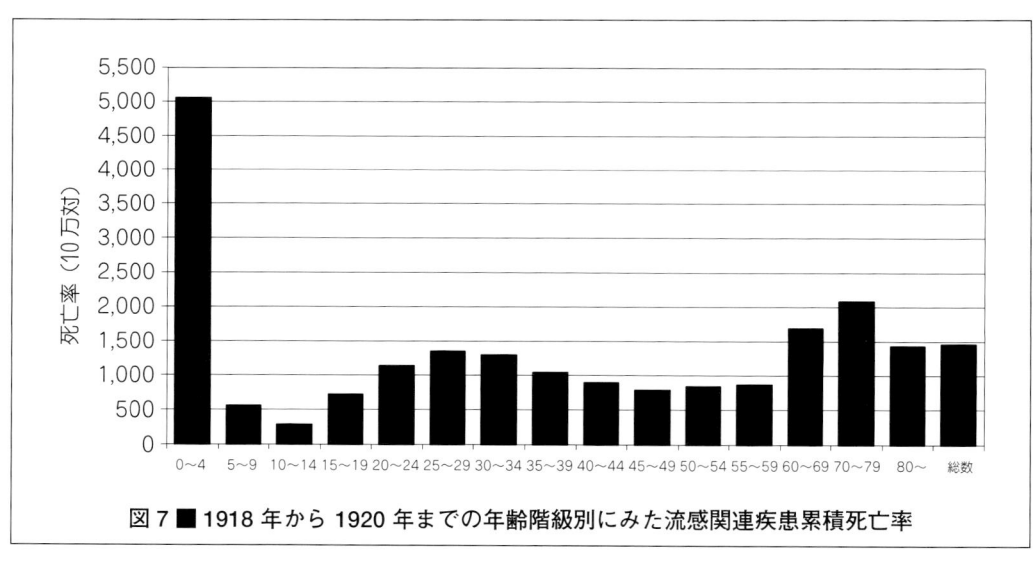

図7 ■ 1918年から1920年までの年齢階級別にみた流感関連疾患累積死亡率

歳代で1,000を超えている。

府県別に流感関連疾患による1918年から1920年までの3年間の累積死亡率をみると，図8に示したように徳島，青森，香川，兵庫，大阪，福岡が高く，秋田，和歌山，岡山，鳥取，鹿児島，高知，沖縄などが低い。

このインフルエンザの大流行が始まった1918年は，1914年7月から始まった第1次世界大戦が終結に近づきつつある時期であった。大流行を起こしたウイルスは，A型で当初はHswN1，現在ではH1N1型に分類されているウイルスであるが，突然ヒトに強い病原性をもつようになり，全世界に大流行を起こしたと考えられている。1918年の8月頃にウイルスが強い病原性を獲得し，第1次大戦末期という多くの国が疲弊した状態にあったことが大流行を起こした一因

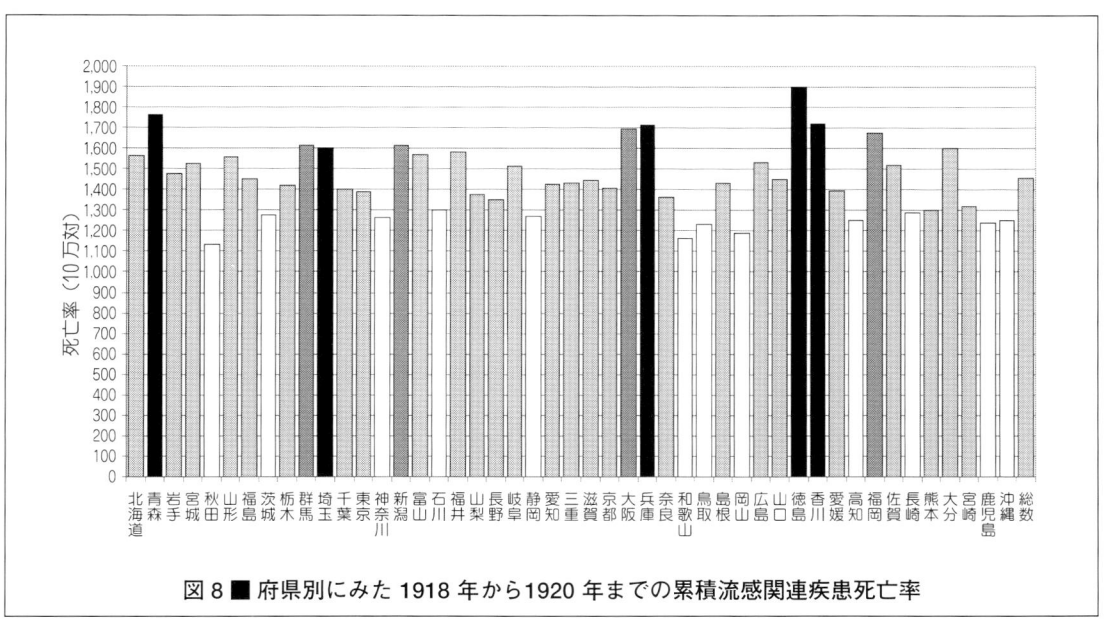

図8 ■ 府県別にみた1918年から1920年までの累積流感関連疾患死亡率

と考えられる。

■ **強い毒力をもったウイルス**

　筆者の恩師である岡治道先生は，大正6（1917）年に東大を卒業され，病理学教室で研究生活を始められた時にインフルエンザの大流行に遭遇し，多くの亡くなった方の剖検を担当されたが，胸を開くと肺が真っ赤で，出血性肺炎を起こした状態であったと述べられており，最近みられるインフルエンザによる肺炎と比べても，この流行の際のウイルスの毒力は格別に強かったといってよいようである。先生ご自身も感染し，東武鉄道でご郷里の群馬県太田へ帰られたところで意識不明となり，2週間くらい重症の状態が続いたが，開業医をしておられたお父上の手当てとお母上の手厚い看護のおかげで回復されたとのことであった。この流行を経験し，生存している高齢者では，血清のこのウイルスに対する抗体は最近でも陽性とのことである。

　当時全世界の人口は9～12億人と推定されていたが，約6億人が感染し，死亡したものは全世界で流行性感冒という病名で2,000万人を超え，関連疾病まで加えれば4,000万～5,000万人にも達したといわれている。航空機など速度の速い輸送機関がない時代に，あっという間に全世界に広がり多くの生命を奪った大流行であった。

■ **「スペインかぜ」という命名の由来**

　このインフルエンザの大流行は「スペインかぜ」，英語では「Spanish flu」と呼ばれている。その由来には諸説があるようであるが，産経新聞の「産経抄」という欄で紹介された考え方が最も説得力があると思われるので紹介する。「産経抄」によると，当時はいまだ第1次世界大戦中であり，交戦国同士は情報管制を布いて自国に不利な情報，敵に利用される情報の報道に制限を加えていた。疾病の流行はまさにそのような情報の一つであり，交戦国からは実際に流行性感冒は流行っていたがその情報は秘匿された。スペインは当時中立国であり，情

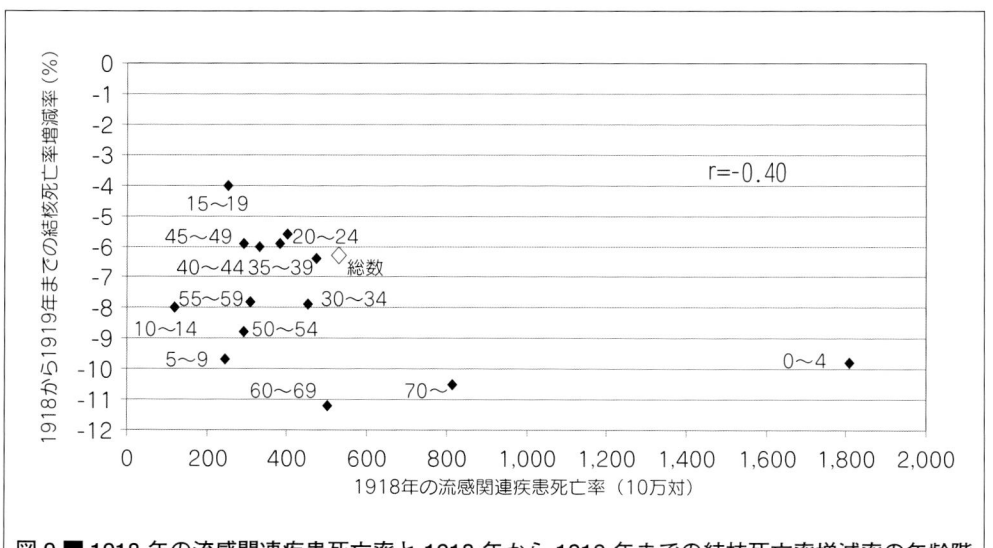

図9 ■ 1918年の流感関連疾患死亡率と1918年から1919年までの結核死亡率増減率の年齢階級別にみた相関

報管制をしていなかったので，毎日の新聞に流行性感冒の記事が掲載され，あたかもスペインだけで流行っている形になり，「スペインかぜ」と命名されたとのことである。

3）インフルエンザ大流行の結核流行への影響

1918～1920年にかけて大流行し，多くの生命を奪ったインフルエンザが，結核の流行にどのような影響を与えたか，観察してみよう。

すでに図1に示したように，それまで流行の第1期で上昇してきた日本の結核死亡率は，1918年に最高値を示した後，1919年から低下し始めた。

図9は，1918年の流感関連疾患死亡率と1918年から1919年まで1年間の結核死亡率増減率の相関を年齢階級別に示した図であるが，相関係数rは-0.40で，両者にはある程度の相関がみられている。1918年の結核死亡率と1919年までの増減率の相関を年齢階級別にみた結果を図10に示してある。両者には相関係数rが0.76というかなり密接な相関がみられており，

結核死亡率が高い年齢ほど，減少率が少なくなっている。それまで増加してきていた結核死亡率が，1918年から1年後の1919年には6.3％減少し，その後もしばらく減少が続いた要因としては，インフルエンザ大流行による結核患者の淘汰以外の要因は考えられない。

1918年から1920年までの累積流感関連疾患死亡率と，1918年から1921年までの結核死亡率増減率の相関を府県別にみた成績を図11に示してある。両者の相関係数rは-0.35で，あまり強い相関はみられていない。むしろ，1918年の結核死亡率と3年後の1921年までの結核死亡率増減率の相関を府県別にみた図12の方が，相関係数rは-0.58である程度の相関がみられており，結核蔓延の強かった府県ほど，インフルエンザ大流行の影響を強く受けたと考えられる。

1918年から1921年までの3年間に結核死亡率の減少率は14％に達しており，この期間に結核死亡率が増加したのは高知，鹿児島，静岡の3県のみであり，3年間に20％を超えて結核死亡率が減少した府県が東京，長野，大阪，神奈

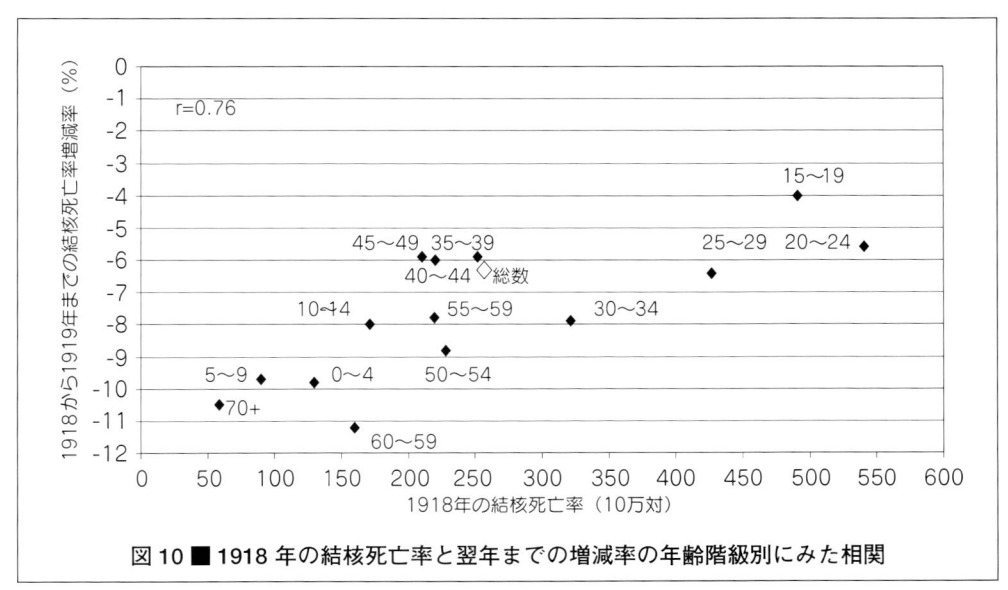

図10 ■ 1918年の結核死亡率と翌年までの増減率の年齢階級別にみた相関

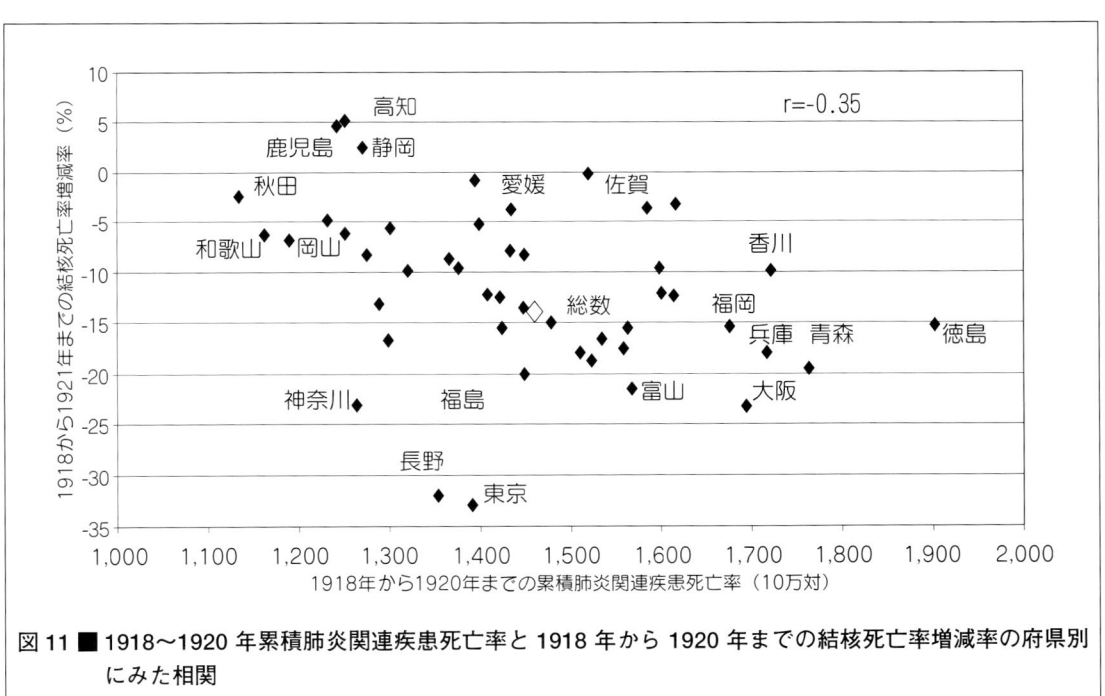

図11 ■ 1918〜1920年累積肺炎関連疾患死亡率と1918年から1920年までの結核死亡率増減率の府県別にみた相関

川，富山の5府県にも達していることも，インフルエンザ大流行の結核蔓延状況への影響の強さを示している。

なお，府県別にみた結核死亡率の首位をずっと占めていた東京はインフルエンザと関東大震災という2度の災害で死亡率が急速に低下し1925年からは首位は石川県となった。

4）インフルエンザ大流行の諸外国の結核流行への影響

1918年のインフルエンザ大流行は全世界で起こったので，外国の結核蔓延状況への影響につ

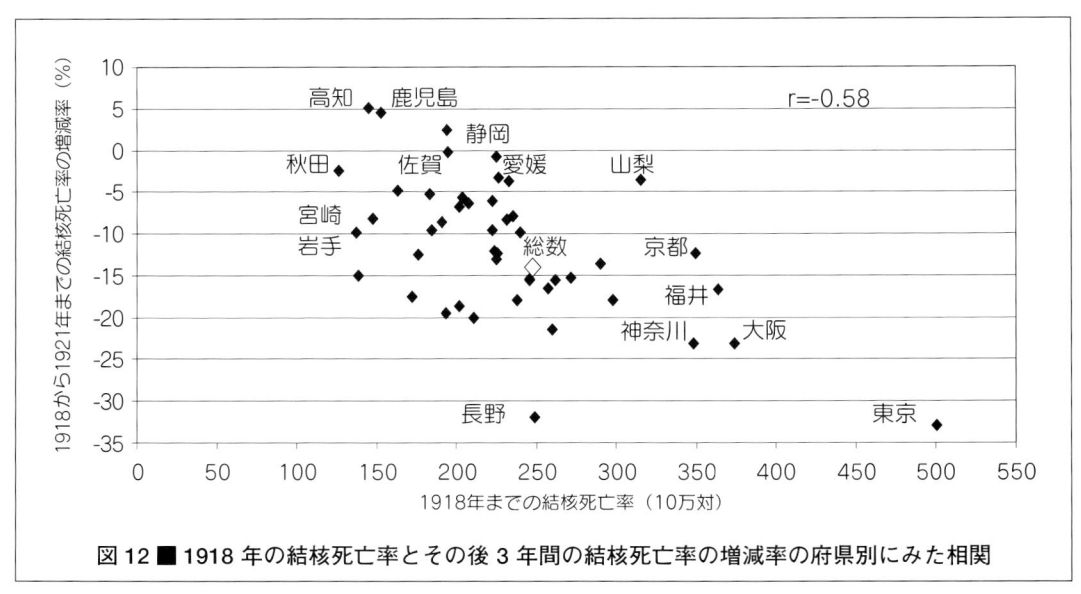

図12 ■ 1918年の結核死亡率とその後3年間の結核死亡率の増減率の府県別にみた相関

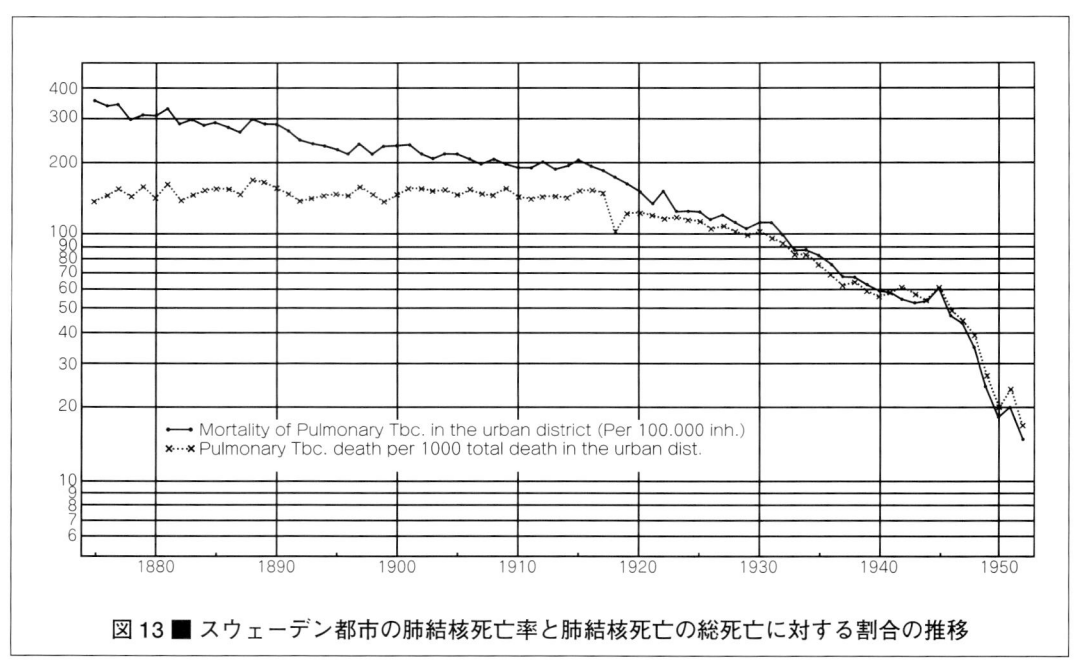

図13 ■ スウェーデン都市の肺結核死亡率と肺結核死亡の総死亡に対する割合の推移

いて観察してみよう。図13は筆者が50年前スウェーデン留学中にスウェーデンの結核死亡率を解析し、投稿した Acta tuberculosea scandinavica 掲載の論文から引用したグラフである。スウェーデン都市部の肺結核死亡率と肺結核死亡の総死亡に対する割合を示してあるが、肺結核死亡率は19世紀中頃以降ほぼ一定の割合で低下し、1918年以降減少速度が加速した。一方、総死亡に対する肺結核死亡の割合は1917年まではほぼ同じ値を示しており、この間の肺結核死亡の減少は一般的な社会経済的な条件の改善によることを推察させるが、1918年にはインフル

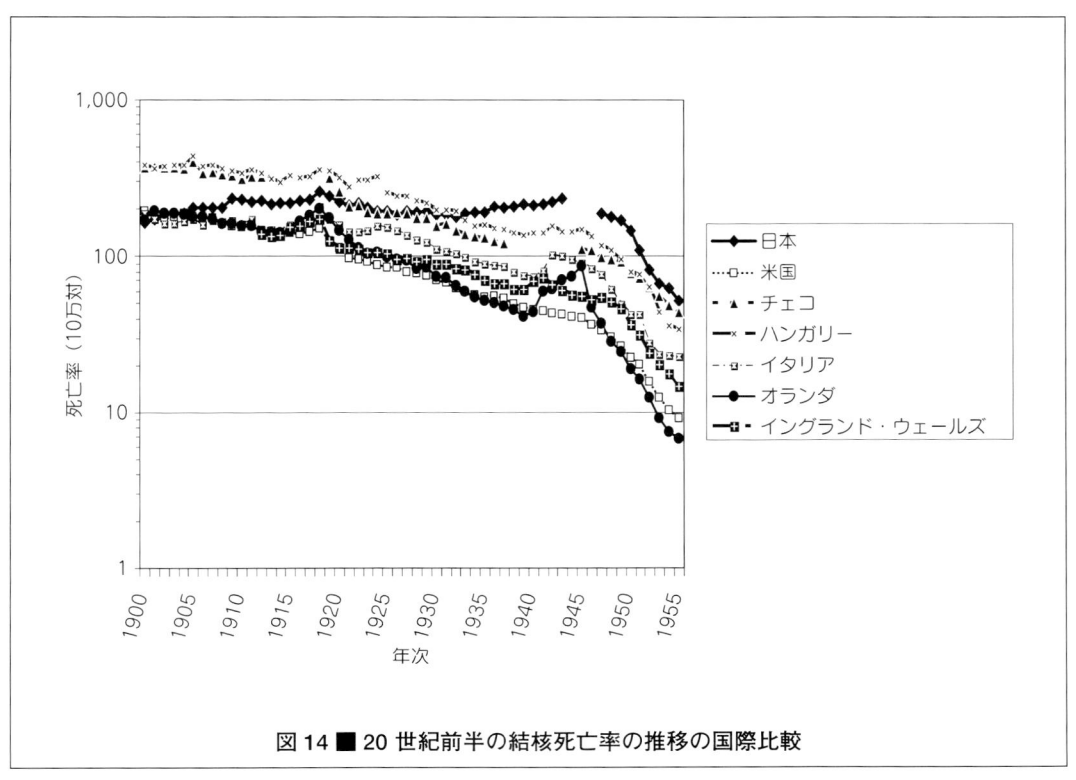

図14 ■ 20世紀前半の結核死亡率の推移の国際比較

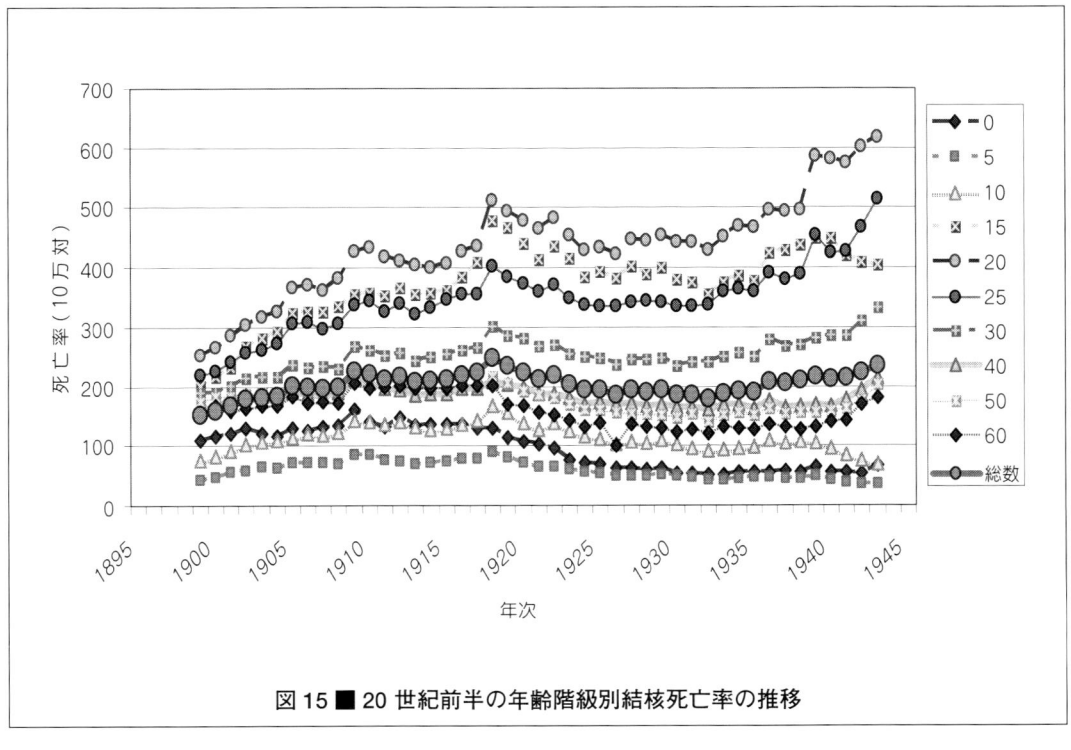

図15 ■ 20世紀前半の年齢階級別結核死亡率の推移

インフルエンザの大流行で，結核はいったん減少し，再増加——●23

表1■1918年から1920年までの流行性感冒関連疾患死亡数と率（10万対率）

1918年	死亡数				死亡率			
	流感	急気	肺炎	流感関連総数	流感	急気	肺炎	流感関連総数
0〜4	18,566	22,297	91,337	132,200	254	305	1249.5	1808.5
5〜9	6,068	230	10,185	16,483	89.9	3.4	151	244.3
10〜14	2,388	49	4,444	6,881	40.9	0.8	76.2	118
15〜19	3,911	48	9,693	13,652	71.9	0.9	178.2	250.9
20〜24	5,796	54	13,030	18,880	123.1	1.1	276.7	400.9
25〜29	5,614	60	13,592	19,266	138.1	1.5	334.4	474
30〜34	5,071	53	11,896	17,020	134.8	1.4	316.3	452.5
35〜39	4,288	66	9,516	13,870	118.4	1.8	262.7	382.9
40〜44	3,339	54	7,678	11,071	100.3	1.6	230.6	332.5
45〜49	2,313	63	5,163	7,539	89.7	2.4	200.3	292.5
50〜54	2,119	70	4,929	7,118	86.6	2.9	201.5	290.9
55〜59	1,499	76	4,012	5,587	82.3	4.2	220.4	306.9
60〜69	4,323	364	10,910	15,597	136.2	11.5	343.7	491.3
70〜79	3,601	600	7,504	11,705	247.8	41.3	516.3	805.4
80〜	926	235	1,643	2,804	246	62.4	436.5	744.9
不詳	2	0	1	3	83.9	0	42	125.9
総数	69,824	24,319	205,533	299,676	123.2	42.9	362.7	528.8

1919年	死亡数				死亡率			
	流感	急気	肺炎	肺炎関連総数	流感	急気	肺炎	流感関連総数
0〜4	10,722	18,761	81,451	110,934	145.2	254.1	1103.1	1502.4
5〜9	1,949	127	5,733	7,809	28.7	1.9	84.3	114.8
10〜14	1,102	25	2,763	3,890	18.5	0.4	46.3	65.2
15〜19	2,840	40	6,496	9,376	52.3	0.7	119.6	172.7
20〜24	4,109	27	7,982	12,118	88.2	0.6	171.3	260.1
25〜29	3,832	35	8,079	11,946	95.9	0.9	202.3	299.1
30〜34	3,411	23	6,809	10,243	92.6	0.6	184.8	277.9
35〜39	2,481	30	5,113	7,624	70.6	0.9	145.4	216.8
40〜44	2,089	32	4,169	6,290	63.6	1	126.8	191.4
45〜49	1,352	35	3,108	4,495	51.6	1.3	118.7	171.7
50〜54	1,439	38	3,203	4,680	61.5	1.6	136.8	199.9
55〜59	1,117	55	2,701	3,873	61	3	147.6	211.6
60〜69	2,831	203	7,278	10,312	92	6.6	236.5	335
70〜79	2,132	310	5,133	7,575	150.6	21.9	362.5	535
80〜	579	151	1,043	1,773	184.8	48.2	332.9	565.9
不詳	1	0	2	3	83.9	0	167.9	251.8
総数	41,986	19,892	151,063	212,941	74.6	35.3	268.2	378.1

表1

1920年	死亡数 流感	急気	肺炎	肺炎関連総数	死亡率 流感	急気	肺炎	肺炎関連総数
0～4	24,038	18,729	87,214	129,981	322.3	251.1	1169.4	1742.9
5～9	5,583	167	7,132	12,882	81.4	2.4	104	187.9
10～14	2,708	23	3,145	5,876	44.4	0.4	51.5	96.3
15～19	7,813	42	8,047	15,902	144.2	0.8	148.5	293.4
20～24	11,269	42	10,155	21,466	244.5	0.9	220.3	465.7
25～29	11,758	46	10,582	22,386	299.6	1.2	269.7	570.5
30～34	10,908	38	9,561	20,507	302.2	1.1	264.9	568.1
35～39	7,697	52	7,163	14,912	225.7	1.5	210	437.2
40～44	5,965	43	5,834	11,842	183.9	1.3	179.9	365.1
45～49	3,962	41	4,298	8,301	149	1.5	161.7	312.2
50～54	3,733	51	4,004	7,788	167	2.3	179.2	348.5
55～59	2,838	60	3,551	6,449	154.2	3.3	193	350.5
60～69	5,763	288	8,269	14,320	348	17.4	499.4	864.8
70～79	3,669	390	5,610	9,669	279.5	29.7	427.4	736.7
80～	721	153	1,106	1,980	44.3	9.4	67.9	121.6
不詳	3	0	3	6				
総数	108,428	20,165	175,674	304,267	193.7	36	313.9	543.7

1918～20年	死亡数 流感	急気	肺炎	肺炎関連総数	死亡率 流感	急気	肺炎	肺炎関連総数
0～4	53,326	59,787	260,002	373,115	721.5	810.2	3522	5053.8
5～9	13,600	524	23,050	37,174	200	7.7	339.3	547
10～14	6,198	97	10,352	16,647	103.8	1.6	174	279.5
15～19	14,564	130	24,236	38,930	268.4	2.4	446.3	717
20～24	21,174	123	31,167	52,464	455.8	2.6	668.3	1126.7
25～29	21,204	141	32,253	53,598	533.6	3.6	806.4	1343.6
30～34	19,390	114	28,266	47,770	529.6	3.1	766	1298.5
35～39	14,466	148	21,792	36,406	414.7	4.2	618.1	1036.9
40～44	11,393	129	17,681	29,203	347.8	3.9	537.3	889
45～49	7,627	139	12,569	20,335	290.3	5.2	480.7	776.4
50～54	7,291	159	12,136	19,586	315.1	6.8	517.5	839.3
55～59	5,454	191	10,264	15,909	297.5	10.5	561	869
60～69	12,917	855	26,457	40,229	576.2	35.5	1079.6	1691.1
70～79	9,402	1,300	18,247	28,949	677.9	92.9	1306.2	2077.1
80～	2,226	539	3,792	6,557	475.1	120	837.3	1432.4
不詳	6	0	6	12	167.8	0	209.9	377.7
総数	220,238	64,376	532,270	816,884	391.5	114.2	944.8	1450.6

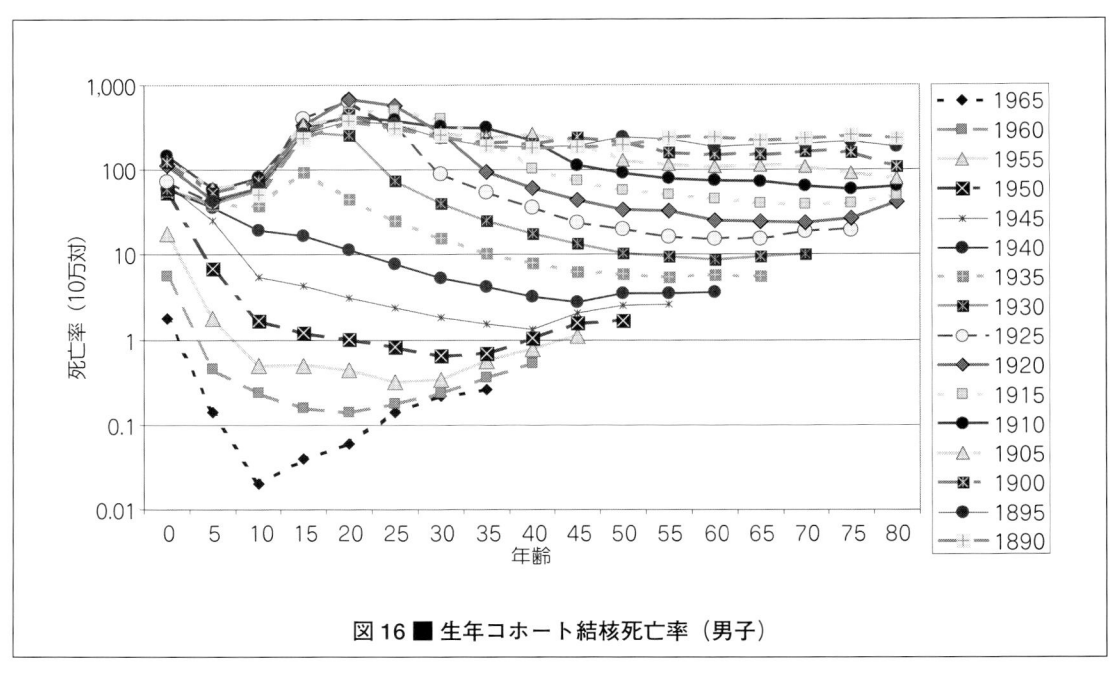

図16 ■ 生年コホート結核死亡率（男子）

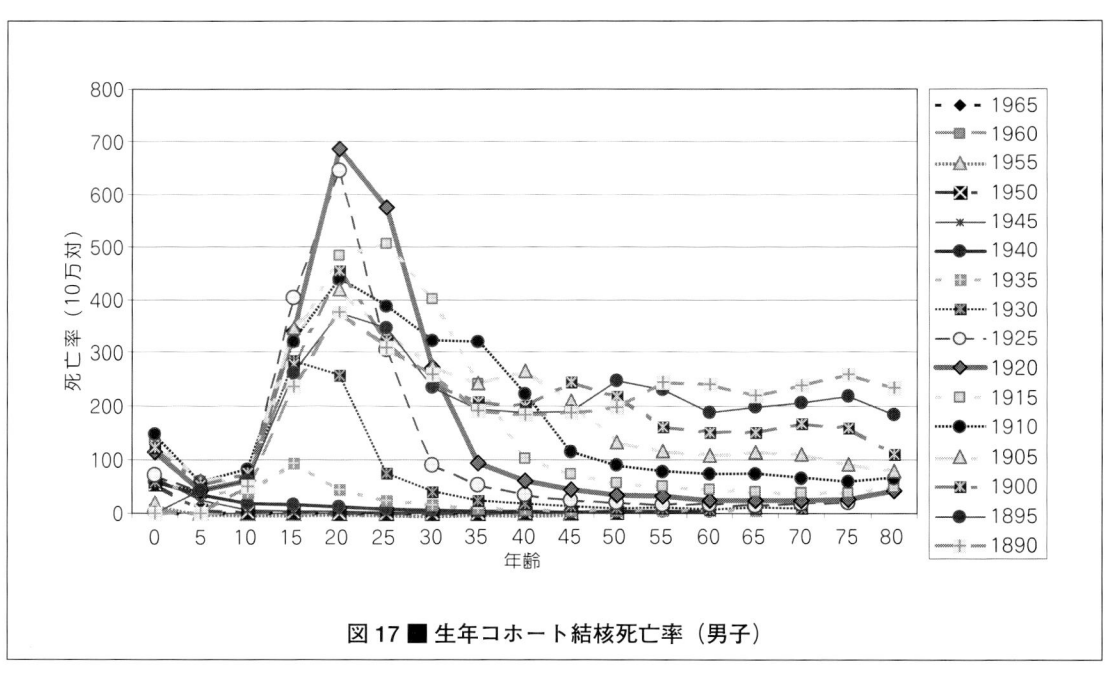

図17 ■ 生年コホート結核死亡率（男子）

エンザの流行で総死亡が激増したため，この比率が異常に低い値を示し，それ以降はこの比率も低下し始めており，ここで結核に特異的な減少要因が働いたことが示唆されている。それが

インフルエンザの大流行による結核患者の超過死亡であったと推察される。1945年の一時的な増加は，スウェーデンは中立国ではあったが，第2次世界大戦終了前後の社会条件の悪化の影

表2 ■ 1918年から1920年までの流行性感冒関連疾患死亡数と率（10万対率）

	流行性感冒	急性気管支炎	肺炎気管支炎	総数	死亡率
北海道	8,035	2,296	23,718	34,049	1563.4
青森	3,275	1,538	8,887	13,700	1763.4
岩手	3,541	1,616	7,384	12,541	1479.1
宮城	2,950	1,299	10,154	14,403	1523.6
秋田	2,158	1,235	7,200	10,593	1134.2
山形	3,668	1,447	10,026	15,141	1558.5
福島	4,337	1,903	13,387	19,627	1449.2
茨城	4,065	2,081	11,205	17,351	1275.4
栃木	3,874	1,475	9,656	15,005	1421.9
群馬	3,614	1,496	11,874	16,984	1614.2
埼玉	5,548	2,067	13,832	21,447	1600.3
千葉	5,183	1,840	11,877	18,900	1399.1
東京	14,301	2,710	32,032	49,043	1391.2
神奈川	3,937	1,399	10,883	16,219	1263.4
新潟	9,626	2,988	16,968	29,582	1616.6
富山	3,092	1,075	7,761	11,928	1568.1
石川	2,331	982	6,578	9,891	1299.5
福井	2,415	1,182	6,152	9,749	1585.1
山梨	2,441	678	5,108	8,227	1377.2
長野	6,862	1,673	12,355	20,890	1353.6
岐阜	4,126	1,560	10,711	16,397	1511.1
静岡	5,786	1,860	12,148	19,794	1270.4
愛知	5,803	2,922	20,813	29,538	1423.7
三重	4,221	1,701	9,591	15,513	1433.9
滋賀	3,027	734	5,889	9,650	1448.2
京都	7,309	1,429	9,714	18,452	1408.3
大阪	8,883	1,939	33,103	43,925	1693.9
兵庫	12,907	2,167	23,294	38,368	1716.5
奈良	2,211	578	5,078	7,867	1366.4
和歌山	2,866	869	5,225	8,960	1163.1
鳥取	1,886	351	3,355	5,592	1232.4
島根	3,035	677	6,509	10,221	1434.4
岡山	4,962	1,072	8,740	14,774	1189.9
広島	6,744	1,882	15,864	24,490	1534.9
山口	4,468	893	9,971	15,332	1449
徳島	4,779	695	7,952	13,426	1902
香川	4,165	854	6,895	11,914	1721.2
愛媛	4,121	1,321	9,670	15,112	1394.3
高知	2,322	824	5,461	8,607	1251.2
福岡	8,279	1,396	25,120	34,795	1676.3
佐賀	2,483	625	6,941	10,049	1519.6
長崎	3,375	1,270	10,269	14,914	1289.4
熊本	4,531	884	11,009	16,424	1301.6
大分	4,646	1,048	8,435	14,129	1598.8
宮崎	2,378	683	5,419	8,480	1320.4
鹿児島	4,053	986	12,667	17,706	1242
沖縄	1,619	176	5,390	7,185	1251.8
総数	220,238	64,376	532,270	816,884	1450.6

響と思われ，その後肺結核死亡率の減少は加速されているが，これは近代的な結核対策導入の効果であろう．

他の欧米諸国のこの時期前後の結核死亡率の動向を図14に示してある．いずれの国においても1910年代後半に上昇傾向を示しているが，これは第1次世界大戦の影響であり，これにインフルエンザ大流行の影響が加わって1918年に結核死亡率は高い値を示したが，その後は減少が以前より加速されている．日本との大きな違いは，欧米諸国ではそのまま結核死亡率は減少を続け，かなり結核の蔓延状況が改善されたところで近代的な結核対策の時代を迎えたのに対して，日本だけはこれから述べる流行の第3期に入り，結核死亡率が再度上昇し結核が強く蔓延した状態で，近代的な結核対策の時代を迎えることになったことである．

3 結核流行の第3期—結核は第2次工業化，戦時状態とともに再度増加—

図15に示したように，1918年のインフルエンザの大流行を契機として減少し始めた日本の結核死亡率は，1930年前後に減少が止まり，それ以降再度上昇を始めた．死亡率の増加は20〜24歳が最も著しく，25〜29歳，30〜34歳がこれに次いでいる．この時期には自ら軍備を充実させるために重工業の振興が必要となり，その中心となったのは，第1次工業化の際の若い女性とは異なり，若い男性であった．これに不安定な政情，東アジアへの出兵，日支事変，さらに太平洋戦争と準戦時状態から戦時状態が続き，ここでも多くの男子が動員され，結核の被害を受けることになった．このため，女性優位であった結核死亡は昭和7年に逆転して男性優位となり，それが現在まで続いている．

男子の生年コホート別にみた結核死亡率を，図16には対数目盛りで，図17には通常の目盛りで描画したものを示した．前号で示した女子の生年コホートと比較すると，男子の場合には死亡率の急激な上昇は15〜19歳でみられており，20〜24歳で最も高くなり，それ以降はゆっくりと低下するパターンは女子と同様である．また，結核流行第4期以降今までとは異なる軌跡を辿り，低下は若い年齢の者ほど著明なことも女子と同様である．

図17から分かるように，青年期に結核流行の被害を最も強く受けたのは1920年生まれ（1918〜1922年の間に生まれた者）と1925年生まれ（1923〜1927年の間に生まれた者）であり，女子に比べて，被害を強く受けた世代が短い期間に集中しているのが男子の特色である．

第3章 結核流行の第4期
―第2次大戦の影響と結核対策の成果―

1 第2次大戦の結核流行への影響

1）第2次大戦前後の結核死亡率の推移

　結核流行の第3期に入り，重工業を中心とする第2次工業化，それに準戦時状態から戦争状態となった影響を受けて，**図1**に示したように，日本の結核死亡率は1930年以降再度上昇した。第2次大戦後結核死亡率は急速に低下し，流行の第4期に入る。

　世界の多くの国を巻き込んだ世界大戦という出来事の，結核流行への影響をみてみよう。

　最も強く影響を受けているのは，国土が直接戦禍に巻き込まれたフランスとオランダで，フランスでは第2次大戦突入後結核死亡率は上昇に転じ，1941年にピークに到達し，その後は急速に低下した。オランダはやや遅れて，1940年から結核死亡率が上昇し始め，1945年にピークに到達し，以後急速に低下した。同じ交戦国でも，国土が地上戦には巻き込まれなかった英国では，軽度の上昇が大戦初期にみられただけで，その後は減少している。本土が戦禍を免れた米国では，結核死亡率は順調に減少し続けている。中立国であったスウェーデンでは，大戦中減少

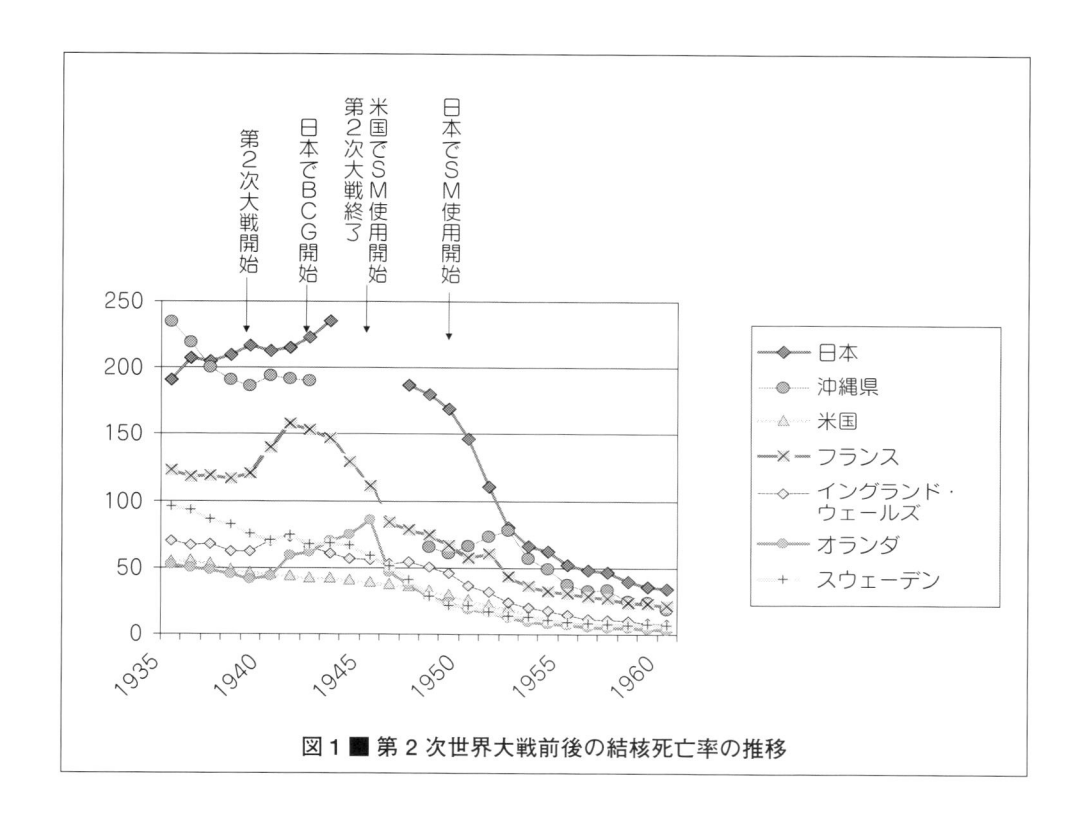

図1 ■ 第2次世界大戦前後の結核死亡率の推移

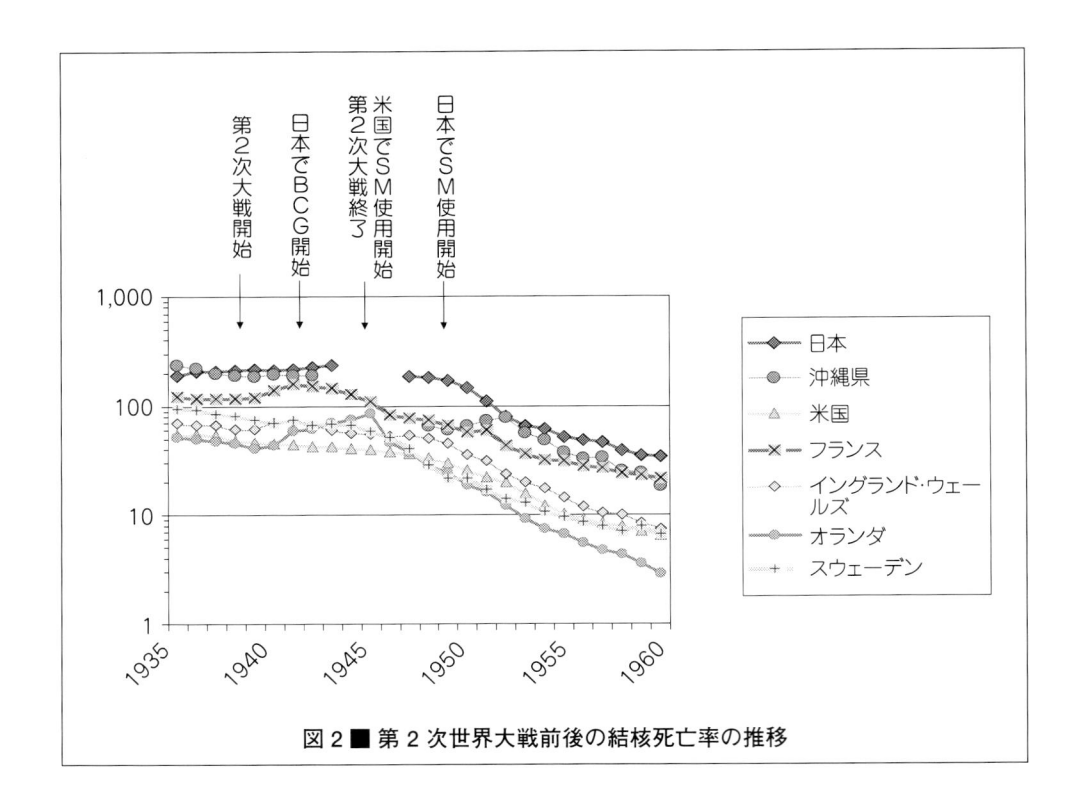

図2 ■ 第2次世界大戦前後の結核死亡率の推移

(グラフ中の注記、左から右へ：第2次大戦開始／日本でBCG開始／米国でSM使用開始、第2次大戦終了／日本でSM使用開始)

速度が鈍化したが，終了後は減少速度が加速した。このように，世界大戦のような大きな出来事が起こると，結核の推移にも大きく影響するが，影響の仕方は国土が地上戦に巻き込まれたか，地上戦闘はなくても戦渦を受けるかによって，かなり違うことが示されている。

世界大戦のような大きな出来事が，どのような経緯で結核に影響を与えるか検討してみよう。まず考えられるのは，生活環境や社会経済の悪化に伴う感染や発病の増加である。一方戦死や国土が直接戦渦に巻き込まれ，一時に多くの命が失われれば，第2章で述べたインフルエンザの大流行や大きな事故と同様に，結核患者が淘汰され，それがその後の結核の流行に影響することも考えられる。

図2には同じ数字を，死亡率の対数をとって示してある。欧米諸国では，第2次大戦発生までは結核死亡率は順調に減少していた。第2次大戦中の動きは上述したとおりであるが，大戦終了後はいずれの国でも，従来の速度を上回る速さで，結核死亡率は減少している。第2次大戦前に結核死亡率が上昇していた日本では，国土が空襲に曝され，ほとんどの都市が戦禍で焼き払われた昭和19（1944）年から，敗戦直後の昭和21（1946）年までは統計制度の維持が困難となり，人口動態統計の数字が得られていない。しかし，1947年には戦禍を乗り越えて人口動態統計が復活した。1943年に比べると，1947年には結核死亡率はかなり低下し，その後2〜3年緩やかに減少した後結核死亡率は急速に減少し始め，それ以降の結核の減少速度は欧米諸国並みである。

ここで日本全体とは大きく異なる動向を示しているのが沖縄県の結核死亡率である。沖縄県では1940年までは結核死亡率は全国の動向とは逆に減少しており，第2次大戦に入って減少は停止したが，人口10万対で200に近い高率を示していた。直接地上戦が行われた沖縄では1943年から人口動態統計の数字が得られなくなり，米軍占領下の1943年に人口動態統計が復

活したが，この年の結核死亡率は人口10万対65.7まで低下しており，地上戦闘が行われた時期から敗戦直後の困難な時期に多くの命が失われたなかで，結核患者も多くの方が死亡し，淘汰の結果として結核死亡率が激減したと推定される。

2）第2次大戦の結核流行への影響

第2次大戦以後欧米諸国では，結核死亡率は従来の速度を上回る速さで減少し始めたが，この減少をただちに化学療法を中心とする近代的な結核対策の効果と結びつけることはできない。最初の抗結核薬であるストレプトマイシン（SM）は第2次大戦中の1944年に米国で開発され，次いで1946年にはスウェーデンでパラアミノサリチル酸ソーダ（PAS）が開発された。1948年には米国のTuckerによって，SMとPASを併用することによって薬剤に対する耐性の出現を阻止できることが報告された。1951年にTempelはSM間欠，PAS毎日の併用療法を試み，効果が単独療法より優れ，耐性発現がみられなかったことを報告した。1952年にイソニコチン酸ヒドラジド（INH）に強い抗結核菌作用があることが分かり，INH，SM，PASの併用で肺結核を治せることが明らかになった。欧米諸国では1953年頃から化学療法が広く用いられるようになった。したがって，1945年の第2次大戦終了後1950年代初期までの結核死亡率の減少は，主として第2次大戦中の淘汰の影響での減少で，これに化学療法を中心とした近代的な結核対策が始まり，その影響が加わったため，急速な減少が続いたと考えてよいであろう。

日本では，SMの製造が認められたのは昭和24（1949）年で，後に述べるようにBCG接種はかなり広範に行われていたが，それまで小規模に行われていた早期発見のための集団検診が正式に採用されたのは，1951年の結核予防法施行以降である。結核患者の主な治療方法は1940年代後半には人工気胸療法であり，それに胸郭成形術などの外科的虚脱療法が加わり，1950年代に入ってSMの使用と気管内麻酔の採用で肺切除術が治療の中心となり，化学療法が広く用いられるようになったのは1950年代後半になってからなので，1947～1950年代初期までの結核死亡率の減少は，主として第2次大戦中の淘汰による影響と考えてよいであろう。ここに，結核流行の第3期とは異なり，タイミング良く結核対策が強力に開始されたので，その後は結核が順調に減少したと考えてよい。

日本の第2次大戦中最後の統計数字が得られている1943年と，敗戦後最初に数字が得られている1947年の結核死亡率を年齢階級別に比較した成績を図3に示してある。30歳以上では両年度の結核死亡率はほぼ同じであるが，30歳未満では1947年の値は1943年に比べてかなり低くなっている。最も著明に低下しているのは15～19歳である。そこで，30歳未満について，性，年齢階級別に両年度の結核死亡率を比較して図4に示してある。20歳以上では男の死亡率が女を大きく上回って激減しているのに対して，15～19歳では男女とも死亡率がほぼ半減している。

図5に1940年の人口の性，年齢階級別にみた1945年までの増減率を示した。1940年の人口には沖縄県を含み，1945年には沖縄県は入っていないが，沖縄県の人口の総人口に占める割合は男0.74％，女1.14％，合わせて0.79％であり，大勢に影響する程度ではないので，この間にみられた20歳台男子の人口の激減は第2次大戦中の淘汰によるものと考えてよいであろう。その中には多くの結核患者も含まれており，これが1943年から1947年までの間の結核死亡の減少をもたらしたと思われる。

一方，15～19歳ではこのような人口の変化はみられていないので，この年齢の結核死亡率の低下には別の解釈が必要である。

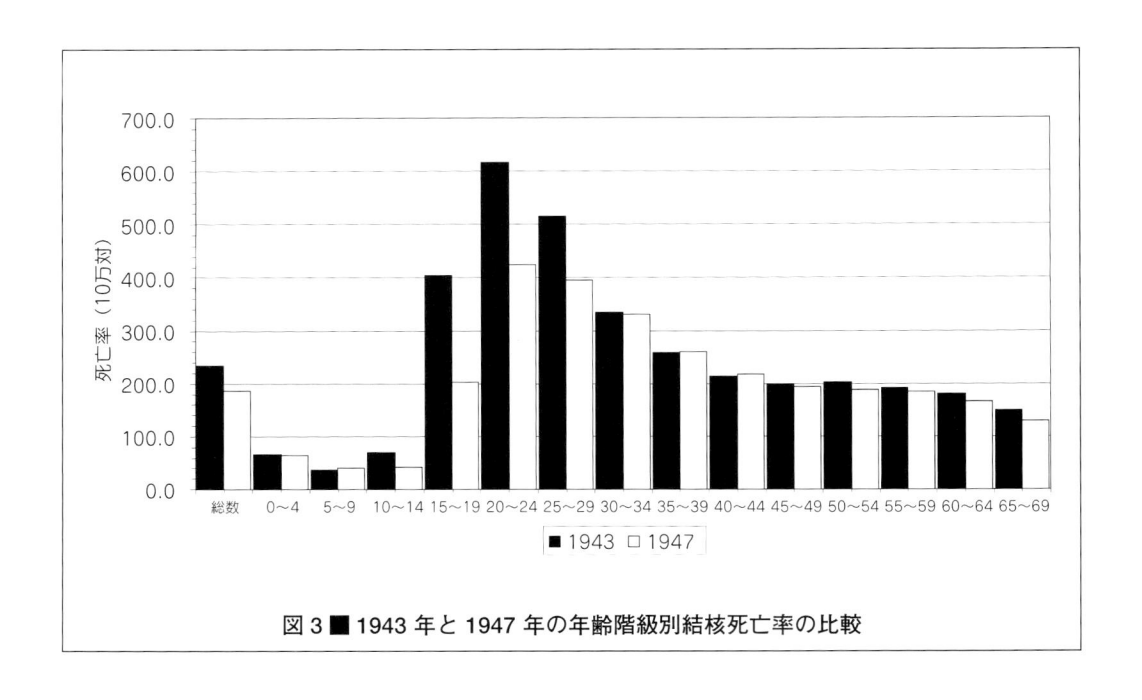

図3 ■ 1943年と1947年の年齢階級別結核死亡率の比較

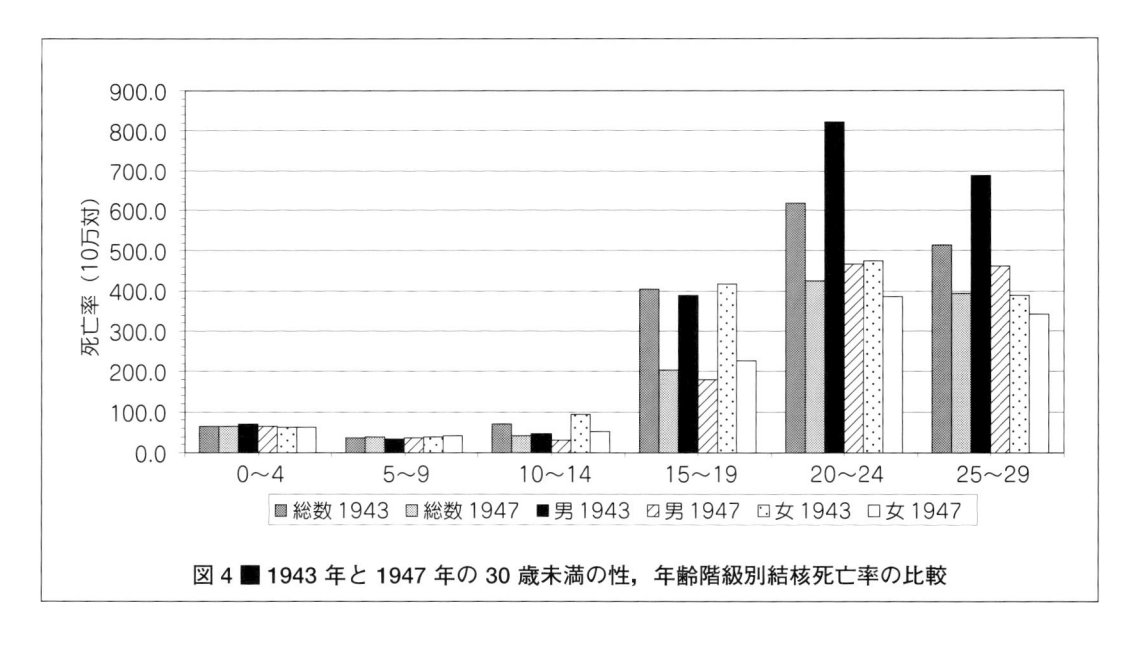

図4 ■ 1943年と1947年の30歳未満の性，年齢階級別結核死亡率の比較

2 BCG接種の効果？

　15～19歳の結核死亡率が，1943～1947年の間に男女とも著明に低下している。この原因がもし20歳代を中心とした男の結核患者が第2次大戦中に淘汰され，感染源となる患者が減少したためであるなら，小児全体に同様の傾向がみられてよいはずであるが，図4に示したようにそのような傾向はみられていない。この15～19歳という年齢階級と，そのほかに小規模には10～14歳にもみられている男女に共通した減少の要因としては，1942年から開始されたBCG接種が考えられる。

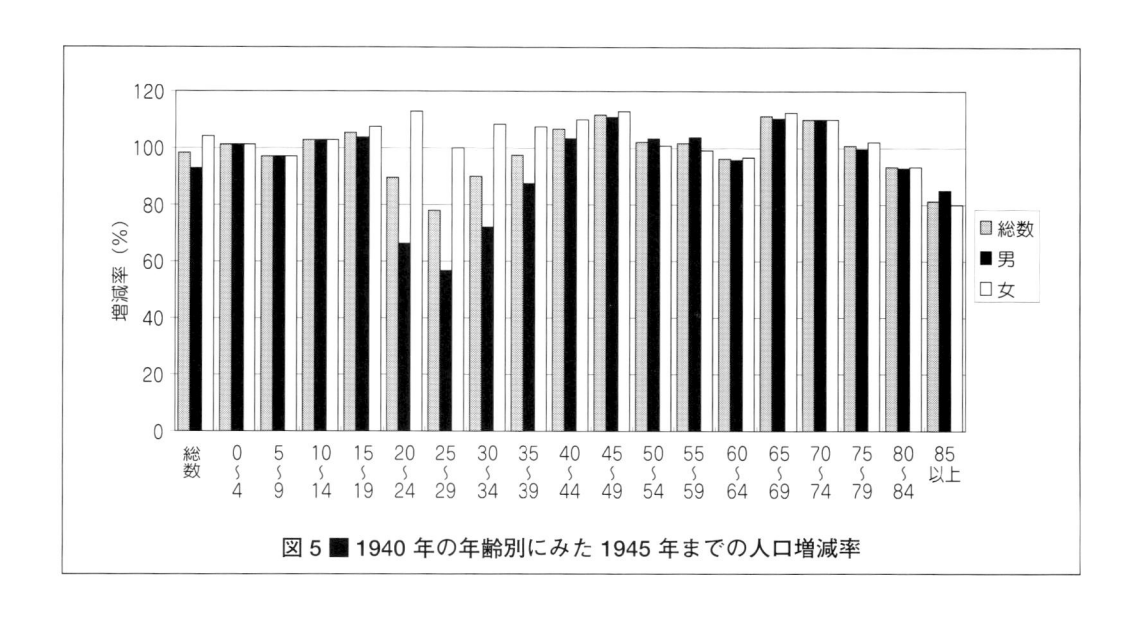

図5 ■1940年の年齢別にみた1945年までの人口増減率

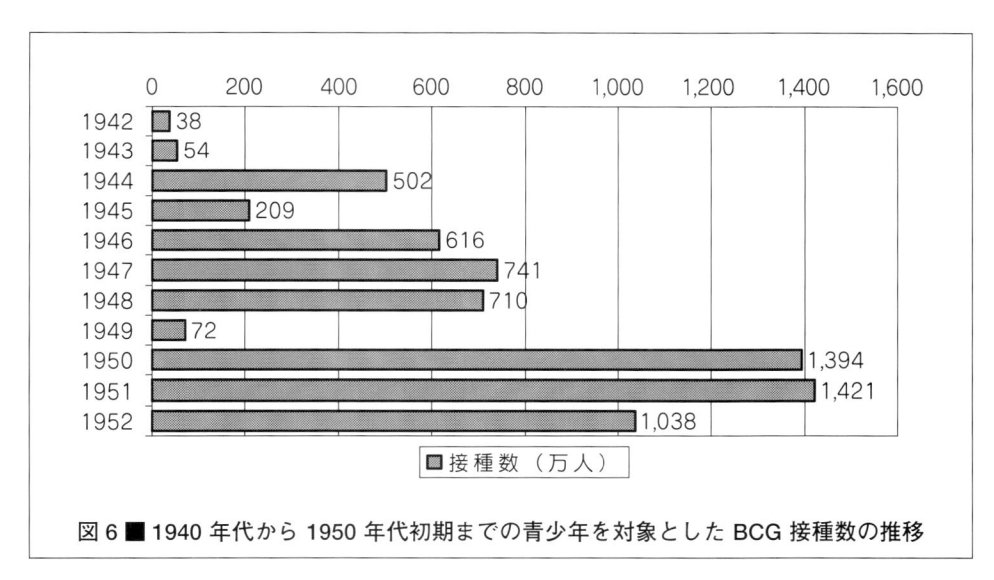

図6 ■1940年代から1950年代初期までの青少年を対象としたBCG接種数の推移

年	接種数（万人）
1942	38
1943	54
1944	502
1945	209
1946	616
1947	741
1948	710
1949	72
1950	1,394
1951	1,421
1952	1,038

　BCGは，1925年に古賀潔がパスツール研究所から分与されたBCG株を欧州留学からの帰国時に持ち帰ったことで，日本にもたらされ，今村荒男らが研究を始めていた。1938年に日本学術振興会議（学振）第8小委員会がBCGについての，当時としては画期的な共同研究を開始し，全国の専門家が参加して共同研究を進め，皮内法が採用され，1943年にその発病阻止効果が確認された。当時強く蔓延していた結核に対する唯一の積極的な対策として，1942年から国民学校（現在の小学校）卒業生で就職を希望する者への接種が始められ，1943年の学振の研究による有効性の確認後は国民体力法に採用され，ツ反応が陰性，疑陽性の青少年への接種が始められた。1946年には接種対象が11〜20歳となり，1947年には11〜25歳に拡大され，1948年からは予防接種法に組み入れられ，1951年からは新に制定された結核予防法の3本柱の一つとして，30歳未満のツ反応陰性，擬陽性の者への接種が行われることになった。この時期のBCG

結核流行の第4期—第2次大戦の影響と結核対策の成果— ●33

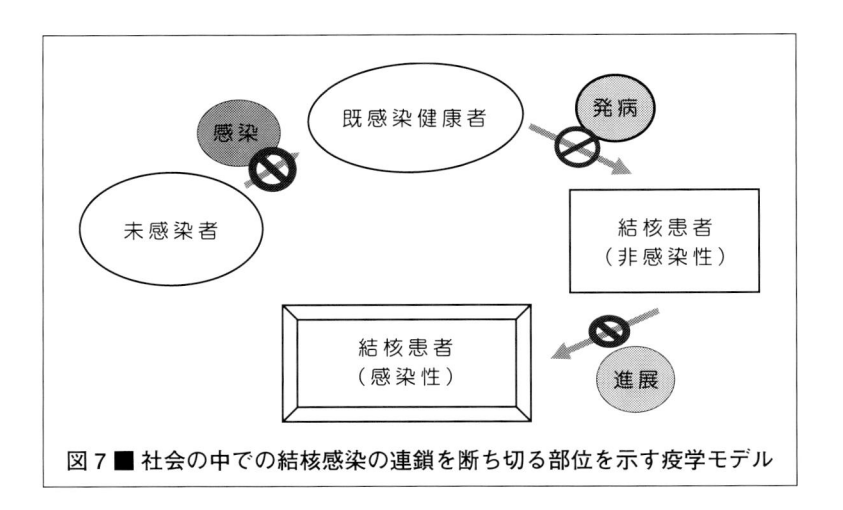

図7 ■ 社会の中での結核感染の連鎖を断ち切る部位を示す疫学モデル

接種数の推移を**図6**に示してある。この間に青少年を中心に1,000万人以上に行われたBCG接種が，このような効果をもたらしたと考えてもよいであろう。すでに紹介した生年コホート別にみた結核死亡率の動きをみても，この時期に行われたBCG接種の影響を受けた世代では，死亡率の上昇がそれ以前に生まれた世代より低くなっていることも，**図4**に示した事実と一致する。なお，1948年に接種数が少なくなっているのは，液体ワクチンから凍結乾燥ワクチンへの切り替えの時期と重なったためである。

3 近代的な結核対策とその結核流行への影響

1）結核対策の狙い

結核は排菌している感染性肺結核患者が，咳をした時に飛び散り，空中に浮遊している飛沫核中に含まれる結核菌を，周囲の者が吸入することによって感染し，その一部の者が発病し，病状が進行して感染性肺結核になると，その患者が新たな感染源となって，結核が社会の中に広がる。これを疫学モデルとして示したのが**図7**である。感染性患者が起点となり新たな感染が起こり，その中から一部の者が発病し，進展して新たな感染性患者が発生する。社会の中で，結核感染がこのように広がってゆく連鎖を「感染」，「発病」，「進展」のどこかで断ち切ることができ，1人の初発感染性患者から，新たに発生する感染性患者の数が1人未満になれば結核は減少し，1人以上の感染性患者が新たに発生すれば，結核は増加する。結核対策は，社会の中で結核感染の連鎖を「感染」，「発病」，「進展」のいずれか，あるいはすべてで断ち切ることを狙って行われる。

2）結核の感染，発病，進展を阻止する手段

a．結核の感染を阻止する手段

結核の感染は，感染性結核患者と結核未感染者の接触（結核初感染），あるいは結核既感染の健康者との接触（外来性再感染）によって起こる。接触の機会を少なくする手段の第一は，住宅事情の改善である。狭い家に多くの人が居住している環境では，もし感染性結核患者が発生した場合に，多くの人が感染する。1人が1部屋をもてるような住宅であれば，感染の機会は減少する。

第二の手段は，部屋の換気である。日本の気候条件では，部屋の空気調節が普及する以前には，窓を開放して自然換気に任せていた春から

夏，秋には，学校のように多くの結核未感染者が集団生活をしている場所で感染性結核患者が発生しても，集団感染になる危険は比較的低かったが，窓を締め切り換気が悪くなる冬季に感染性結核患者が発生すると，集団感染になる危険が多かった。部屋の窓へのサッシの採用，空調の普及で，感染性結核患者が発生した場合に結核感染が起こる危険は大きくなった。

第三の手段は，感染性結核患者を社会から隔離，収容する方法である。近代的な化学療法を中心とする治療が進歩する以前には患者をサナトリウムへ収容し，大気・安静・栄養を中心とする自然療法が行われていたが，これは結果的には患者を社会から隔離していたことになる。ただし，結核の多かった時代には患者数は多く，結核病床数は限られていたので，感染防止という意味での隔離の意義は限定されていた。

第四の方法は，結核患者を発見して，治療により治すことである。病状が進行して感染性になる以前に発見して，治療により治すことができれば，感染は防止できる。昭和26（1951）年に施行された結核予防法の中で，3本柱の一つとして強力に推進された健康診断は，結核患者の早期発見に大きく貢献した。発見がやや遅れて，感染性の状態で発見されても，現在標準処方として用いられている強力な治療が行われれば，ほぼ2週間で排菌量が激減し咳も減るので，感染性が大半の症例で消失することが知られている。しかし，治療が現在ほど強力になるまでの過程では，先に述べたようにまず人工気胸療法，次いで胸郭成形術などの外科的な虚脱療法，次いで肺切除などの直達療法が感染源となる患者の治療法として試みられたが，排菌の陰性化までにはかなりの期間が必要であり，成功しない場合もあった。

化学療法も初期の処方は現在ほど強力でなかったので，排菌の陰性化により長い期間が必要であり，その間の感染を避けるためには，長期の入院が必要であった。患者を早期に発見し，治すことが，即感染防止につながるのは，結核対策の特色の一つといえる。

b．結核の発病を阻止する手段

ヒトの体には，外部から侵入してくる細菌やウイルスに対する抵抗力が備わっている。抵抗力には一般的な抵抗力と免疫と呼ばれる特異抵抗力とがある。結核のように感染した者の10〜20%程度が発病する疾病では，菌と体の抵抗力の微妙な強弱で，発病するか否かが左右されるので，抵抗力のもつ意義は大きい。

一般的な抵抗力に影響する要因としては，栄養が重要な役割を演じている。第2次大戦突入以前の日本の食事は，米飯と植物性蛋白が中心で，感染症に対する一般的な抵抗力強化という観点では，適切とはいいがたい状態であった。第2次大戦中から敗戦後の数年間は必要なカロリーの確保さえ容易でない時代であり，結核に感染した場合に発病，進展を促進する状態であったと思われる。その後日本人の栄養摂取状況がどのように変化したかを図8に示してあるが，動物性蛋白，脂肪とも摂取量が増え，バランスの取れた状態となり，一般的な抵抗力の増強に寄与したものと思われる。

特異的な抵抗力である免疫の増強を意図して行われているのがワクチンの接種である。結核の場合にはフランスの Calmette と Guérin が，1908年からウシ型の結核菌をウシの胆汁を加えた培地に13年間かけて230代にわたって継代培養した結果，菌の毒力は弱くなり，ウシに接種しても活動性の病変は作らないが，免疫は付与できることが明らかになり，1920年にフランスで初めて乳児に経口投与された。このワクチンは，2人の研究者の名前を取って Bacille de Calmette et Guérin，その頭文字をとって，BCGと命名された。その後 BCG については接種法の研究が進められ，皮内接種が局所反応は軽く，確実に免疫を付与できることが分かり，世界中

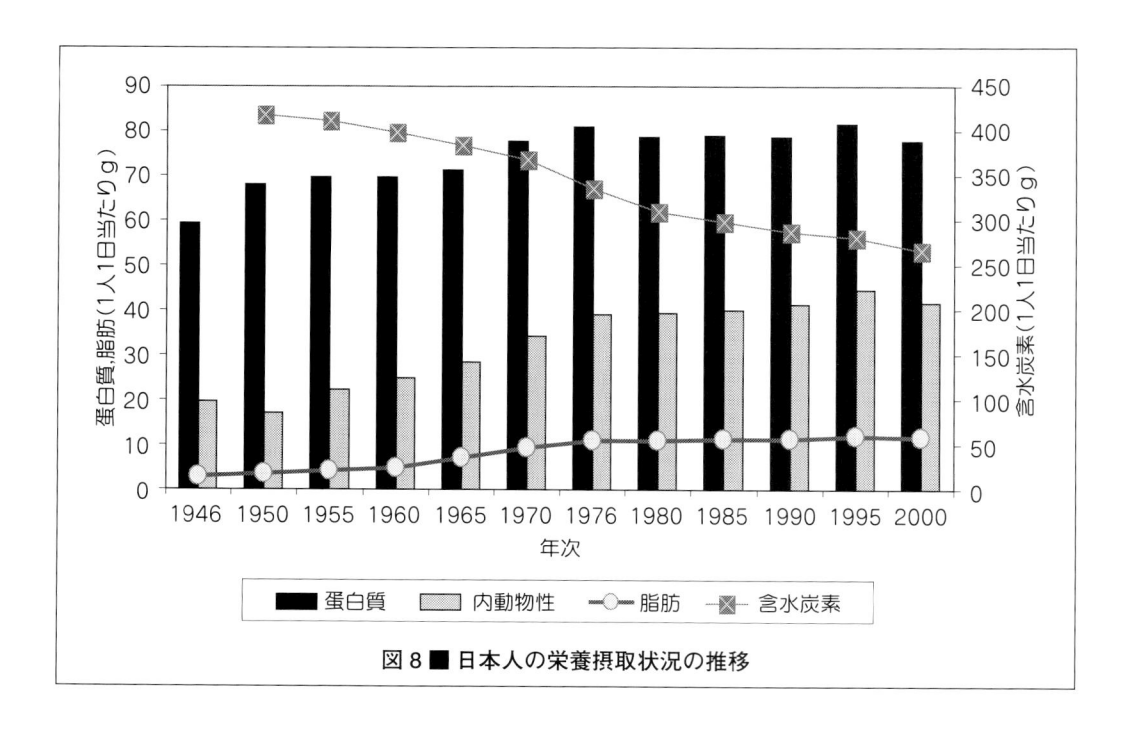

図8■日本人の栄養摂取状況の推移

で拡大予防接種計画 Expanded Program on Immunization（EPI）の一つとして現在も広く行われている。

わが国では，先にも述べたように1942年に接種が始められ，1948年からは予防接種法に採用され，1951年からはこの年に施行された結核予防法の中で3本柱の一つとして採用され，30歳未満のツ反応陰性者，疑陽性者に行われるようになった。

もう一つの発病阻止法は，結核の発病が初感染後1～2年という早い時期に多いことから，最近に結核の初感染を受けたと思われる場合に，抗結核薬を投与して発病を阻止する方法である。抗結核薬の中では，効果が強く，副作用が少ないイソニコチン酸ヒドラジド INH が用いられており，効果と副作用，服薬の確実さ，発病を防ぐための投与であることなどを考慮して，投与期間は通常は6カ月とされている。

c．結核の進展を阻止する手段

上に述べたような，感染，発病を防ぐ手段を行っても発病した場合，治療法が進歩していなかった時代には，患者に備わった自然の治癒力に期待し，清浄な空気の下で栄養を十分に取りながら安静を守る自然療法が唯一の手段であった。病勢が進んで不幸な転帰をとる者が多かったが，痰の塗抹検査で結核菌が陽性の患者でも，4人に1人くらいは長期間かけて治癒する者もみられた。治療法の進歩によって，患者を早期に発見して，治療によって治すことができるようになった。

結核患者を早期に発見する手段としては，肺は含気性に富み，そこに病巣が出現すると，造影剤なしでも X 線検査で検出できる特性を生かして，胸部 X 線検査が結核早期発見の有力な手段となった。ことに，1936年に古賀良彦と de Abreu によって，おのおの独立して間接撮影法が開発されてからは，これを用いて集団検診が可能になり，軽症のうちは症状が少なく，発見が困難であった肺結核を感染性に進展する以前に，軽症の段階で早期発見することが可能になった。

治療の進歩によって，従来はたとえ早期に発

見しても，大半の患者では病状が悪いほうに進行していた動きをとどめ，治癒の方向に向かう動きを促進し，治療法の進歩とともに，治癒率の向上と治癒までの期間の短縮がみられるようになり，最近ではかなり重症の結核を含めて，ほとんどの患者を1年以内に治せるようになった。例外はあまりにも発見が遅れ，超重症で発見される患者で，治療効果がみられる以前に発見後早期に呼吸不全で亡くなる方であり，このような患者に対する唯一の対策はもう少し早く結核を発見することである。

3）本格的な結核対策の開始

第2次大戦後，やや死亡率が低下したとはいえ，毎年十数万人が結核で死亡し，国民総医療費の1/4以上を結核医療費が占め，地域でも，職場でも，身内の中にも至るところに結核患者がおり，まさに国民病といえるような状態であった結核に対して，敗戦後の困難の中で国は結核予防法を制定し，本格的に対策に取り組むことになり，昭和26（1951）年に結核予防法が施行された。

上述した社会の中での結核感染の連鎖を断ち切る手段の中で，BCG接種と集団検診はすでに実用化されており，治療法も大気・安静・栄養の自然療法だけでなく，内科的な虚脱療法や外科療法がかなり行われるようになっており，ストレプトマイシンやパスなど一部の化学療法剤もすでに使用可能になっていた。このように進歩した結核医学の恩恵を，全国のあらゆる地域に貧富の差なく届けることを意図したのが，1951年に施行された結核予防法である。その3本柱として，健康診断による早期発見，BCG接種による発病防止，それに当時急速に進歩しつつあり，変わりつつあった適正医療の普及が取り上げられた。

また，全国に対策を普及する手段としては，結核の診療を当時日本の医療体系の中軸となっていた開業医を中心とする一般医療機関に委託する方法をとった。この考え方をとった基本には，当時の結核治療の最も有力な手段の一つが，人工気胸療法であったことを忘れてはならない。胸腔に針を刺し，空気を注入して肺を虚脱させる人工気胸療法は，注入した空気が吸収されるために，ほぼ毎週空気を追加注入せねばならない。どの程度の量の空気を注入するかを決めるためには，X線で透視して，肺の虚脱の程度を知る必要がある。したがって，結核患者の診療をするためには，X線装置と人工気胸器は必須の装置であった。

もし，結核患者の診療を専門医療機関だけで行う方式をとった場合には，当時の代表的な専門機関は結核療養所であったが，結核に対する偏見から，療養所は交通不便な地域にあり，結核という診断のついた患者だけでも人口の1%を超えていた状況では，到底対処しきれなかった。また，当時はいまだ日本が占領下にあり，保健所でも例外的に性病と人工気胸療法による結核患者の診療は認められていたが，人口10万人に1保健所という程度の配置では，交通，道路事情が悪かった当時の郡部では管内の結核患者を総て保健所で診療することは不可能であり，一般医療機関に結核患者の診療を委託することが，当時の状況では国内どの地域でも結核患者の診療を可能にする唯一可能な方法であった。このような経緯で，日本では結核患者の診療が一般の医療体系に組み入れられ，内科系の開業医の方はほとんどがX線装置を持つという日本独自の仕組みが出来上がった。

貧富の差なく結核対策を普及する方法としては，健康診断や予防接種，結核医療に必要な経費の一部に対する公費負担制度が導入され，その範囲は日本が復興し，経済的な余裕が増すにつれて拡大された。

結核対策について，結核の蔓延状況の変化や結核病学の進歩を取り入れながら，修正を加え

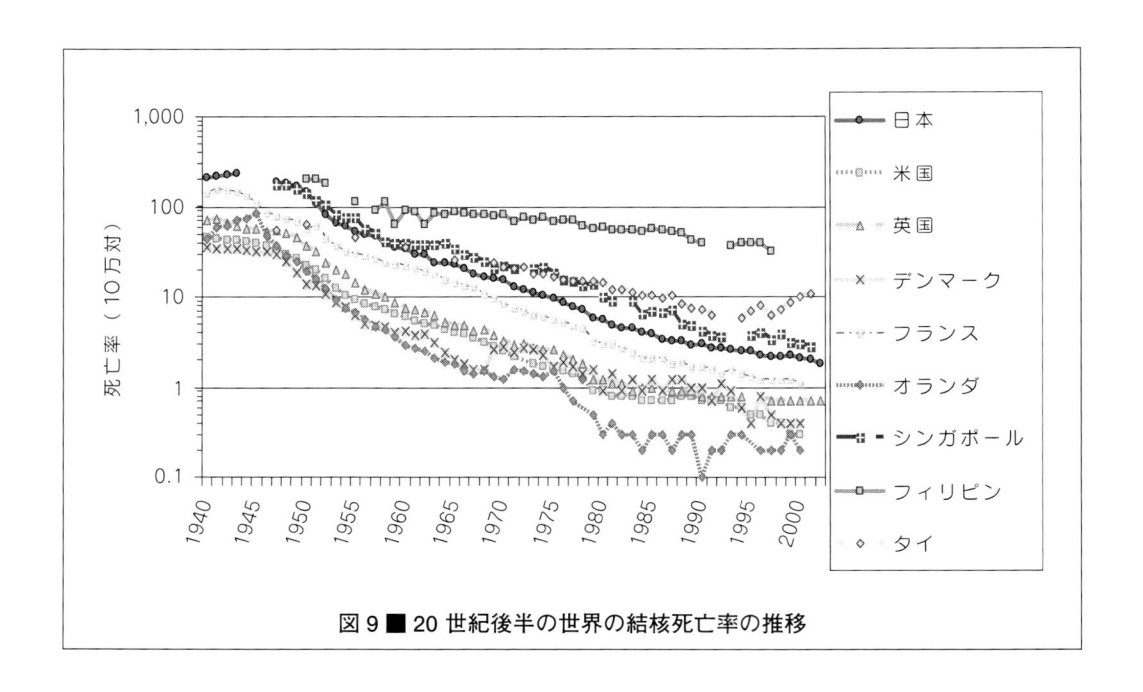

図9 ■ 20世紀後半の世界の結核死亡率の推移

ていったのも日本の結核対策の特色であるが，この点については別に検討を加えることとする．

4）結核対策の結核流行への影響

20世紀後半の結核死亡率の動向を図9に示してある．出発点の結核死亡率は日本やアジア諸国は高く，欧米諸国はすでにある程度低下していたが，その後の死亡率の減少速度をみると，このグラフでは死亡率は対数目盛りで示してあるので，日本とシンガポールはほぼ欧米諸国並みに減らすのに成功したことが理解されよう．アジア諸国でも，タイとフィリピンは減少速度がやや遅くなっている．欧米諸国よりかなり不利な疫学的な状況で開始された日本の結核対策が，敗戦後という困難な条件を克服しながら急速に結核を減らすことに成功した成果は，世界に誇ってよい業績であろう．

欧米諸国では18～19世紀に結核の流行は頂点に達し，その後は年率1～2％程度の速さで減少した．先に述べた1918年のインフルエンザの大流行の影響を受けて，その後死亡率の減少速度は年率4～5％に加速された．1945年以降は，第2次大戦中の淘汰の影響に，その後まもなく開始された化学療法を含む近代的な結核対策の影響が加わり，結核死亡率の減少速度はさらに加速され，年率10～15％となった．このような結核死亡率の減少速度と関与したと思われる要因を表1にまとめてある．1918年以前の減少は，前号にスウェーデンの結核死亡率の動きでも述べたように，流行が頂点に達した後の社会経済的な条件の改善が主な減少要因であり，これにいまだに疫学的な仮説の範囲内であるが，流行が国全体に及んだ場合におそらく結核に弱い者は発病し，死亡して淘汰され，強い者が生き残るということもありうることであり，このことは結核発病に関与する遺伝子が解明されれば証明されるであろう．一部の患者がサナトリウムに入院し治療していたことも，患者の社会からの隔離となり，感染機会の減少，結果としての結核の減少の一部には寄与したであろう．

1918年以降の結核死亡率減少速度が加速した主な要因は，1918年のインフルエンザ大流行による結核患者の淘汰であり，これがちょうど第1次世界大戦の末期に起こったので，世界大戦の

表1 ■ 結核の減少に関与した要因

時期	減少速度 （年間減少率）	減少に関与した要因
1918年以前	1～2%	①社会経済的要因の改善 ②感受性の強い者の淘汰 ③感染源患者のサナトリウムへの隔離
1918～1945年	4～5%	④1918年のインフルエンザ大流行による結核患者の過剰死亡
1945年以降	10～15%	⑤第2次大戦中の淘汰 ⑥近代的な結核対策の実施

自然の減少：年間減少率 4～5%
全体の減少：10～15%
結核対策による減少：6～10%

影響があったところにインフルエンザの大流行で，さらに影響が大きくなったことも考えられる．1945年以降の減少は，上に述べたように第2次世界大戦の影響で多くの成年男子が死亡した影響が大きく，ちょうどタイミング良く抗結核薬が次々と開発され，近代的な結核対策が開始されたことによって，その後は順調に結核死亡率が減少したと考えられる．したがって，近代的な結核対策が行われる以前の結核死亡率の減少速度は最大年率 4～5% であり，近代的な対策が加わってからの減少速度は年率 10～15% なので，その差の年率 6～10% が結核対策による減少と考えてよいであろう．社会経済的な条件を良くすることで結核を減らせることは間違いないが，結核対策を行えば，減少は当然加速される．社会経済的な発展が遅い多くの開発途上国では，結核対策を行うことが結核を減らす唯一の条件になると考えられる．

第4章 結核流行の第5期
—結核減少の停滞，再増加—

1 結核減少の停滞，再増加

1）日本の結核の最近50年間の動向

　結核の蔓延状況を知る指標として古くから使われてきた結核死亡率は，欧米諸国では近代的な結核対策の推進とともに急速に低下し，1950～1960年代に人口10万対で10を割って1桁になり，疫学指標としての価値が低下してきた。日本は流行の第4期に入った時の結核死亡率が10万対200近いという高い値を示していたので，欧米諸国より遅れたが，1975年には結核死亡率が初めて10万対で1桁となった。この頃から，結核の蔓延状況を知る疫学指標としては，結核罹患率（実際上は届出率）が重要になってくる。

　図1に日本の1947年以降の結核に関する疫学指標の推移を示してある。死亡率は1955年以降順調に低下してきたが，1985年以降減少速度が鈍化した。罹患率（届出率）は1947年以降上昇し，結核予防法が施行された1951年に人口10万対698と最高の値を示した。届出は1947年以降結核患者を診断した医師の義務であったが，届出に伴う特典はなかった。しかし，新たに施行された結核予防法では，そのなかに規定された結核医療費の公費負担を受けるためには，患者が保健所に届け出られ，登録されていることが必須条件であったので，届出が励行されたためと思われる。その後罹患率はゆっくりと減少し，患者登録と管理制度が整備された1961年以降，減少が加速された。登録・管理制度が整備された1961年以前には，かなり多く

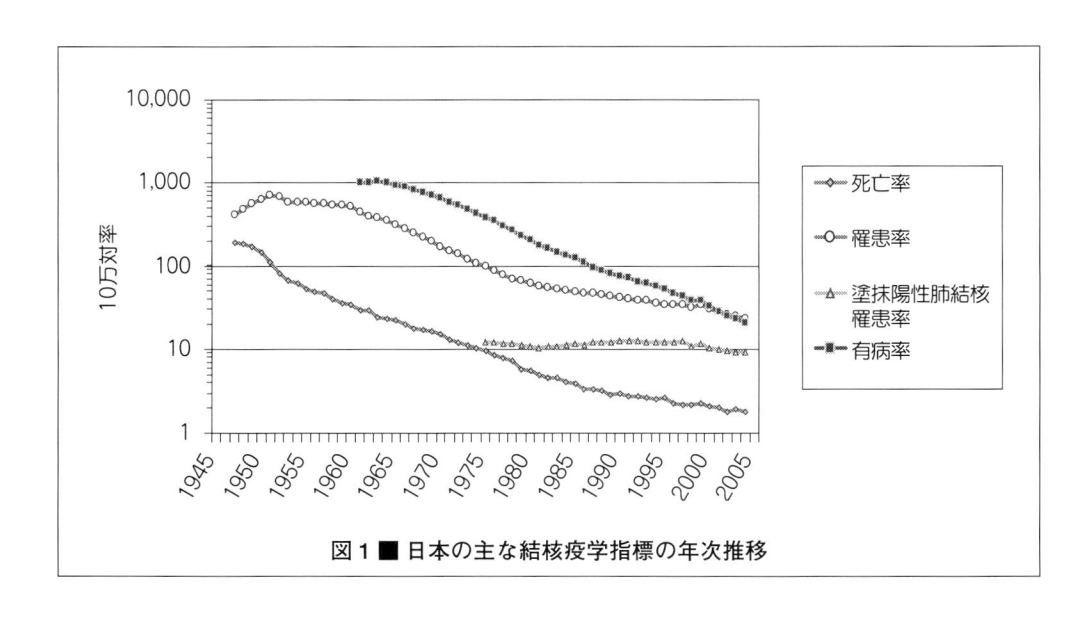

図1 ■ 日本の主な結核疫学指標の年次推移

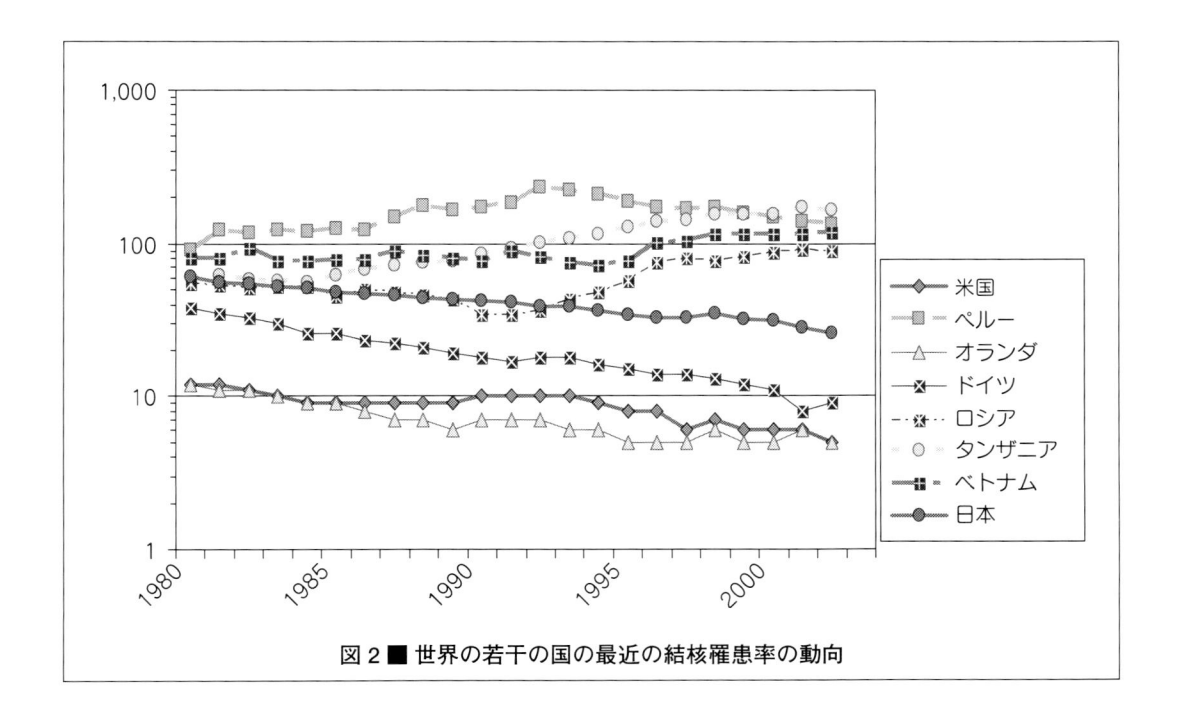

図2■世界の若干の国の最近の結核罹患率の動向

の結核患者の届出を受理していたが，患者台帳，索引簿などが不備な保健所も多く，また結核患者には複数の医療機関を受診する者も少なくないことから，同一患者の複数回の届出が加算されており，登録制度の整備によって，二重登録が避けられたことの影響もあると思われる。その後順調に減少していた結核罹患率は，1980年以降減少速度が鈍化し，現在に至っている。

肺結核のなかで感染源として最も重要な塗抹陽性の肺結核患者の罹患率は，この統計が初めて取られた1975年以降，ほとんど減少せず，最近極めて緩やかに減少し始めた。

年末に保健所に活動性結核患者として登録されている者の人口対率である結核有病率と，罹患率の間には次の関係が成立する。有病率（P）＝罹患率（I）×平均有病期間（D）罹患率の減少速度は鈍化したが，短期化学療法の普及に伴う治療期間の短縮は持続したため，平均有病期間の短縮傾向が続き，2002年に初めて1年をきった。このため，有病率はこれの影響を受けて順調に減少し，最近では罹患率を少し下回っている。

■ 罹患率，有病率と平均有病期間との関係

有病率（P）＝罹患率（I）×平均有病期間（D）という関係は，疫学の基本的な数式の一つである。PはPrevalence，IはIncidence，DはDuration（of the disease）の略で，Dの単位はIncidenceを求める際の観察期間，通常は年で示されるが，最近はDが短縮されて1年前後になってきたので，1年を12月に換算して，月数で示している。

若干の外国について，最近の結核罹患率（届出率）の動きをみた成績を図2に示してある。日本は順調に減少しているようにみえるが，上述したようにすでに罹患率の減少速度が鈍化した後の動きであり，1998年には罹患率がわずかながら前年を上回り，1999年に結核緊急事態宣言が発せられた。

2）諸外国の結核罹患率の動き

順調に結核が減少していた米国では，1985年以降減少が止まり，1990～1991年にかけてやや

増加した。ニューヨークやフロリダで，エイズ患者を収容している施設で，多剤耐性結核菌による院内感染が多発した影響であり，その状況については後に詳しく紹介するが，米国はこの事件を契機に結核対策と結核研究に必要な予算を大幅に増加した。その甲斐があって，その後結核罹患率は再び順調に減少を続けており，結核の研究の面でも後に述べるように大きな成果が最近十数年の間に得られている。

ペルーは結核対策を確実に行った場合の，途上国での結核の動きの典型的な例といえよう。1980年代に入って強化された結核対策によって，当初対策が全国に普及するにつれて届出率は上昇したが，対策が全国で円滑に行われるようになると，届出率の上昇は止まり，その後は順調に減少しており，かつてペルーは世界に23あった結核の高度蔓延国のなかに区分されていたが，この不名誉な状態から脱却した。

オランダは世界で最も結核の少ない国の一つであり，結核制圧という目標，すなわち塗抹陽性肺結核の罹患率が人口100万対で1を切るか，国全体の結核既感染率が1％を割った状態に達するのが2030年代で，世界中で最も早く目標に到達するであろうと推測されていた。しかし，最近10年間罹患率の減少は停止したままであり，その原因は外国から多くの人口が流入し，それに伴い結核の減少が止まってしまった。

ドイツでは東ドイツを併合する1990年以前には罹患率は順調に減少していたが，東ドイツ併合後2〜3年は減少が停止した。その後は再び順調に減少している。

ロシアは1991年12月にソ連邦が解体され，東欧から中央アジアにかけて多くの独立国が誕生し，ソ連邦を形成していた中核であったロシア共和国も独立してロシア連邦となったが，それ以降結核は上昇を続けている。社会主義体制の下である程度うまくいっていた結核対策が，国の政治体制の転換による混乱でうまく行われなくなり，結核が増加した典型的な例である。

タンザニアは，1970年代から結核対策についてスイスが財政的に支援し，国際結核予防連合（IUAT）の技術的指導を受けて短期化学療法を導入し，良い成果を挙げていたが，1980年代後半からエイズの流行が強くなり，その影響で結核が増加を続けている。

ベトナムは1976年に南北が統一して，新しい国が誕生したが，社会主義体制の下で結核対策は優先施策の一つであり，統一した南部を含む全国に結核対策を拡大する努力が行われてきた。最近になってエイズの流行が始まり，その影響で結核はやや増加する傾向を示している。

3）結核減少速度の鈍化，再上昇の原因

このように，結核罹患率の減少速度の鈍化，あるいは上昇は，日本だけでなく，世界各地でみられている共通の現象であるが，その原因は国によりさまざまである。要約して示すと**表1**のようになる。

結核のいまだ多い国の場合には，最も重要な要因は結核対策が全国隅々まで普及していないこと，あるいは一応普及していても，その精度が不十分なことが挙げられる。1990年代に入ってWHOは結核対策を重点施策とし，DOTS戦略と呼ばれる方式を普及するように努力してきた。その詳細については別の機会に述べるが，WHOの必死の努力にもかかわらず，その普及はいまだに不十分であり，**図2**に示した国のなかで，唯一の成功例はペルーである。ロシアでの増加は，政治体制の変換で，従来の結核対策が十分に機能しなくなったことが増加の主な原因と考えられる。

結核高度蔓延国の場合に，いま一つ無視できないのはエイズ流行の影響である。タンザニア，ベトナムにその影響がみられており，ロシアも結核が増加した一部にはエイズの流行が関与している。

表1 ■ 結核の増加や罹患率減少速度の鈍化をもたらす要因

	高蔓延国	先進国	日本
結核対策の質と量	++, +++	−, +	+
多剤耐性結核	+, ++	−	−
HIVの流行	++, +++	−, +	−
人口の移動	−, +	++, +++	−
人口の高齢化	−	−, +	++

　結核が減少している先進諸国では，結核の減少が停滞した主な要因として，結核の多い途上国からの，移民，難民などの形による人口の流入を挙げることができる。オランダ，ドイツがその典型的な例であり，米国もかなり影響を受けている。この問題については別に詳しく紹介する。また，米国の1990〜1991年にかけての上昇のように，エイズの影響が関与した場合もある。

　これらとまったく異なる理由で結核罹患率減少速度の鈍化が起こったのが日本である。日本では人口の急速な高齢化がみられたが，これが結核流行の第4期に入った頃に結核が強く蔓延していた事実と絡んで，先進諸国の他の国ではみられなかったこのような現象をもたらした。ただ，この現象は，同じ条件を抱えながら，結核の減少がやや遅れてみられている他の結核蔓延が中等度の国でも，近い将来日本と同様なことが起こると推定される。

2 日本人口の急速な高齢化と結核罹患率減少速度鈍化との関連

　1960年以降，日本の結核罹患率がどのような動向を示したかを年齢階級別にみたのが図3である。この図では結核死亡率を対数目盛りで示してあるので，総数では1980年前後から減少速度が鈍化していることが分かる。罹患率の減少速度は，年齢が若いほど速いので，年齢階級別に見た罹患率は，年齢とともに上昇するパターンに変わってきた。また，小児と高齢者の結核罹患率の開きは，以前の数倍から，最近は100倍を超えるようになった。

　20歳代と30歳代の罹患率は30歳代の方がやや高かったが，最近わずかの差であるが逆転するような傾向がみられている。20歳代に死亡率や罹患率の山が見られるのは，結核が強く蔓延していた時代の特徴的なパターンであり，それが最近わずかながらみられることは結核の動向を推測するうえで，気になる点である。

　塗抹陽性肺結核罹患率の年齢階級別にみた推移を図4に示した。全体の値は1980年以降微増の傾向を示しており，2000年以降ようやくゆっくりと減少し始めている。罹患率が全体として減っていても，塗抹陽性肺結核の罹患率がほとんど減少していないことは，感染源となる重症患者はほとんど減っていないことを意味しており，結核対策上重要な問題である。

　年齢階級別に観察すると，若い世代では罹患率は低く，しかも順調に減少している。40歳代，50歳代では罹患率はやや高いが，減少は順調である。60歳代では1990年頃までは減少が遅く，その後は急速に低下した。問題は70歳以上の高齢者で，塗抹陽性肺結核患者数に関する統計がとられ始めた1975年当時，すでに全年齢中最も高く，しかもその後ずっと上昇を続け，1995年以降やっと減り始めた。70歳未満では塗抹陽性肺結核の罹患率は減少しているが，

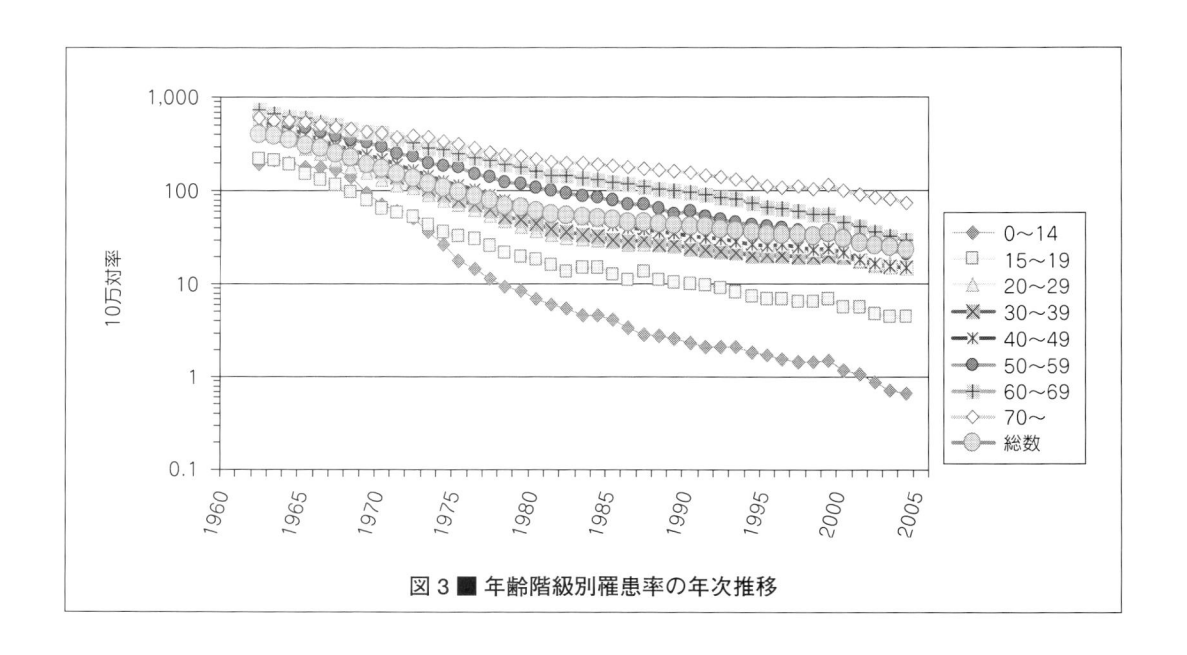

図3 ■ 年齢階級別罹患率の年次推移

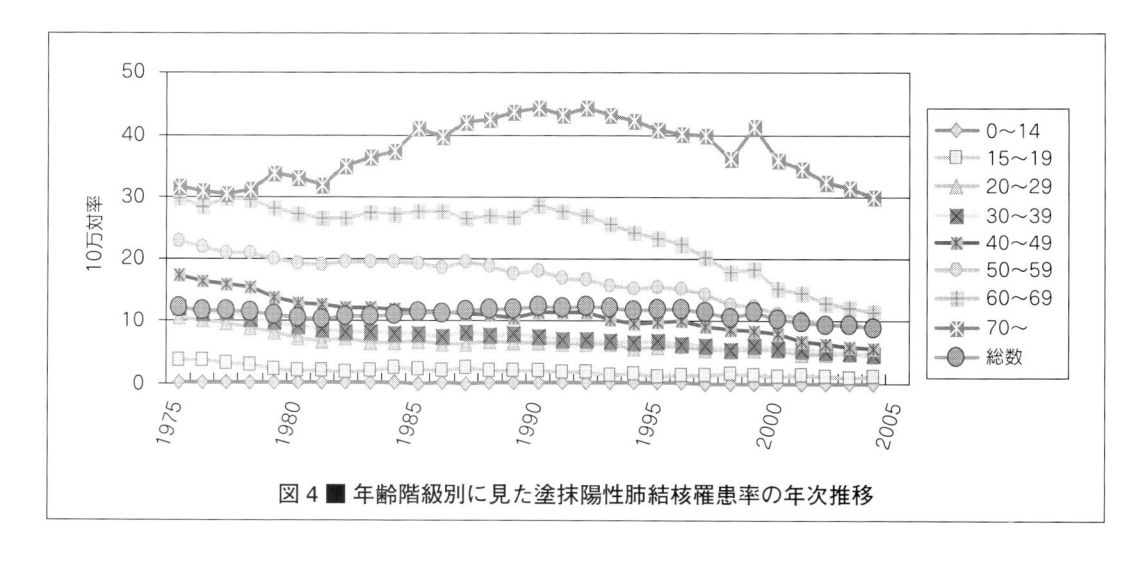

図4 ■ 年齢階級別に見た塗抹陽性肺結核罹患率の年次推移

値が最も高い70歳以上が増加したため，この間全体の塗抹陽性肺結核患者の罹患率はほとんど減少せず，この年齢の罹患率が減り始めた1995年以降，全体の罹患率もゆっくりと減り始めた。1975年に70歳以上の世代は，1905年以前に生まれた世代である。図5に生年コホート別に，累積結核死亡率を示してあるが，1905年から1920年までに生まれた世代は，若い時代に結核流行の影響を最も強く受けた世代であり，この世代が免疫の低下する高齢に達したところで，内因性再燃による発病が増え，高齢者に対する結核対策の難しさが加わって発見が遅れ，70歳以上の世代での塗抹陽性肺結核罹患率の上昇をもたらしたと思われる。1995年頃になると，70歳以上には1925年に生まれた世代が加わった。この世代は1940年代から始められたBCG接種を青年期に経験した世代である。また，1995年から痰の中の結核菌を検出する方法として核酸増幅法が導入され，これによって結核を診断するまでの期間が短縮され始め，より早期に結

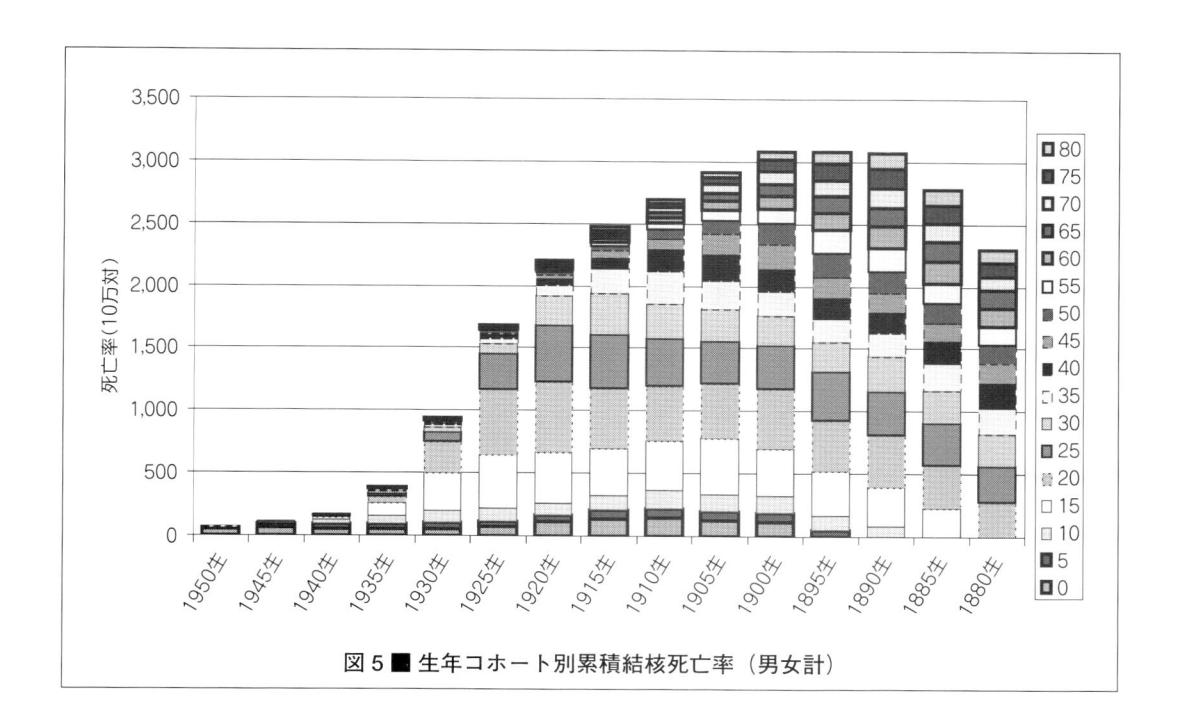

図5 ■ 生年コホート別累積結核死亡率（男女計）

核が発見されるようになったことの影響もあり，70歳以上の塗抹陽性肺結核罹患率が減少し始めたと思われる。

図6には日本の人口を年齢3区分に分けて，実数を左半分に，年齢構成の割合の推移を右半分に示した。1950年からの50年間に，日本の人口は8,000万人強から，1億3,000万人近くまで増えたが，最近は人口の増加が止まった。年齢構成でみると，小児人口がかつての30%強から十数%まで減少し，逆に65歳以上の割合は数%から20%近くまで急速に増加した。世界で最も早く人口の高齢化が進んだ国といわれている。

新登録結核患者について同様な観察を行い，図7の左半分に実数を，右半分に年齢構成の推移を示した。新登録結核患者数は急速に減少しており，小児，60歳未満の患者数の減少が著しい。結核患者の年齢構成をみると，小児結核はほとんどなくなり，逆に60歳以上の高齢者の占める割合が1950年には5%にも満たなかったのが，急速に上昇して，1990年には50%を超え，2004年には60%に達した。全人口の高齢化をはるかに上回る速さで，結核患者の高齢化が起こっている。高齢者では罹患率の減少速度が遅く，このため全体の罹患率の減少速度も鈍化したことが分かる。

このような人口の高齢化，それを上回る速さでの結核患者の高齢化は，結核の蔓延状況が中進国といわれる東アジア諸国でも起こっており，日本と同様な問題に早晩遭遇するであろう。

3 石川県でみられた過去の結核蔓延の後遺症

図8には20世紀前半の結核死亡率が高い若干の府県について，結核死亡率の推移を示した。東京，大阪，京都など大都市を含む地域が高い値を示していたが，流行の第2期に入って大都市の死亡率が急速に減少し，1924年以降石川県が全国最高の結核死亡率を示すようになった。東京はインフルエンザ流行に，数年後に関東大

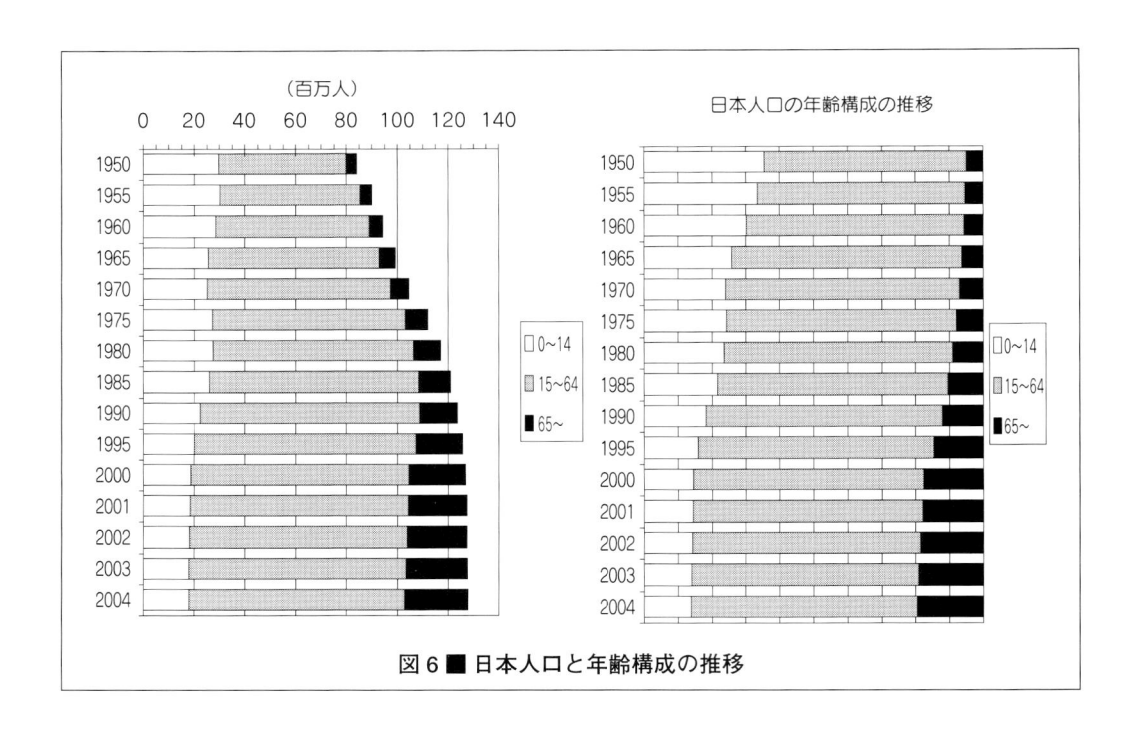

図6 ■ 日本人口と年齢構成の推移

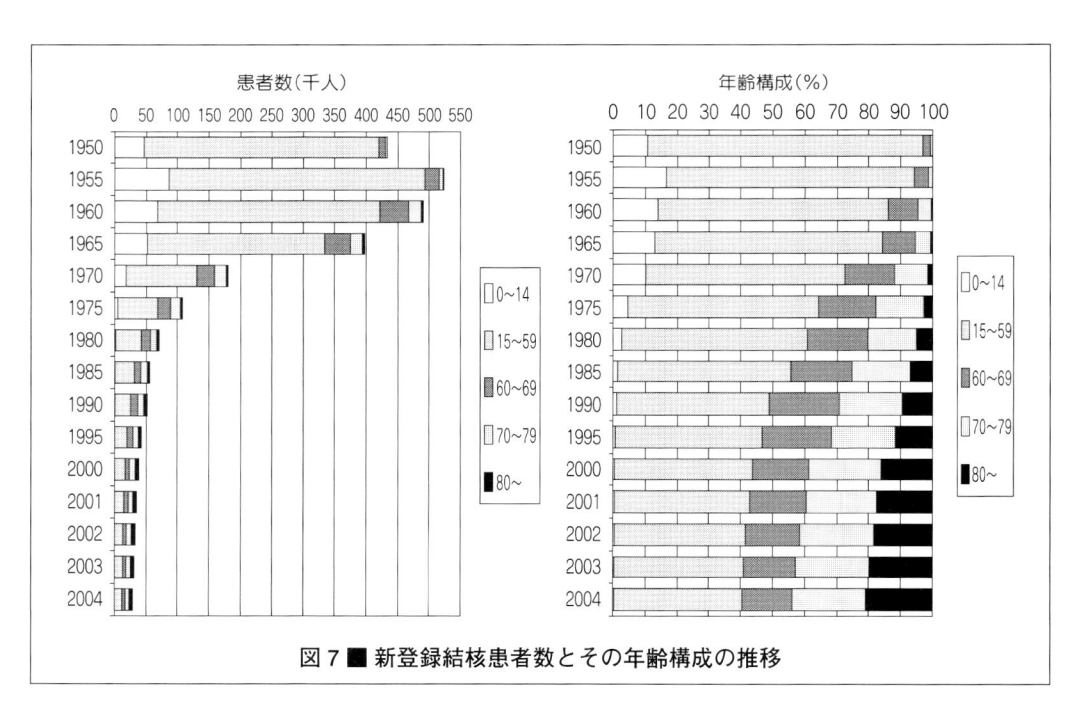

図7 ■ 新登録結核患者数とその年齢構成の推移

震災の影響が加わったため，減少が加速したと思われる。以後1943年まで，石川県が第1位を占めていた。石川県はこれに対して1930年代後半から県を挙げて結核対策を開始していた。

1947年以降の石川県の結核死亡率について，その推移を全国と比較して図9に示した。石川県の結核死亡率も全国平均と同様に低下している。また，罹患率（届出率）の統計がとられる

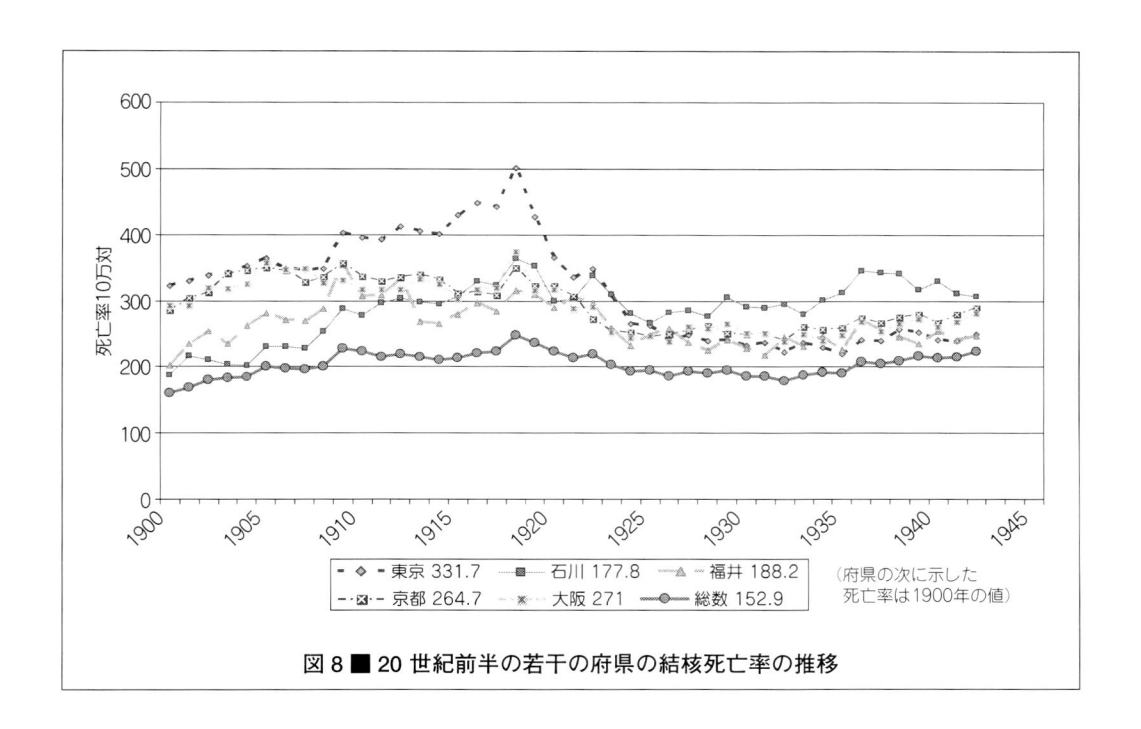

図8 ■ 20世紀前半の若干の府県の結核死亡率の推移

ようになった1947年以降の石川県と全国の推移を図10に示したが，全国とほぼ同様に減少し，1966年以降は石川県の値が全国より低くなっている。ところが1980年代に入って石川県と全国の罹患率の差が再び小さくなり，1990年には石川の値が全国より高くなってしまった。しかし，これは石川県が結核対策を怠った結果ではないことが，年齢階級別の罹患率について石川県と全国とを比較することによって示されている。

図11には1965年と1970年の年齢階級別罹患率を示してある。1965年には15～19歳を除いて石川県の値が全年齢で全国より高くなっているが，1970年になると全年齢で石川の値が全国より低くなり，結核対策が順調に進められていたことを示している。図12に示した1980年の傾向も1970年と同様であるが，同じ図12の右半分に示した1990年になると，全体では石川県の値が全国よりわずかに高くなっている。しかし，年齢階級別に見ると，70歳未満では全ての年齢で石川県の値は引き続いて全国より低く，石川県が結核対策に手を抜いたことによって起こったのではないことが示されている。この年の70歳以上の罹患率は石川県が全国よりかなり高くなっており，しかもこの年齢の値が全年齢中最も高いために，その影響で全体の値も石川県が全国より高くなったことが分かる。

1990年になって石川県の70歳以上の罹患率が急に高くなったのはなぜであろうか。1990年に70歳以上の者は，1920年以前に生まれた世代であり，石川県の結核が全国で最高の時代に若者であり，結核に最も強く曝露された世代である。したがって結核既感染者も多いと推定され，この世代が高齢となり，免疫の低下とともに内因性再燃による発病が増えた結果，このように全国をかなり上回る値を示したと推定され，数十年前の結核高度蔓延の後遺症がこのような結果をもたらしたものと思われる。図13に示した2000年の罹患率をみると，80歳以上になお過去の蔓延の影響は残っているが，80歳以上の者は人口が少ないため，全体の値への影響は少なく，全体の罹患率も石川県が全国より低く

結核流行の第5期—結核減少の停滞，再増加— ●47

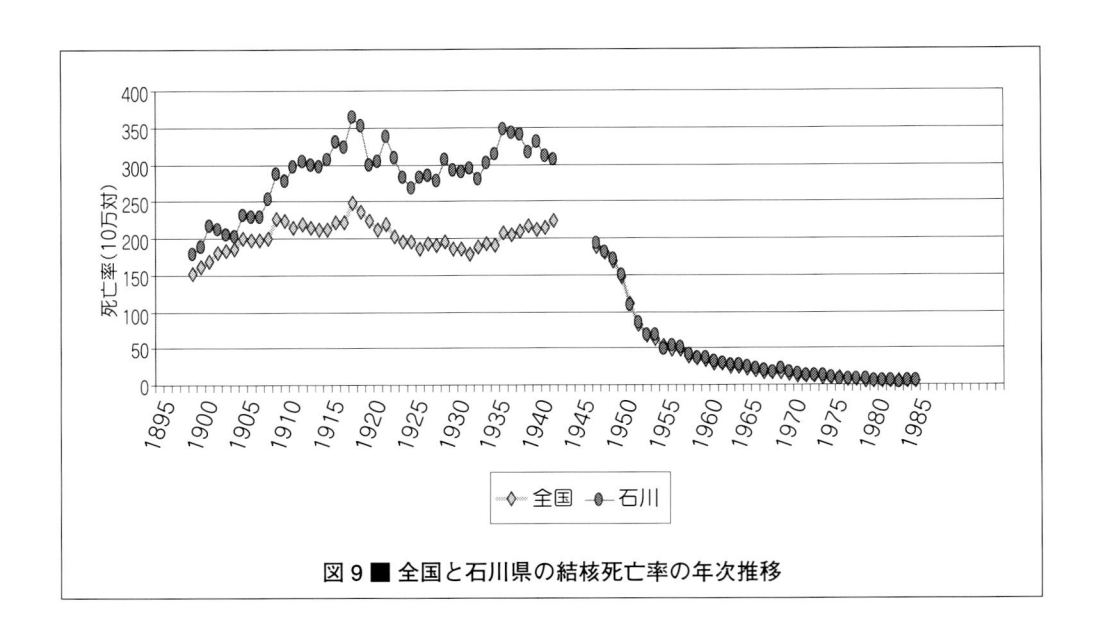

図9 ■ 全国と石川県の結核死亡率の年次推移

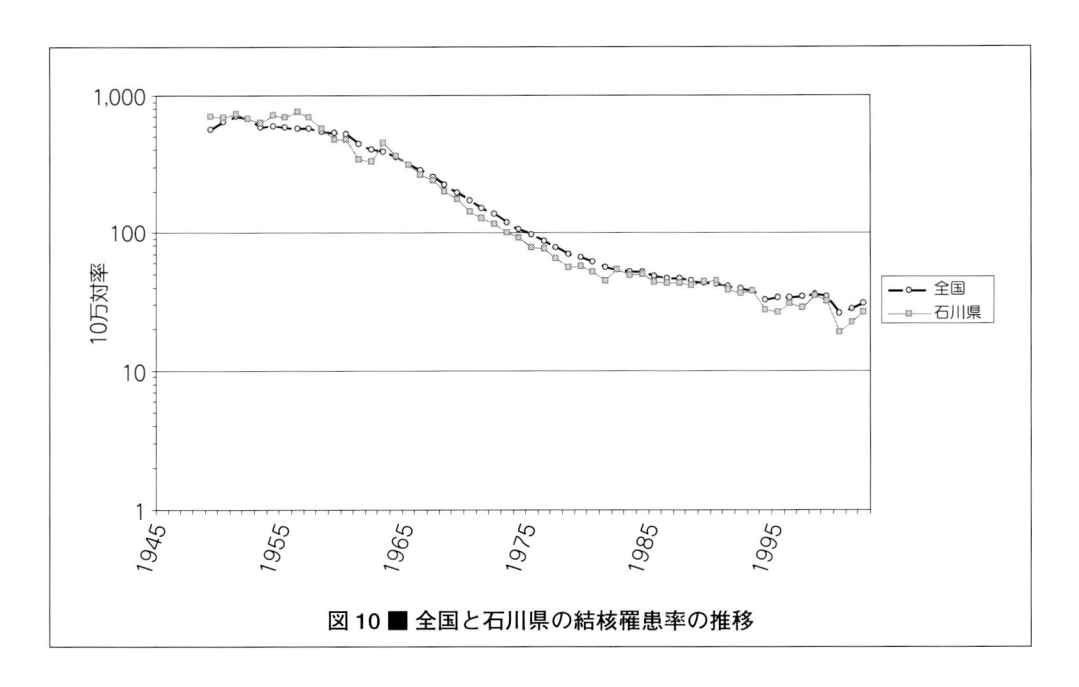

図10 ■ 全国と石川県の結核罹患率の推移

なっている。

　石川県の結核の状況を全国と比較した成績は，いったん結核が強く蔓延すると，その影響を受けた世代では，内因性再燃によって高齢に達した時の発病が多くなりうるので，影響がかなり長期間の経過後にも起こりうることを示しており，結核の制圧が容易なことではないことを教えてくれている。

　過去の結核蔓延の現在への影響は，国際的な統計でも認められている。**図14**に示したのは，1950年，近代的な結核対策が始められたころの結核死亡率と，2000年の65歳以上の塗抹陽性肺結核罹患率の相関を，若干の国別にみた成績であるが，両者には相関係数 r＝0.57 の相関が

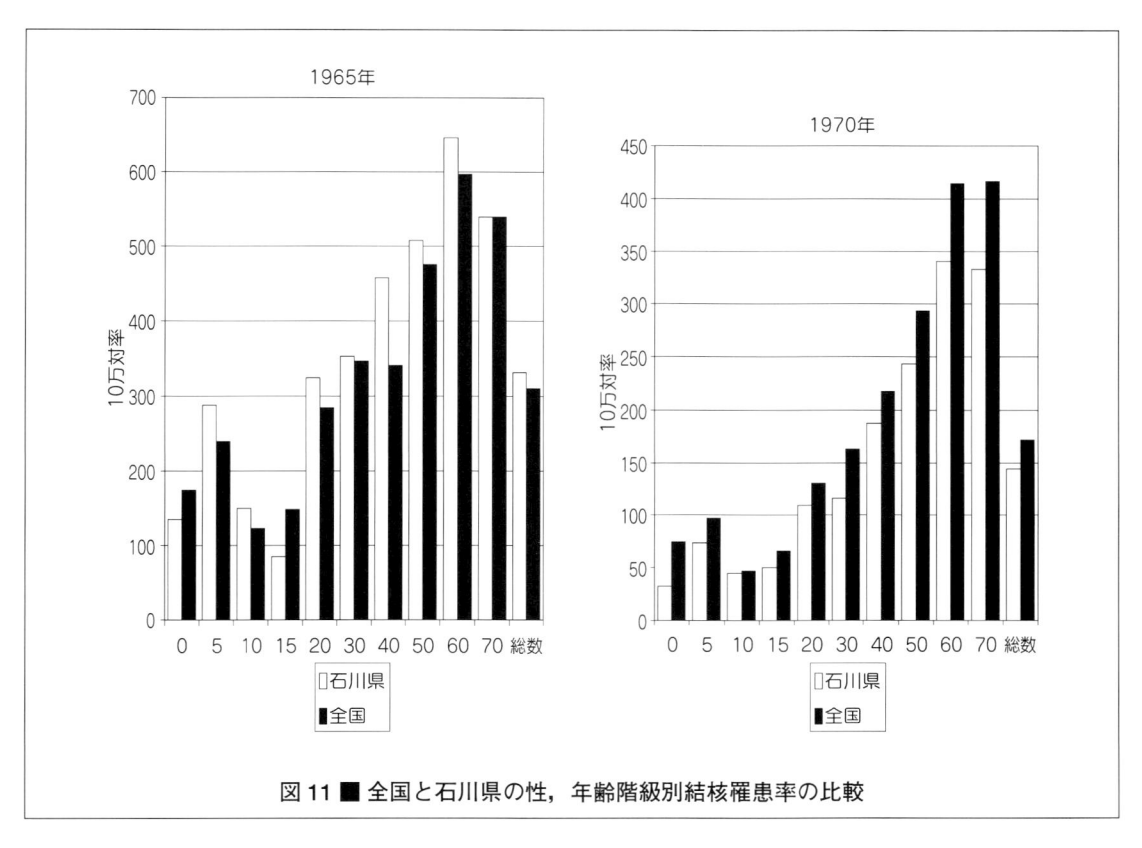

図11 ■ 全国と石川県の性，年齢階級別結核罹患率の比較

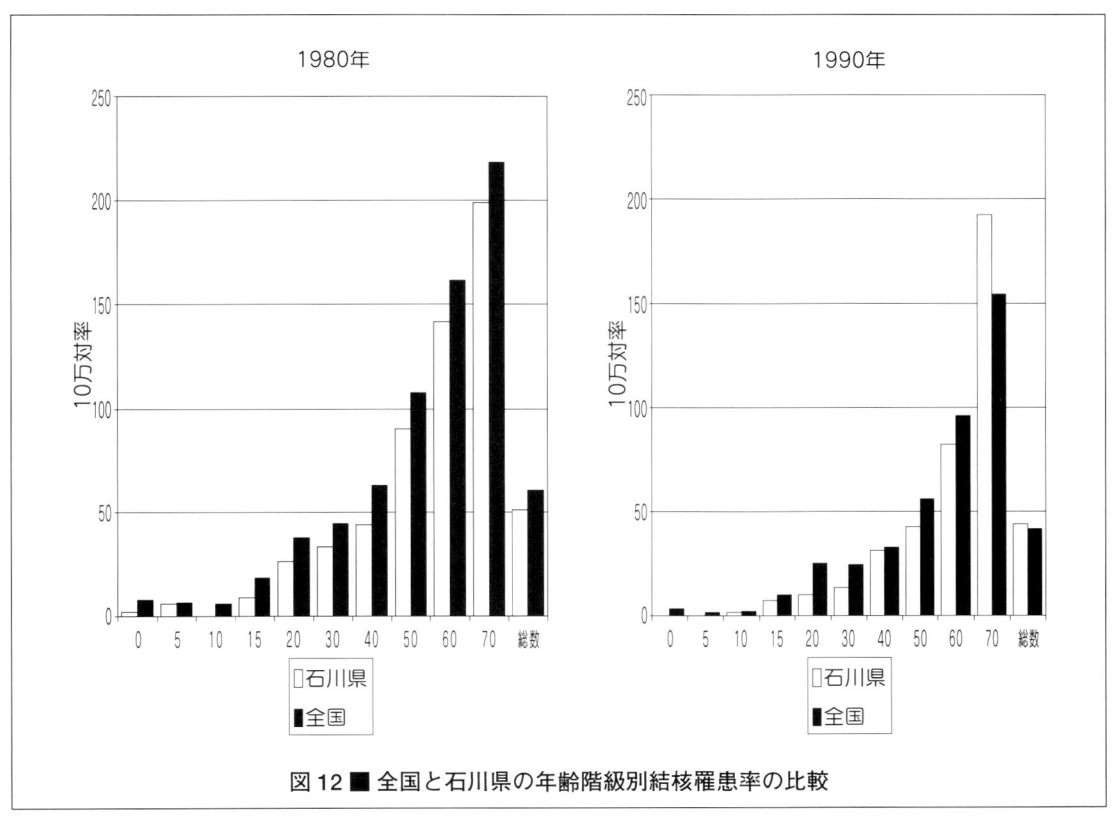

図12 ■ 全国と石川県の年齢階級別結核罹患率の比較

図13 ■ 全国と石川県の年齢階級別結核罹患率の比較（2000年）

図14 ■ 1950年の結核死亡率と2000年の65歳以上塗抹陽性肺結核罹患率の国別にみた相関

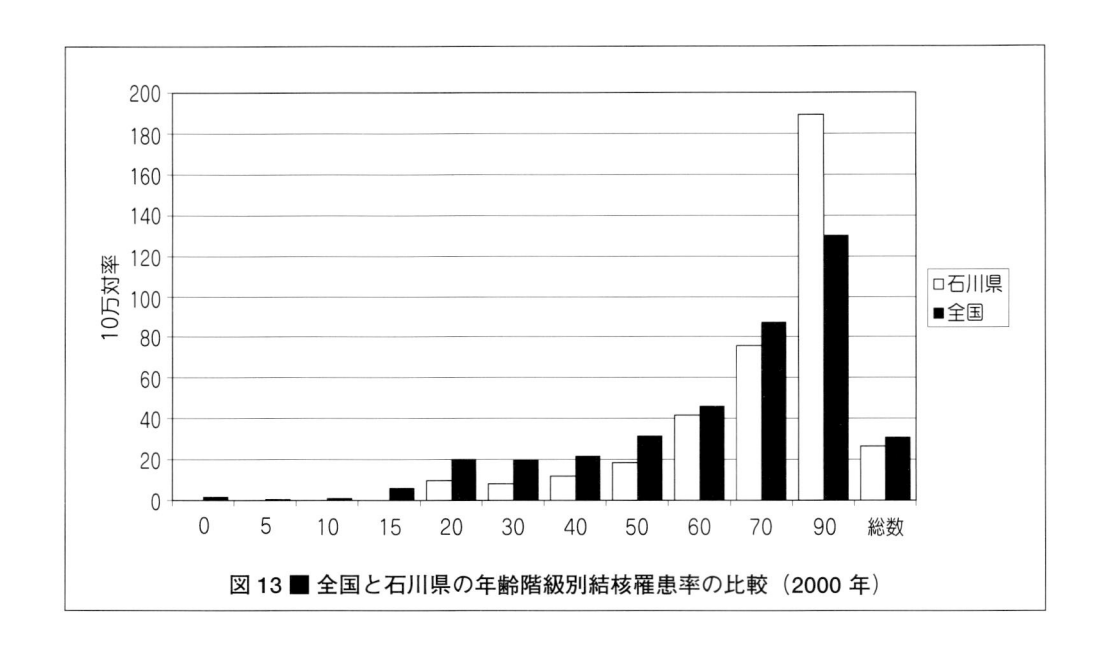

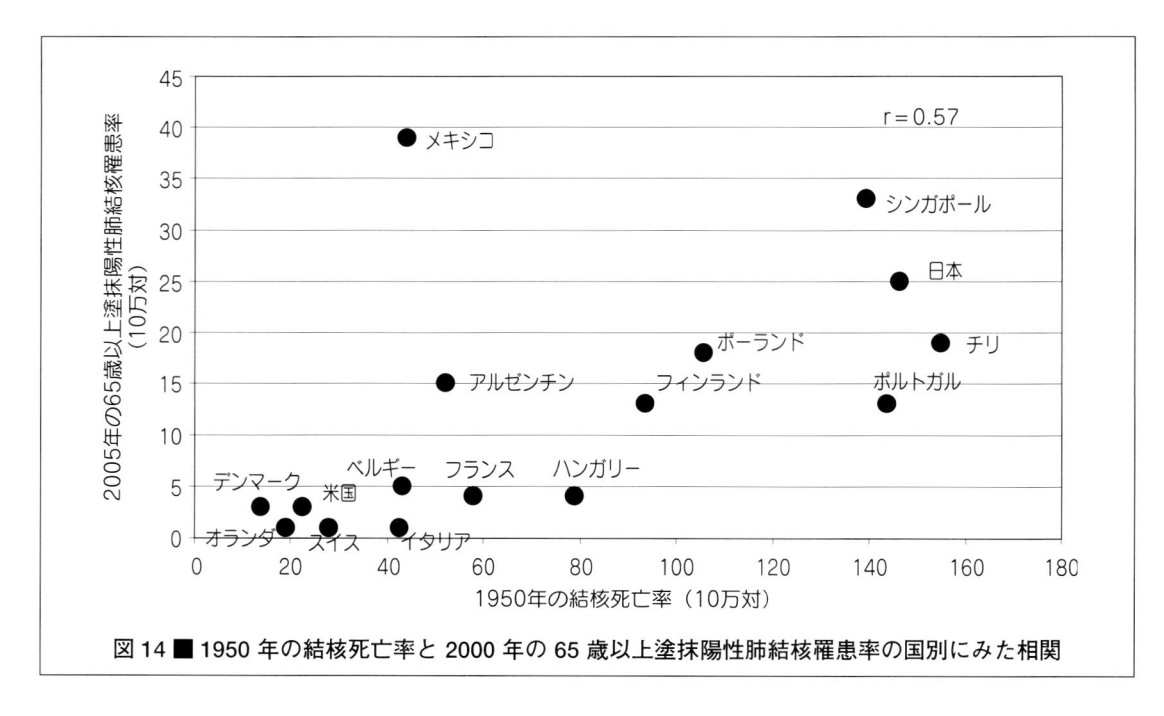

みられている．1950年当時結核死亡率が高かった国では，当時の青年層にも結核が強く蔓延していた．その影響が50年後にも残り，現在65歳以上の者で，塗抹陽性肺結核の罹患率が高くなっている．ヨーロッパでも，1950年当時結核がまだかなり蔓延していたフィンランドやポーランドでは，その影響がいまだに残っている．この相関からかなり外れているのがメキシコ，次いでアルゼンチンであるが，この両国の場合には，1950年当時の統計の信頼度に問題があるか，50年間に結核蔓延に強く影響するような事態が起こったかのいずれかであろう．

第5章 今後の結核の動向に影響する人口移動とエイズ流行

1 人口移動の結核への影響

すでに述べたように，近年結核罹患率の減少速度が鈍化し，あるいは上昇する傾向が日本を含めて全世界でみられているが，その原因はさまざまである。日本の場合には第4章で述べたように，保健衛生の改善に伴い世界でも類をみない速度で人口の高齢化が起こり，これに結核が減少し始める流行の第4期に入った時期に，結核がなお強く蔓延していたため，青年の大半が結核に感染しており，その年代の者が高齢に達すると，免疫の低下に伴い内因性再燃で結核になる者が多くなるということが加わって，罹患率の減少速度の鈍化が起こった。

多くの先進諸国，産油国での結核罹患率減少速度が鈍化した原因としては，途上国からの人口の流入を挙げることができる。最近20年間は国内で，また国境を越えて，多くの人口が移動した時期であった。その原因としては，世界各地で多発した内戦，天候の急変による農村の荒廃などがあり，国内で農村から都市へ，また近隣諸国，さらに先進諸国に移民，難民という形で人口が移動した。また，アフリカで多くの植民地であった国が独立したが，旧宗主国との間の協定で，旧宗主国に入国しやすいこと，先進工業国での労働力不足を解決するために，途上国からの人口流入を認めたことなどにより，多くの人口が途上国から先進諸国に流入した。産油国へも多くの労働者が出稼ぎに出かけた。さらに，グローバリゼーションの動きに伴い，

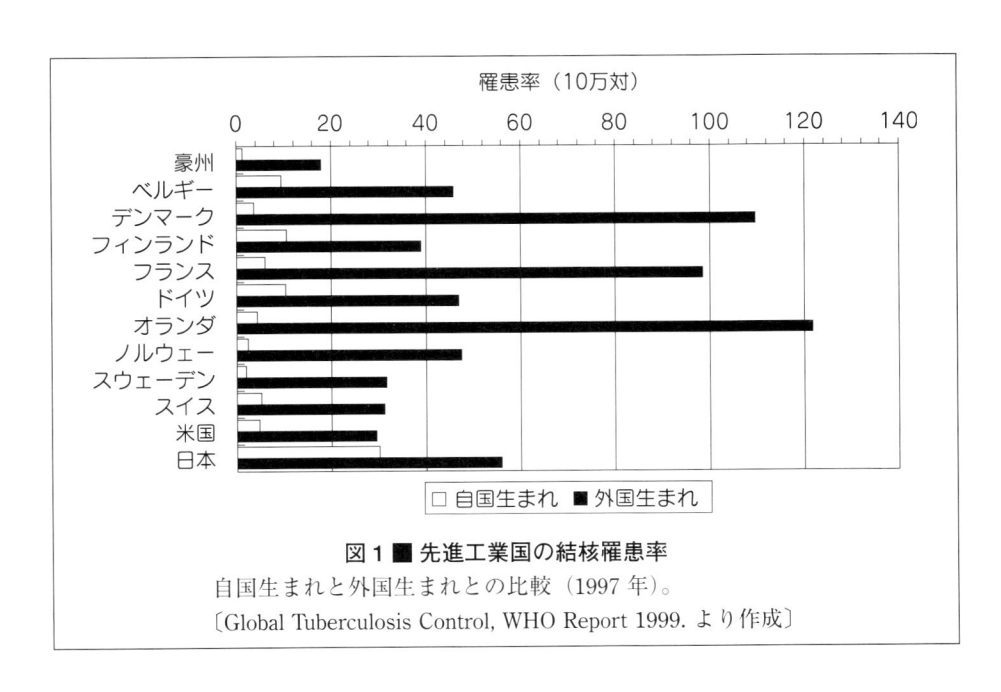

図1 ■ 先進工業国の結核罹患率
自国生まれと外国生まれとの比較（1997年）。
〔Global Tuberculosis Control, WHO Report 1999. より作成〕

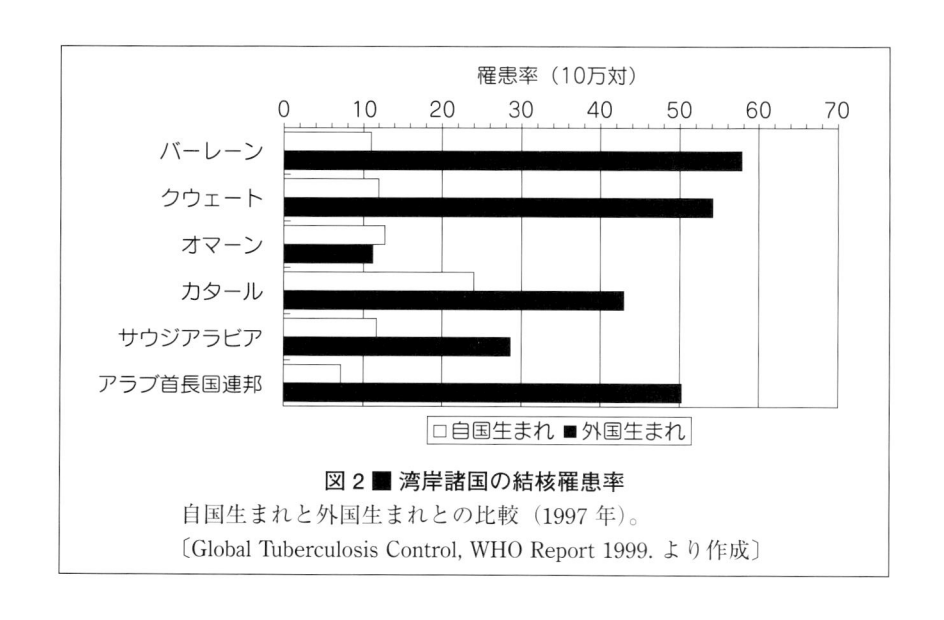

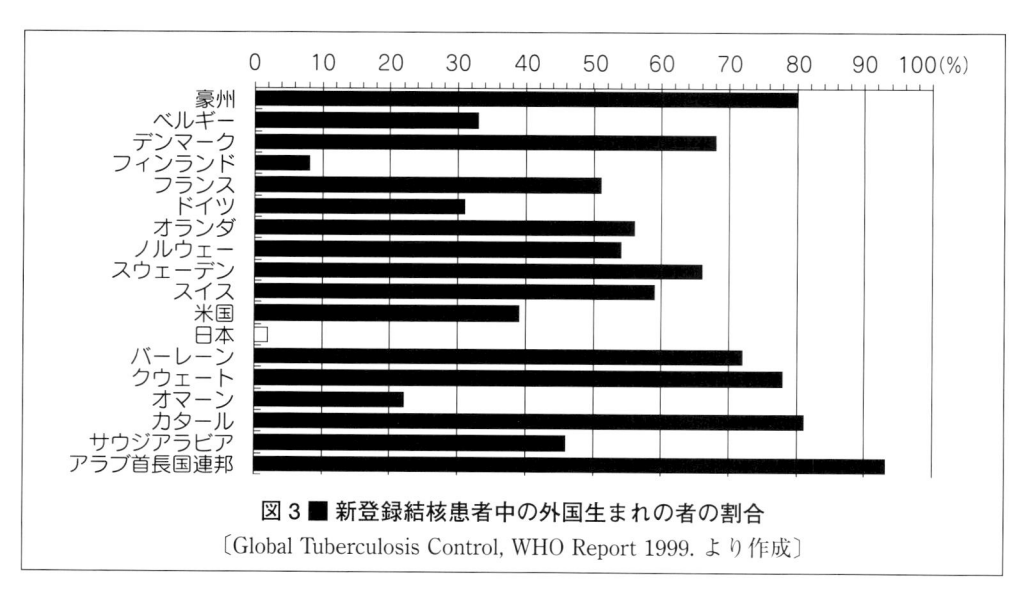

図2 ■ 湾岸諸国の結核罹患率
自国生まれと外国生まれとの比較（1997年）。
〔Global Tuberculosis Control, WHO Report 1999. より作成〕

図3 ■ 新登録結核患者中の外国生まれの者の割合
〔Global Tuberculosis Control, WHO Report 1999. より作成〕

業務，観光などによる，移住ではない形による人口の移動も，地球規模で活発に行われている。

人の移動とともに，感染症も国境を越えて移動する。結核のような慢性感染症では，入国時には健康であっても，結核既感染者の多い途上国からの入国者では，その後発病する者も少なくない。先進諸国で，結核罹患率を，その国で生まれた者と外国生まれとに分けて示すと**図1**のようになっている。いずれの国においても，自国生まれの者の罹患率は低く，外国生まれの者の値はかなり高くなっている。**図2**には，外国人労働者を多く入国させている湾岸産油国について，自国生まれと外国生まれの者の結核罹患率を示してある。オマーンを除いて，先進諸国と同様に自国生まれに比べ，外国生まれの者の罹患率がかなり高くなっている。

新登録結核患者のなかで，外国生まれの者の割合を**図3**に示してある。最も外国生まれの割合が多いのはアラブ首長国連邦で，90％を超えており，次いで80％前後がカタール，豪州，ク

ウェート，70%前後がバーレーンとデンマーク，スウェーデンで，そのほかにスイス，オランダ，ノルウェー，フランスが50%を超えている。米国，ベルギー，ドイツでも30%を超えており，外国生まれの者の割合が少ないのは，湾岸諸国ではオマーン，欧州でフィンランドであり，群を抜いて低いのが日本で，2002年の値で3%にすぎない。

先進工業国では，結核の蔓延状況が改善し，1990年代の初期には，どの国が最初に結核の制圧に成功するかが話題になっていた（結核制圧の定義については以下の記載を参照されたい）。ところが，途上国からの流入人口の増加に伴い，国全体としてみた結核罹患率の減少速度は鈍化し，結核制圧の時期を論じる代わりに，罹患率減少速度鈍化の主な原因である結核の多い途上国の結核対策への支援をいかに強化するかについて検討されるようになってきた。

■ 感染症の根絶と制圧

感染症対策の目標として，ある感染症を根絶すること（eradication）と，制圧すること（elimination）の2つが挙げられる。根絶とは感染がまったくなくなった状態であり，痘瘡（天然痘）対策がその成功例である。一方，制圧とはその感染症が公衆衛生的な見地からみて大きな問題ではなくなった状態をいい，疾病によって制圧の定義は異なる。ハンセン病では，ある断面での有病率が1万対1を切ればハンセン病は制圧されたと定義されており，菌量の少ない軽症の患者ではリファンピシンを加えた強化処方の使用で6カ月，菌量の多い重症例でも2年間の治療でハンセン病を治せるようになり，インドやブラジルなど9カ国を除いて世界のほとんどの国が有病率1%の水準を下回り，WHOはハンセン病の制圧は近いとしている。

結核制圧の定義については，Tuberculosis Surveillance Research Unit（TSRU）の会議でStyblo K博士が，塗抹陽性肺結核患者の罹患率が人口100万対1を切るか，全人口中の結核既感染者の率が1%を下回れば，結核が制圧されたと考えてよいという定義を提案し，この提案が受け入れられて，現在の結核制圧の定義となっている。ハンセン病に比べるとかなり厳しい定義であるが，感染性の強さを考えると，妥当な定義と思われる。ちなみに，日本では最近のデータでも塗抹陽性肺結核罹患率は10万対9.0，結核既感染率の正確な数字は分からないが20%くらいと推定されており，結核制圧への道は遠い。

2004年の日本の新登録結核患者中に占める外国籍の者の割合を，年齢階級別にみた成績を図4に示してある。20〜29歳では16%外国籍の患者がみられるが，その他の年齢では極めて低率である。大都市の20歳代では患者の30%が外国籍の地域もあるが，日本全体としてみた場合には，いまだ外国籍の結核患者の割合は3%で，現状では大きな問題ではない。

2 エイズ流行の結核の蔓延状況への影響

1）世界のエイズ流行の状況

エイズの流行は1970年代後半に北米，西欧やアフリカで始まり，短期間に全世界に拡大していった。UNAIDSとWHOは毎年世界のHIV/AIDSの蔓延状況に関する推定値を発表しているが，2007年末に発表した推定値は前年までの推定値よりかなり少なくなっている。その成績を表1に示した。HIVに感染し，生存している者は3,320万人と推定され，このほかにすでに

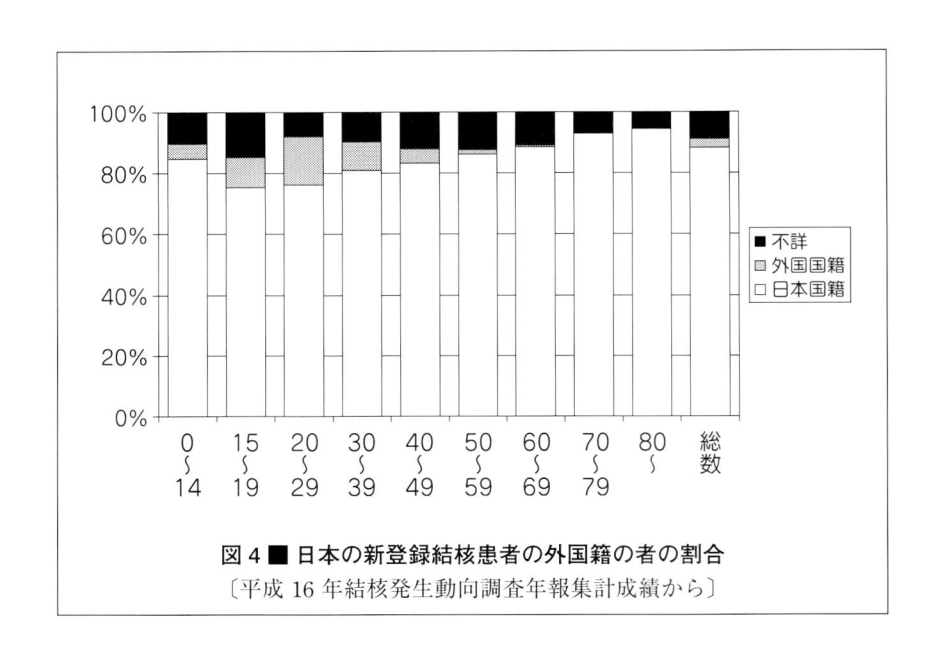

図4 ■ 日本の新登録結核患者の外国籍の者の割合
〔平成16年結核発生動向調査年報集計成績から〕

表1 ■ 2007年末現在の世界のHIV/AIDSの流行状況

	2007年末HIV感染者数（万人）	2007年1年間の新たなHIV感染者数（万人）	2007年1年間のエイズ死亡数（万人）
合計	3,320 (3,060～3,610)	250 (180～410)	210 (190～240)
成人	3,080 (2,820～3,360)	210 (140～360)	170 (160～210)
子供（15歳未満）	250 (220～260)	42 (35～54)	33 (31～38)

(UNAIDS, WHOによる)

3,000万人近くがエイズのために亡くなっていると推定されている。感染者の大半は成人であるが，小児も250万人見られている。2007年の1年間にHIVに感染した者の数は250万人，エイズでなくなった方の数は210万人と推定されている。

過去に逆のぼって推定値の見直しを行っているので，2001年の推定値と比較しながらHIV/AIDSの蔓延状況を地域別に比較した成績を表2に示してある。感染者の大半がサハラ砂漠以南のアフリカに集中していることに変わりはないが，2001年から2007年までの間に感染者数は14.5％増加しており，増加率が著しく高いのは大洋州（主にパプアニューギニア）と旧ソ連圏の東欧と中央アジア，続いて東アジアとなっている。

2007年1年間に新たに250万人がHIVに感染したと推定されているが，この値は2001年の320万人に比べると78.1％と減少した。蔓延が最も強いサハラ砂漠以南のアフリカでも77.3％と減少し始めている。増加率が著しく高いのが大洋州，次いで東アジアであり，他の地域では北米を除いてすべての地域で新たな感染は減り始めている。

表2 ■ 世界の地域別 HIV 感染状況

	年末のHIV感染者数（万人）			年間のHIV感染者数（万人）		
	2007年	2001年	増減率	2007年	2001年	増減率
サハラ以南アフリカ	2,250	2,090	107.7	170	220	77.3
北アフリカ中東	38	30	126.7	3.5	4.1	85.4
南・南東アジア	400	350	114.3	34	45	75.6
東アジア	80	42	190.5	9.2	7.7	119.5
大洋州	7.5	2.6	288.5	1.4	0.38	368.4
中南米	160	130	123.1	10	13	76.9
カリブ海地域	23	19	121.1	1.7	2.0	85.0
東欧・中央アジア	160	63	254.0	15	23	65.2
西欧・中欧	76	62	122.6	3.1	3.2	96.9
北米	130	110	118.2	4.6	4.4	104.5
総数	3,320	2,900	114.5	250	320	78.1

表3 ■ 世界の地域別成人のHIV感染率，死亡数

	成人のHIV感染率（%）			年間のエイズによる死亡数（万人）		
	2007年	2001年	増減状況	2007年	2001年	増減率
サハラ以南アフリカ	5.0	5.8	▽	160	140	114.3
北アフリカ・中東	0.3	0.3	◆	2.5	2.2	113.6
南・南東アジア	0.3	0.3	◆	27	17	158.8
東アジア	0.1	＜0.1	▲	3.2	1.2	266.7
大洋州	0.4	0.2	▲	1.2	＜0.05	
中南米	0.5	0.4	▲	5.8	5.1	113.7
カリブ海地域	1.0	1.0	◆	1.1	1.4	78.6
東欧・中央アジア	0.9	0.4	▲	5.5	0.8	687.5
西欧・中欧	0.3	0.2	▲	1.2	1.0	120.0
北米	0.6	0.6	◆	2.1	2.1	100.0
総数	0.8	0.8	◆	210	170	123.5

 HIV陽性率と2007年1年間のエイズによる死亡数を地域別に見た成績を表3に示した。HIV陽性率は両年度ともに0.8％と変わりないが，最も高かったサハラ砂漠以南のアフリカでは2001年の5.8％から2007年には5.0％に低下した。次に高いカリブ海地域は1.0％と変わりなく，次いで北アフリカと中東，南・南東アジアであった。北米でも変わりなく，増加が著しいのは東欧・中央アジアの0.4％から0.9％，次いで大洋州であった。

 1年間のエイズによる死亡数は，2001年の170万人から2007年には21万人と23.5％増加したが，死亡の推定数は2005年の220万人を頂点に減り始めている。その背景には，世界エイズ・結核・マラリア基金のおかげで途上国でも抗エイズ薬の使用が可能になったことが挙げられる。死亡の大半がサハラ砂漠以南のアフリカで見られていることに変わりはないが，増加率から見ると最も著しく増加しているのが東欧，中央アジア，続いて東アジア，南・南東アジア

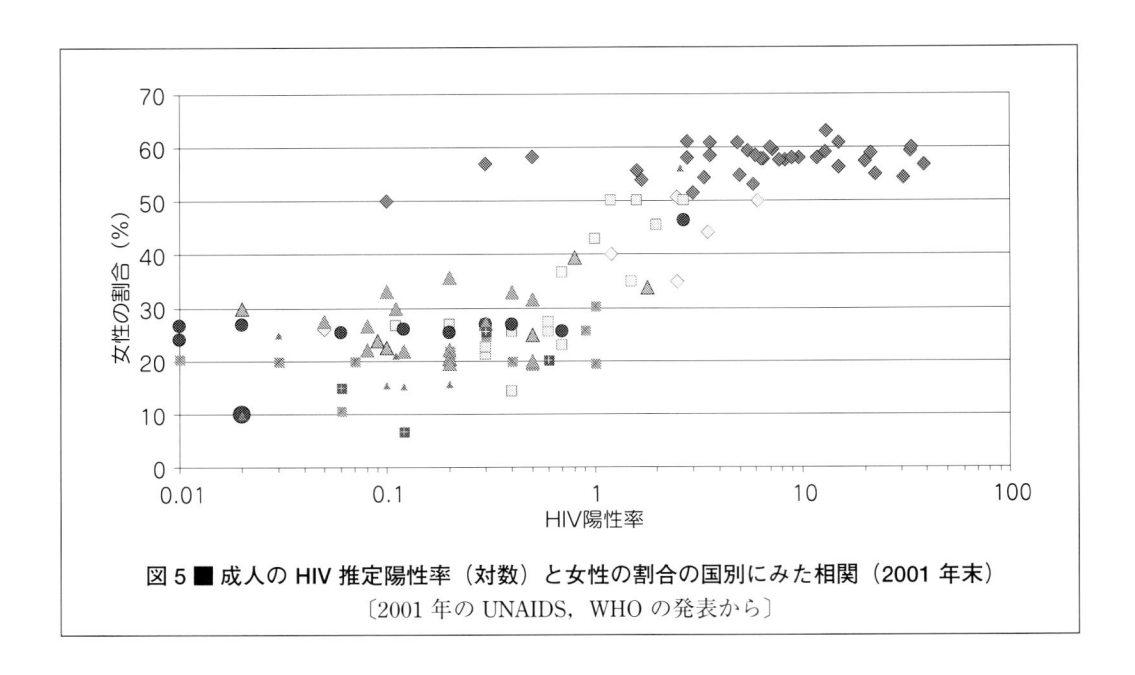

図5 ■ 成人の HIV 推定陽性率（対数）と女性の割合の国別にみた相関（2001年末）
〔2001年の UNAIDS, WHO の発表から〕

表4 ■ 1990年代初期にニューヨークで起こったエイズ患者収容施設での結核院内感染

病院名	結核患者数	HIV（＋）(%)	致命率(%)	発見から死亡までの期間 (median, 週)	耐性の薬剤
A	65	93	72	7	H, R, E, TH
B	35	100	89	16	H, R, S, E
C	32	91	83	4	H, R, E, TH
D	38	94	82	6	H, R, S, E, KM, TH, RBT
計	170	94	80		

HIV 陽性者の結核は，もし有効な薬剤がない場合には致命率の高い急性感染症でこの悲劇の結果，米国では結核対策費と研究費が大幅に増加した。

である。

2001年の国別にみた成人の HIV 陽性率の対数と，HIV 陽性者中の女性の割合との相関をみると**図5**のようになっている。成人の HIV 陽性率が低い国では，女性の割合が少なく，陽性率が1%を超えるあたりから女性の割合が増えるが，HIV 感染が最も強く蔓延しているアフリカ諸国でも女性の割合はほぼ60%で頭打ちとなっている。この図の中で日本は左下方の大きな丸（●）で示してある。世界全体の中では，日本は HIV 感染の蔓延が最も低いグループに属し，女性の割合も最も低くなっているが，後に述べるように多くの先進国が HIV 感染，エイズ発症とも減少傾向を示すなかで，唯一増加の傾向を示しており，安心できる状況ではない。

2）エイズ流行の結核への影響

HIV 感染者が結核に感染した場合の危険を痛感させたのが，1990年代初期に米国のニューヨークやフロリダのエイズ患者を収容している病院で，抗結核薬耐性の結核菌で起こった集団感染である。大きな事例を集計した成績を**表4**に示してある。結核になった患者の94%は HIV 陽性であり，6%みられる陰性者は病院の職員である。注目されるのは，発見から死亡までの期間で，そのメディアンをみると，最も短いの

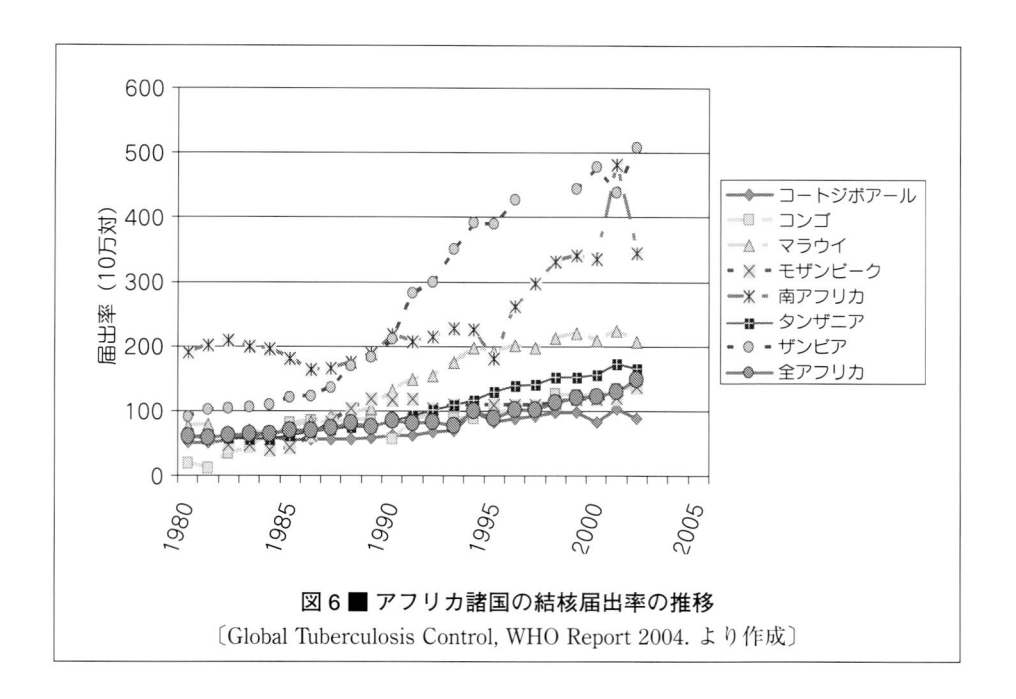

図6 ■ アフリカ諸国の結核届出率の推移
〔Global Tuberculosis Control, WHO Report 2004. より作成〕

は4週間，長い場合でも16週間で死亡しており，致命率は80%という高い値である。この集団発生での結核は，発見してから数週〜数カ月で80%が死亡しており，エボラ出血熱などを上回る危険な急性感染症に様相を変えているといってよいであろう。

この不幸な事件を契機に，米国は結核対策と結核研究のための予算を飛躍的に増加することで対応した。当時通常の結核菌検査の進め方では，結核菌を培養し，その菌を植え継いで耐性検査を行うので，その成績が主治医に届いた時には，受け持ち患者はすでに死亡しているような事態が起こりうるので，結核菌検査の迅速化が強く要請され，そのためには結核に関する研究開発の強化がぜひ必要であったからである。また，結核の減少は一律には起こらず，対策の手の届きにくい階層に結核の罹患率が高く，発見後の治療成績も不十分であり，対策を強化するためには，結核対策予算の増加が必要であったからである。発見された患者が抗結核薬を確実に服用するよう支援する業務の強化などにより，米国の結核は再び減少し始め，最近十数年

間に結核研究の領域では，目覚しい成果が得られている。

エイズが強く蔓延しているアフリカでは，結核の流行にも大きな影響がみられている。図6に示したように，エイズが流行し始めた1980年代に入って，アフリカ諸国の結核届出率は，国により程度の差はみられるが，いずれの国でも増加しており，ザンビアと南アフリカで増加が最も著しい。

エイズ流行の結核への影響は，途上国と先進国ではかなり異なる。先進諸国の年齢別の人口構成と結核の感染状況を図7に示した。先進国では出生率は低いが，乳幼児期の死亡は少なく，高齢人口が多い。結核はすでに蔓延の峠を過ぎているので，結核既感染者は高齢者に集中している。新たな結核感染の起こる危険も少ない。HIVの感染は主として青壮年層にみられるので，結核感染の多い年齢層との重なりが少ない。このため，エイズの流行が強くなってきても，結核への影響は比較的少ないと思われる。ところが，途上国では，図8に示したように，出生率は高いが乳幼児死亡率も高く，高齢人口は少な

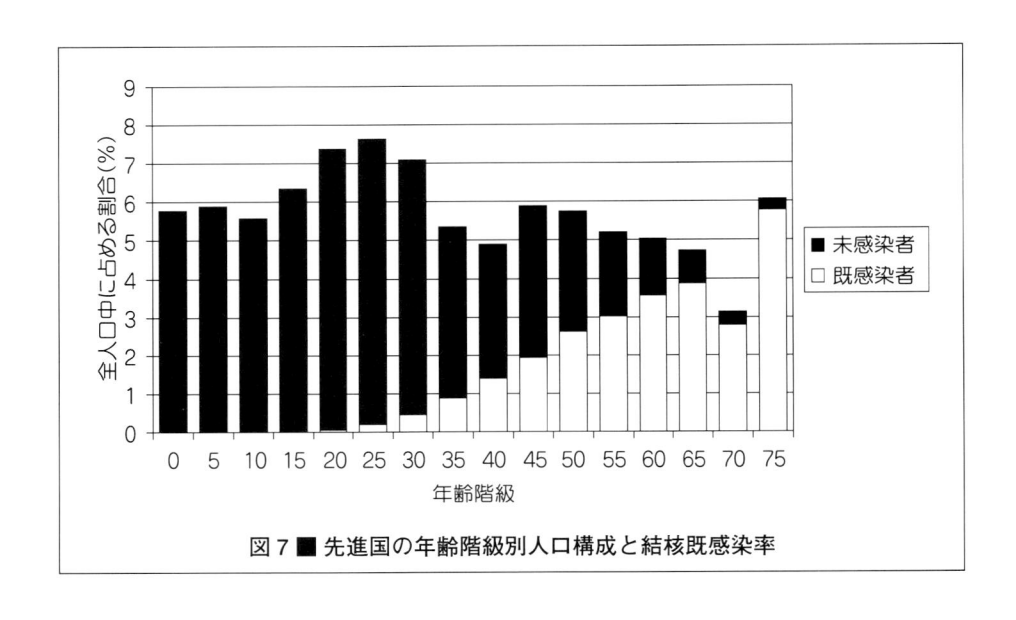

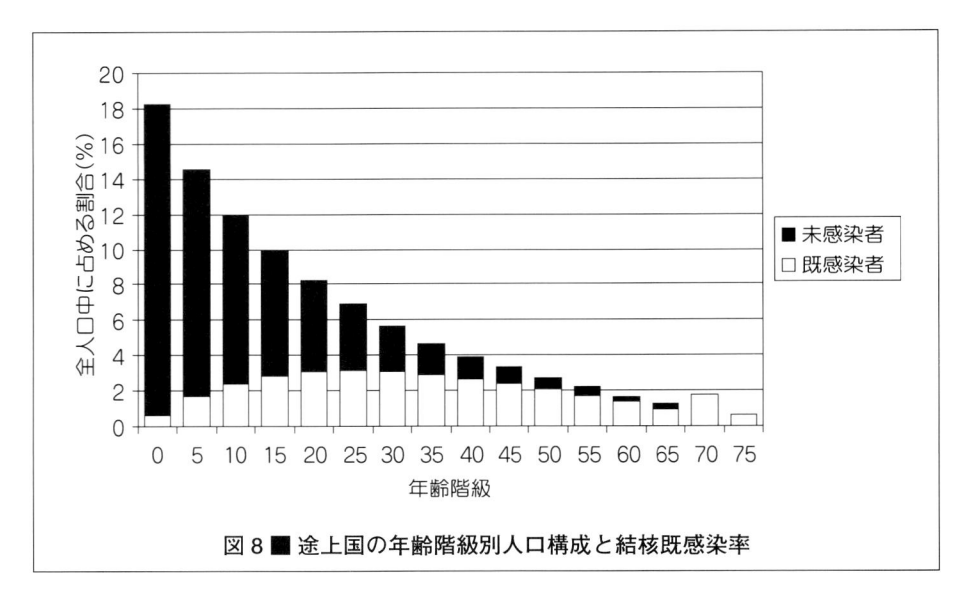

図7 ■ 先進国の年齢階級別人口構成と結核既感染率

図8 ■ 途上国の年齢階級別人口構成と結核既感染率

い。結核はいまだ強く蔓延しているため，青壮年層にも結核既感染者が多くみられ，青壮年で新に結核に感染する者も少なくないので，HIVの流行が始まると，結核も強く影響を受ける。アフリカ諸国の結核の増加がその典型的な例であり，先進国での影響は，あっても米国の例のように一時的である。

HIV 感染の結核の発生病理への影響を，HIV 感染のない通常の結核と比較しながら総括すると，**表5**のようになる。結核の初感染を受けた場合に，通常なら 10〜20% が発病し，その内の半数が初感染後 1〜2 年の早い時期に集中する。HIV 感染者が結核の初感染を受けると，少なくとも 50% 以上が発病する。初感染後かなり経過した者からも年率 0.1% 前後の発病はみられるが，HIV 感染が加わると，発病率は少なくとも 10 倍以上，年率で 1% 以上となる。初感染後発病までの期間は，通常なら数カ月はかかるが，2〜3 カ月に短縮される。発病してから死亡するまでの期間は，適切な治療を行えば結核は治癒し，

表5 ■ HIV 陽性者と陰性者の結核にみられる発生病理の違い

	HIV 陰性	HIV 陽性
発病率 　初感染から 　既感染から	生涯 10〜20% 年間 0.1%	50%以上 年間 1%以上
感染から発病の期間	少なくとも数カ月	数週間
発病から死亡（有効な治療なしの場合）	少なくとも数カ月，通常 2〜3 年	数週〜数カ月
致命率	ほぼ 50%	ほぼ 80%
主な散布経路	気管支性	血行性
重感染による発病	ほとんどなし	ありうる

天命を全うすることができる．抗結核薬のなかった時代でも，経過が特に早い場合には数カ月で亡くなる方もいたが，通常は 2〜3 年，さらに慢性の経過をとる者も少なくなかった．HIV 感染者が結核になった場合にも，菌が抗結核薬に感受性であれば，結核は治すことができる．しかし，もし結核菌が抗結核薬に耐性の場合には，先に表5で示した米国での集団感染の事例のように，数週〜数カ月で死亡する．致命率は，抗結核薬のない時代でも 50%前後で，自然治癒もある程度みられたが HIV 陽性の結核では，抗結核薬に耐性の場合には致命率は 80%に達する．

　結核の感染によって遅延型過敏症が成立した状態で，結核菌が健常な部位に入ってくると，乾酪壊死が起こり，壊死物質が排除された後には空洞が生じる．空洞が同じ個体内や周囲の者に結核が広がるもとになっている．結核の特色の一つである．HIV 感染があると遅延型過敏症が弱くなり，乾酪壊死が起こりにくくなる．このため HIV 陽性者にみられる結核では空洞形成が少ない．しかし，菌は血行性に播種されるので，予後は良くない．今一つ問題になるのが，すでに結核に感染し，発病している者に，重ねて別の結核菌で感染が起こり，発病する危険である．仮に HIV 陽性で，抗結核薬には感受性の結核菌で発病した患者 A と，多くの抗結核薬に耐性の患者 B（多剤耐性患者）が同じ病室に収容されていた場合に，患者 A が患者 B の出している結核菌を吸い込んだ場合に，患者 A が多剤耐性の結核になるおそれがある．患者 B の出している結核菌は多剤耐性なので，患者 A が服用している薬剤は効かない．また，患者 A は HIV 感染のため免疫が低下しているので，患者 B の排出している結核菌を吸い込んだ場合に，免疫で処理する力は弱っているので，その処理に失敗すると薬剤耐性の結核になることがありうる．このように重ねての感染で，別の結核になるおそれがあることが，結核病床を運営する場合の問題点となる．

3 日本の HIV 感染，エイズの状況と結核との関係

　日本は先に図5で示したように，世界の中ではエイズ流行の最も低いグループに属している．しかし，先進諸国では HIV 感染やエイズ患者の発生が減少しているのに対して，日本国内で HIV に感染した者，エイズを発症した者の推移をみると，図9に示したように双方とも増加の傾向が続いており，2004 年には両者を合わせた数が初めて 1,000 名を超えた．そのなかの 1/3

図9 ■ 日本のHIV感染者，エイズ患者発生状況の年次推移
〔厚生労働省2006年エイズ発生動向年報より〕

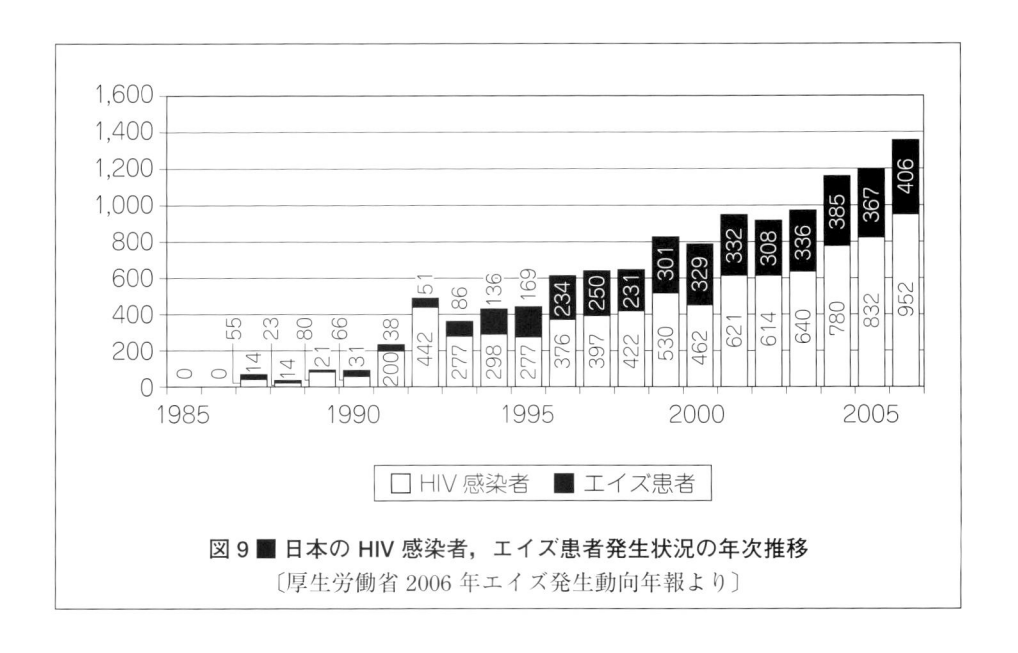

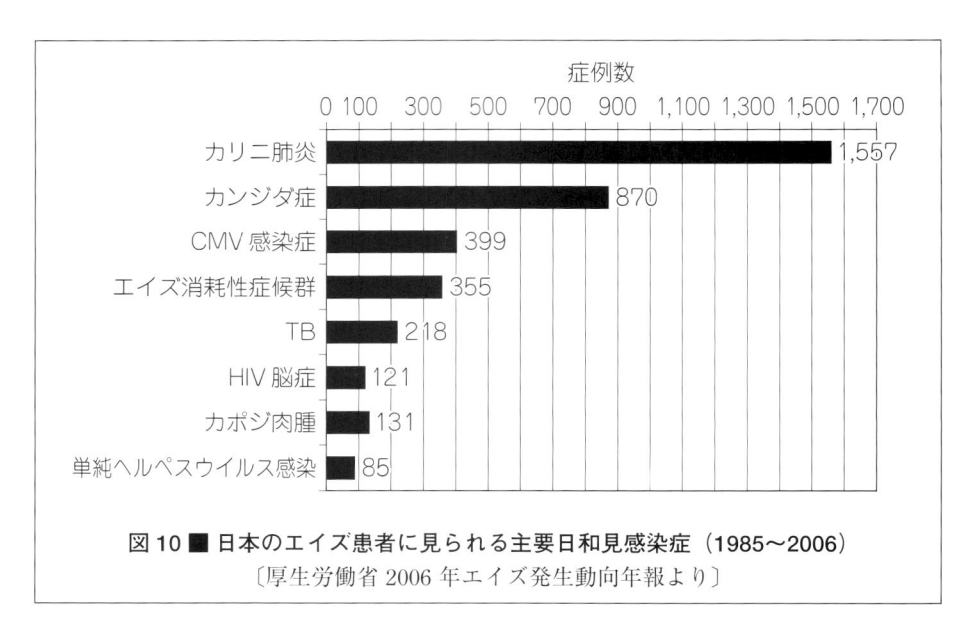

図10 ■ 日本のエイズ患者に見られる主要日和見感染症（1985～2006）
〔厚生労働省2006年エイズ発生動向年報より〕

はエイズを発症して初めてHIV感染に気づいており，HIV感染の早期の発見が適切に行われていないことを示している。

　HIV感染者にみられる日和見感染を起こす微生物のなかで，結核菌はヒトに対する毒力が最も強いので，結核は最も早く起こりうる疾患であり，結核感染者の多い途上国では実際にエイズ患者にみられる日和見感染のなかで結核が最も多くなっている。日本のエイズ患者にみられる日和見感染をみると，図10に示したように，カリニ肺炎が第1位であり，次いでカンジダ症，HIV消耗性症候群で，結核は第5位となっている。結核の既感染者が高齢者に偏っているためである。しかし，厚生労働省エイズ医療共同研究班（佐々木結花，切替照雄，ほかから）の調査によると，エイズ拠点病院や国立療養所（現在

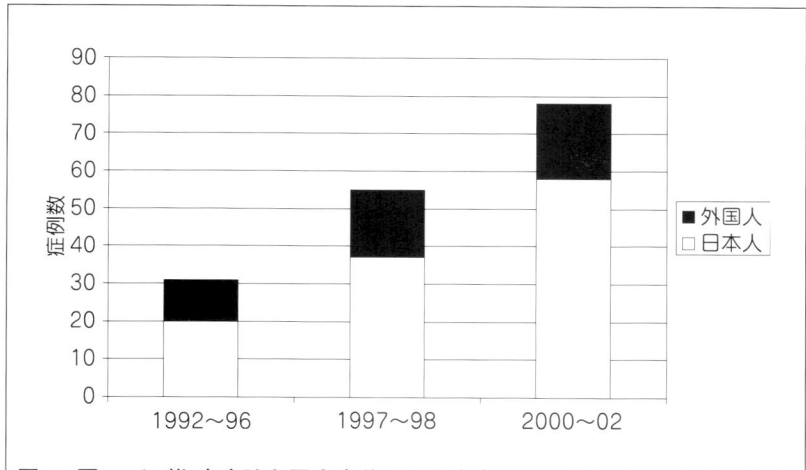

図11 ■ エイズ拠点病院と国立療養所で治療中のエイズ合併結核患者数の推移
〔佐々木結花,切替照雄.本邦におけるエイズ合併結核症の検討.厚生労働省エイズ医療共同研究の調査報告から〕

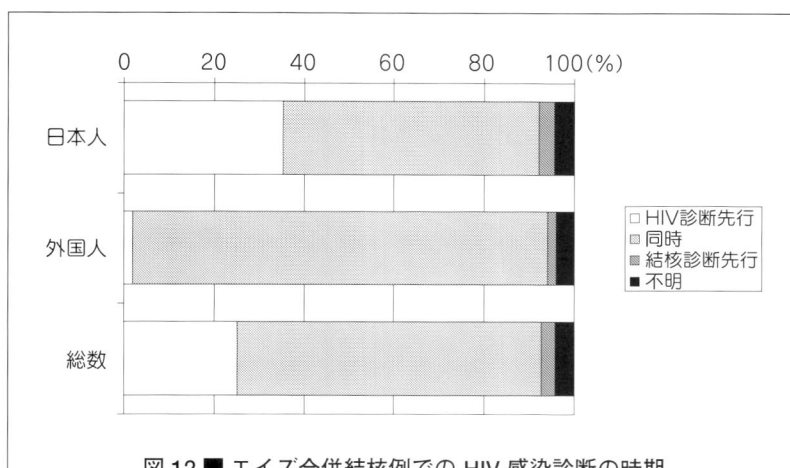

図12 ■ エイズ合併結核例でのHIV感染診断の時期
〔佐々木結花,切替照雄.本邦におけるエイズ合併結核症の検討.厚生労働省エイズ医療共同研究の調査報告から〕

は独立行政法人国立病院機構)で診療中のHIV感染者にみられる結核は**図11**にみるように確実に増えてきており,しかも**図12**に示したように,結核を発症して初めてHIV感染に気づく者が多いことは,先に述べた検査実施の遅れを裏づけている。

日本の結核が将来どのようになるかについては,別に論じることにするが,最もかかわりのあるのは今後の外国人労働者とエイズ流行の動向であることは指摘しておきたい。

第6章　初感染発病学説

1　結核の初感染発病学説の研究が始められた背景

　日本の結核流行の状況については，前章までに詳しく述べたように，明治時代に日本の近代化，工業化とともに結核は増加し，その主な被害者は，まず青年女子，次いで青年男子であり，結核は青年の病気として強く認識されていた。しかし，その理由については十分な説明はなされていなかった。

　当時西欧諸国でも結核は強く蔓延していたが，蔓延は18～19世紀に始まり，多くの国で18～19世紀中に蔓延のピークに到達し，その後は年率1～2%程度の速度で死亡率が減少していた時代であった。1890年にKochが結核菌の培養濾液から旧ツベルクリンを製造し，当初治療に用いようとしたが効果がないことが分かり，治療への応用はあきらめられたが，患者でツベルクリンに対して強い全身ならびに局所反応が見られたことから，1907年にPirquetが経皮的に，1908年にMantouxは皮内にツベルクリン希釈液を入れ，局所反応の有無で結核感染の有無の診断ができることが明らかにされ，臨床だけでなく，疫学調査にも広く応用されるようになった。

　Pirquetらがオーストリアで小児にツベルクリン反応（以下ツ反応と省略）を行い，大半が陽性であったと述べたことから，西欧では，結核感染は小児期に多く起こり，青年期に発病するという考え方が当時の西欧での結核発病に対する一般的な考え方であった。

　結核に初めて感染した場合の病変については，1916年にRankeが，Primärkomplexという概念を確立し，日本では緒方知三郎が1923年にそれを紹介した際に「結核初期変化群」という訳語を用い，岡治道に日本人での剖検成績から，結核初期変化群について研究するよう命じた。

2　結核初期変化群の病理解剖学的研究

　岡は剖検肺で，初期変化群が治癒して石灰化した病巣を検出しようと試みた。肺内の初感原発巣は小さいので，X線を今日のように自在に使えない当時では，触って，目で発見するしか方法がない。そこでまず縦隔から肺門のリンパ節の石灰化巣に着目し，検索すると，肺門リンパ節にまず病変ができ，時には縦隔のリンパ節まで病変が及ぶことが分かり，肺門リンパ節にリンパが流入する元の肺を調べると，そこに初感原発巣が石灰化した病巣を発見できた。このように手間のかかる仕事を丹念に結核以外の疾患で亡くなった方の剖検肺について行い，年齢階級別に結核初期変化群の有無と，その性状をまとめた成績を図1に示してある。

　結核性病変は，初期には滲出性であるが，免疫が成立してくると乾酪変性を起こし，その後白亜化し，さらに石灰が沈着してくる。図2に見るように，51歳以上（当時は数え年なので，今の満年齢でいえば50歳以上）では80%に結

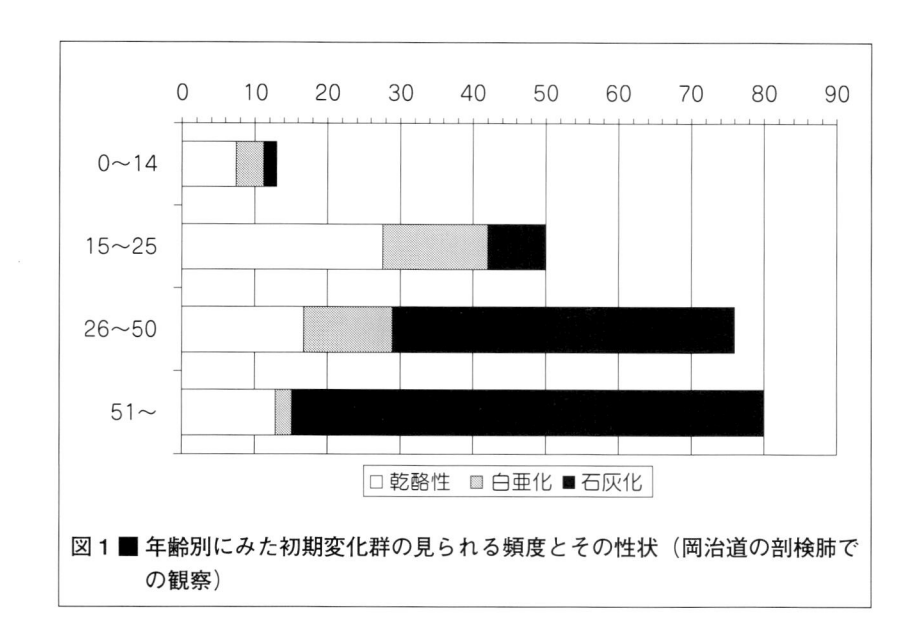

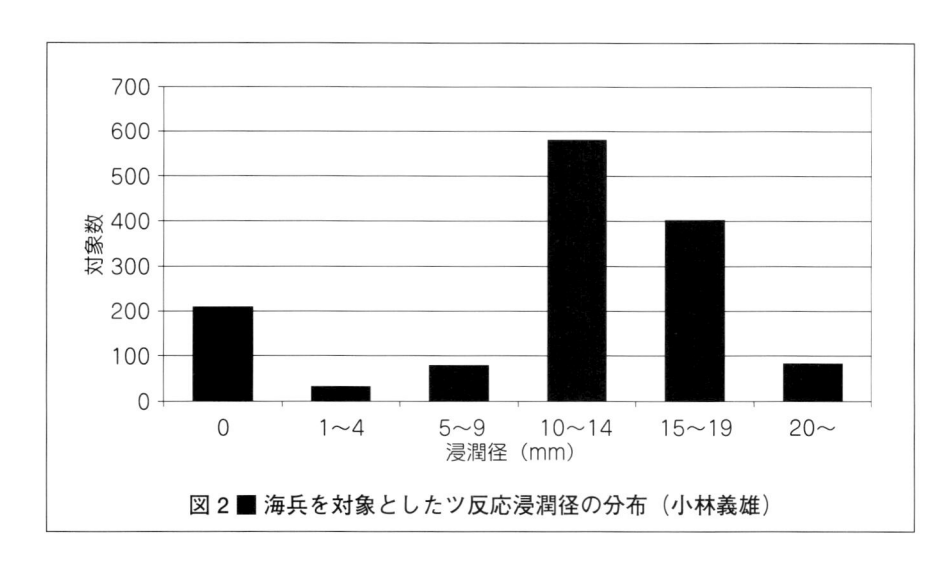

図1 ■ 年齢別にみた初期変化群の見られる頻度とその性状（岡治道の剖検肺での観察）

図2 ■ 海兵を対象としたツ反応浸潤径の分布（小林義雄）

核初期変化群が見られ，その大半は石灰化していた。26～50歳（満年齢で25～49歳）では，乾酪化したもの，白亜状態のものが少し増え，15～25歳では，結核初期変化群が検体の50％にしか見られず，半数以上が乾酪化したものであり，0～14歳の小児では，結核初期変化群は13％に見られただけで，その半数以上は乾酪化したものであった。

これらの成績から，岡は，当時の日本では結核の初感染は，青年期に多く起こり，この結果，成人の大半が結核に感染していると考えた。この業績は，1925年に緒方知三郎が結核病学会で宿題講演として発表した。

3 小林義雄の海軍でのツ反応を用いた胸膜炎の研究

1）研究開始のきっかけ

1920年ころには，徴兵検査の制度があり，若

い兵士を受け入れた軍隊では，胸膜炎の発生が大きな問題であった．海軍軍医学校の教官をしていた小林義雄は，海軍でも多発していた胸膜炎が，結核感染後早期に発生する者が多いのではないかと推察した．その根拠は，①胸膜炎は若い者に多いが，老人には少ない．海軍では新しい兵に多いが，古い兵には少ない，②胸膜炎は田舎出身の兵に多く，都会出身の兵には少ない，③胸膜炎は日本の海軍には多いが，西欧の海軍では少ない，④田舎にいた間よりも，海軍入隊後に多い，⑤海軍入隊後も最初の1～2年間がかかりやすく，軍隊生活に慣れるとあまりかからなくなる，⑥入隊時に体格強健な者ほどかかりやすい，⑦臨床所見からも，胸部単純X線所見からも，胸膜炎患者には古い肺結核がほとんど発見されない，⑧胸膜炎患者の痰の検査で，ほとんど結核菌は検出されない，⑨胸膜炎は治りやすく，60～70％は軍務に復帰できている，⑩剖検例でも古い結核は見られない．岡治道の剖検例での観察でも，滲出性胸膜炎例の多くには，乾酪性初期変化群があり，古い胸膜炎の痕跡と思われる癒着部には，石灰化した初感染巣を認め，結核初期変化群と胸膜炎には密接な関係があると推定される．

2）ツ反応検査を応用した研究の開始

小林は，岡とも相談しながら，当時用いられるようになっていたツ反応検査でこの推察を検証することを試みた．ツ反応検査は応用されてはいたが，いまだ今日のように手技が確立されていなかったので，手技についても，慎重な検討を行っている．小林の研究は，今日から見ても優れた臨床的，疫学的な研究であるので，その概要を紹介する．

ツ反応の手技としては，最も確実でしかも簡便な方法として，Mantoux 皮内反応を選び，ツベルクリンには伝染病研究所製の旧ツベルクリン原液の1,000倍希釈液を用い，その0.1 ml を正確に皮内に注射し，48時間後に発赤と浸潤（今日の硬結）を測定し，それを分母と分子に記載し，水泡や壊死，リンパ管炎などがあれば付記する，今でも使われている記載様式を考案した．

判定の基準は，48時間後に発赤も浸潤もなければ陰性，10 mm以上の浸潤があれば陽性，発赤があるが浸潤がないか，浸潤が4 mm以下の場合には，疑陰性として，1,000倍液か100倍液で再検し，同様かそれ以下の反応なら陰性とした．浸潤径が5～9 mmの場合は疑陽性として1,000倍か100倍で再検し，前回と同様かそれ以上なら陽性とした．

小林が1927年6月から1930年まで，1,389名の海兵を対象にして行ったツ反応成績の中から，浸潤径の分布を取って，**図2**に示したような成績を得ている．この方法で検査対象をかなりはっきりと陰性群と陽性群に分けることができ，中間の反応は少ないことを示している．今日の考え方から見ても妥当な判定基準の設定法である．

1927年度の徴兵で，1928年1～3月に入隊した3,326名のツ反応陽性率を出身地域別に見た成績を**図3**に示してある．全体では陽性率は66.7％で，東京，大阪など大都市出身者は85.1％と高く，東北地方出身者は55％と最も低くなっている．この値から，入隊時の年齢を20歳として，単純に年間結核感染危険率を推定すると，東北地方で3.9％，日本全体では5.4％，大都市では9.1％になる．現在大多数の開発途上国での値をはるかに上回る高い値であることが注目される．

小林は入隊時ツ反応陰性の者に軍務中に繰り返しツ反応を行い，当初陰性の者が服務中にツ反応陽性になる者が少なからずいることを認め，ツ反応の陽性転化，略して陽転という現象をみつけた．ツ反応陽転という言葉も小林が初めて用いた言葉である．その状況を細かく観察する

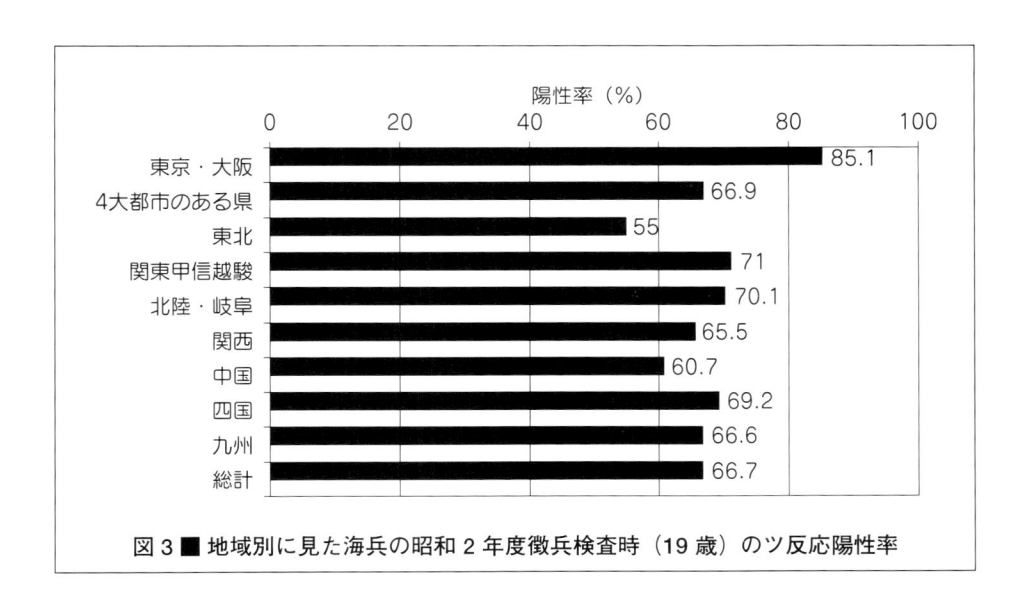

図3 ■ 地域別に見た海兵の昭和2年度徴兵検査時（19歳）のツ反応陽性率

地域	陽性率（%）
東京・大阪	85.1
4大都市のある県	66.9
東北	55
関東甲信越駿	71
北陸・岐阜	70.1
関西	65.5
中国	60.7
四国	69.2
九州	66.6
総計	66.7

ために，海軍経理学校生徒については在校中毎月ツ反応を検査した。1929年4月から1931年9月まで，延べ741人月観察し，その中から26名のツ反応陽転者が見られ，陽転率は1月に3.51%であった。1年間の値に換算すると，34.9%という高率になる。生徒の中に感染性の患者も発生し，発見後は入院させているが，軍務中に非常に高率に結核初感染に曝露されていたことが分かる。

海軍の水路部の職員については，1930年9月から1931年8月まで，3カ月ごとにツ反応検査を行った。延べ181人3月の観察期間中に12名が陽転したので，陽転率は6.63%，1年の値に換算すると24.0%となる。水路部の職員数は51名で，1年間の観察中に12名が陽転しているので，単純に計算すると年間陽転率は23.5%となる。いずれにせよ，今日の目から見ると信じられない高い値である。

3）ツ反応陽転者からの結核の発生

小林は，毎月あるいは3カ月ごとにツ反応検査を行い，ツ反応が陽転した65名については，体温，赤沈値，臨床所見，胸部単純X線検査，体重，肺活量，喀痰の結核菌検査などを行って，詳しく身体状況の変化を観察し，所属が変わった後も結核関連疾患の発生状況について追跡調査を行っている。

小林の原著から，結核関連疾患の発生状況を抽出して表1に示した。臨床的な発病は5例（7.7%）で，陽転後最長135日以内の早期にみられている。胸膜炎は5例（7.7%），これらも陽転後最長135日以内の早期にみられている。胸部単純X線異常所見は肺や肺門の異常所見は10例（15.4%），胸膜炎のみを加えると13例（20%）みられており，陽転後最長433日以内で，肺野浸潤のみ5例，肺野所見に肺門リンパ節の所見のあるもの4例，肺門所見のみの者1例となっている。ツ反応陽転後の観察期間はさまざまであるが，陽転後早期に胸膜炎を含めて，かなり高率に結核の発生が見られている。当時の胸部単純X線検査はいまだ黎明期であり，どの程度の診断能力があったかはつまびらかでないが，海軍は1920年代の後半にすでに実用化していたことは興味深い。しかも，小林は胸部単純X線検査だけでなく，他の諸検査についてもツ反応が陰性の時期にも検査を行い，その成績と所見を対照として後の検査成績や所見を評価するという非常に慎重な研究姿勢をとってい

表1 ■ 毎月または3カ月ごとにツ反応検査を行い，ツ反応が陽転した65名からの結核発生状況（海兵での小林の観察）

	発病数	摘要
臨床的な発病	5（7.7%）	粟粒結核　1 滲出性胸膜炎　2 肛囲膿瘍　2
胸膜炎	5（7.7%）	胸膜炎のみ　3 肺所見合併　2
胸部X線所見	10（13） 15.4%（20%）	III型のみ　5 III＋H　4 H　1, PIのみ　3

肺野，肺門の異常所見10例，胸膜炎のみを3例を加えると合計13例

表2 ■ ツ反応陽転後早期の胸膜炎発病例（海軍での1927年6月から1931年6月ま

群別	ツ反応と胸膜炎発病との関係	ツ反応陽転と胸膜炎は生徒の関係の調査法	症例数	ツ反応陰性から陽性までの期間	ツ反応陽性から発病までの期間
1	ツ反応陽転後に胸膜炎発病	毎月～隔月にツ反応 20カ月間隔	3 2	20, 95, 21日 21カ月	70, 35, 60日 22日, 11カ月
2	当初ツ反応陰性者に胸膜炎発症。 その後ツ反応陽性を確認	発病直後にツ反応検査 経過中にツ反応 経過後にツ反応	3 8 14		
3	同上。胸液から結核菌検出	胸液の培養で結核菌陽性	4		
4	ツ反応陰性健康者に胸膜炎発症	普通型滲出型軍隊胸膜炎を結核性と認定	74		
合計			108	20日～21カ月	22日～11カ月

4）海軍で軍務中に発生した胸膜炎の検討

　小林のこの研究の主題は胸膜炎の発生であったので，当初のツ反応が陰性であったことを確認してある者からの胸膜炎の発生状況について詳細に観察し，その成績を**表2**にまとめてある。ツ反応陽転例からの発病については，すでに触れたが，陽転まで20日～21カ月，陽転後22日～11カ月で発病している。胸膜炎発生後にツ反応が陽性になっていることを確認した25例では，発病直後あるいは経過中にツ反応検査を行った例ではツ反応陽転から発病までの潜伏期間は2カ月以内と推定されているので，陽転後かなり早期に胸膜炎が起こると推定してよい。胸液から結核菌を検出した胸膜炎でも同様である。当初のツ反応が陰性で胸膜炎を発生し，ツ反応を再検していない74例中，1例は1カ月後に胸膜炎を起こしているが肺炎に併発したもので

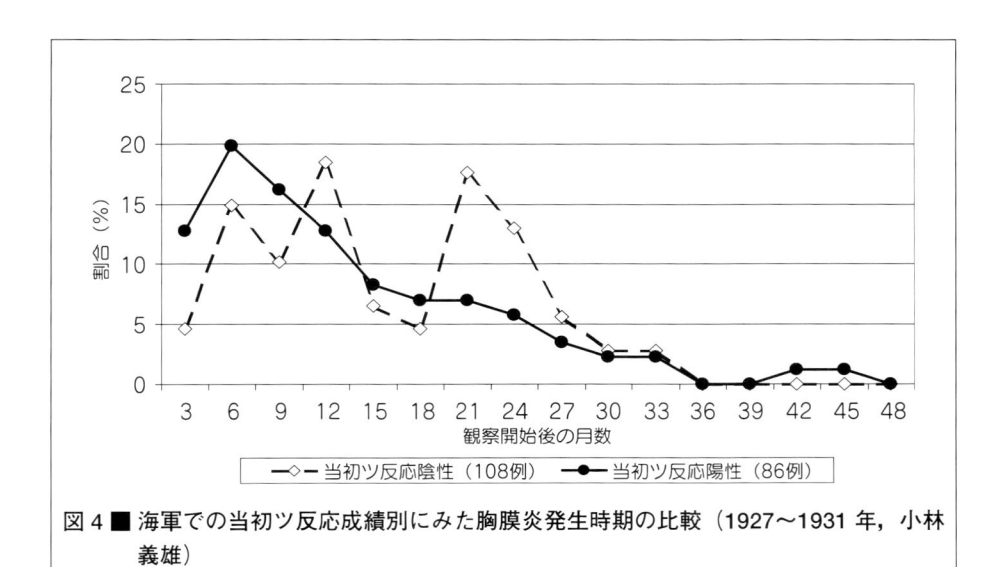

図4 ■ 海軍での当初ツ反応成績別にみた胸膜炎発生時期の比較（1927～1931年，小林義雄）

での観察，小林義雄）

ツ陰性から発病までの期間	ツ陽転から発病までの潜伏期間
90, 130, 81 日 22～32 カ月	80, 82, 75 日 <22 カ月 22 日>
67 日, 12 カ月, 120 日 2～27 カ月 5～29 カ月	<67 日 <2 カ月 <5 カ月
13～29 カ月	<2 カ月
2～33 カ月	<2 カ月
67 日～33 カ月	ツ反応陽転後 2～3 カ月

あり，結核性とは考えにくい．残りの73例中，ツ反応陰性確認後2～3カ月で発病した者はなく，4～6カ月が10例，7～9カ月が10例，10～12カ月が16例，13～18カ月が9例，19～24カ月が21例，2年以上が7例で，少なくとも10例は4～6カ月で発病しており，おそらくツ反応陽転後早期に発病したものと推定され，その他の例もそうでないとはいえず，また2～3カ月で発病した例がないことから，胸膜炎の潜伏期はツ反応陽転後2～3カ月であると推定される．

当初ツ反応が陽性であった者から3～4年以内に発生した胸膜炎86例と，当初ツ反応陰性例からの胸膜炎発病例の発病時期を比較した成績を図4に示してある．当初ツ反応陽性例からは，観察開始後早い時期の発病が多く，その大半はツ反応陽転後早期の例と推定される．当初ツ反応陰性群からの発病は特定の時期に集中していないが，いずれも上述したようにツ反応陽転後早期に発病したものと推定される．

海軍経理学校での6～41カ月の観察では，当初ツ反応陰性群108名からは胸膜炎が7例（6.5％），臨床的な肺結核が2例（1.8％）発生した．当初ツ反応陽性群487名からは，胸膜炎が11例（2.3％），臨床的な肺結核が14例（2.9％）発生した．胸膜炎は初感染直後に起こるのが多いと推定され，臨床的な肺結核は少し遅れて発病する．ここでいう臨床的な肺結核には胸部単純X線検査で検出されるものは含まれていない．

当初ツ反応陽性群から起こる胸膜炎の大半は，陽転後あまり経過しない時期に起こる胸膜炎であろうが，一部には慢性肺結核に随伴して起こる胸膜炎も少数は含まれていると思われる．

上述した一連の研究成績から，小林は海軍入隊時にツ反応陰性の者が30～70％おり，軍務に服している間に結核の初感染を受けてツ反応が陽転し，その後2～3カ月から1年以内に胸膜炎を発病する者が多いと結論した。

4 岡，小林の研究成績のまとめと所感

岡治道は結核については白紙に近い状態で，大正12（1923）年に緒方知三郎から結核初期変化群の研究を命じられ，リンパ節の病変を頼りに小さな初感原発巣を見出すという困難な仕事を積み重ねて，当時の欧州での一般的な考え方に反して，日本では青年期に結核の初感染を受ける者が多いのではないかという結論に到達した。立派な病理疫学的な研究ともいえるこの研究が，後に「結核といえば岡」といわれた岡治道の結核病学者としての出発点であった。この直後から，デンマークで抗結核薬として開発された金製剤「サノクリジン」の研究を続いて担当し，さらに就職した施設が東京市の中野療養所（後の国立療養所中野病院）であったため，岡治道はその生涯を結核相手に過ごすことになった。

海軍では胸膜炎の多発が大きな問題であった。海軍軍医学校教官をしていた小林義雄は，たまたま海軍相撲で部隊の大関をしていた体格の良い水兵が，遠泳後に発熱し，数カ月後に亡くなり，剖検したところ滲出性の粟粒結核があることが分かった症例について，当時結核初期変化群を研究していた岡治道に相談した。岡はこの水兵の右肺下葉に初感染巣があり，右の肺門から縦隔にかけてリンパ節は累々と腫れているがすべて滲出性で，粟粒結節もすべて滲出性なので，最近初感染が起こり，病変が進行中に遠泳があって，その影響で急激な悪化を来したのではないかと推定した。そこで，ツ反応はどうかと小林先生に質問された。当時いまだツ反応は海軍では用いられていなかったが，結核初感染との関連に興味をもった小林は，ツ反応検査を用いて，結核初感染と結核の発病，ことに胸膜炎との関係の研究を始めることにした。しかし，健康者を対象とする仕事なので，通常なら簡単には許可が出にくいはずであったが，頑丈な水兵が結核で亡くなった後なので，海軍当局の許可が下りて，1927年から研究を始めた。

小林はまず在京の海軍軍人，軍属については自ら調査し，当時実用化されつつあったツ反応検査を研究手段として用いることになり，周到な事前計画の下に，検査手技の統一，判定基準の制定を行い，全海軍の協力の下に研究を展開し，今回紹介したような重要な疫学的な業績を上げることができた。正直に言って，筆者は小林の研究成績の内容について，抄録では承知していたが，今回初めて小林が第九回日本結核病学会総会の宿題報告として講演し，「結核」第9巻第10号に講演内容が掲載された「ツベルクリンアレルギーと肋膜炎」（肋膜炎の結核感染早期発病論）の全文（105ページ）を読んで，その周到な研究計画と素晴らしい実行力に強い感銘を受け，おそらく将来この論文の全文を再度読み，詳しく紹介する人はまずいないであろうと思われたので，研究成績を詳しく紹介した。どの程度の精度であったかは別にして，海軍ではこのころ胸部単純X線検査をすでに実用化しており，次に紹介する千葉保之らのツ反応陽転者を胸部単純X線検査で追及する研究の先駆けとなる研究まで行っていたことは特筆に価する。

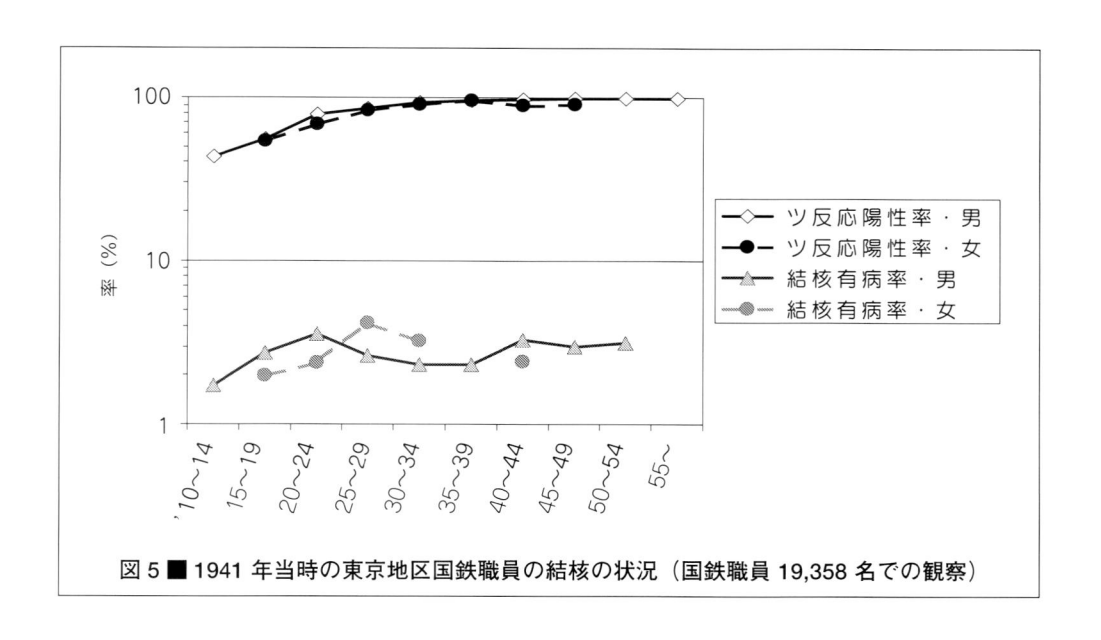

図5 ■ 1941年当時の東京地区国鉄職員の結核の状況（国鉄職員 19,358 名での観察）

5 千葉保之，所沢政夫の結核初感染に関する臨床的研究

1）ツ反応検査に胸部単純X線検査を併用した研究の開始

　当時の国鉄も結核の多発に悩んでおり，その結核管理を担当した千葉保之と所沢政夫は，岡治道とも相談して，当時すでに実用化されていたX線間接撮影法（第8章に詳述）を用いて，ツ反応陽転者について胸部単純X線検査を行うこととし，1941年から研究を始めた．ツ反応検査は3～4カ月ごとに行い，ツ反応の陽転を発見すると胸部X線間接撮影で検査し，疑わしい所見のある者には胸部X線直接撮影を行った．第7章で紹介するように，1930年代には岡治道，隈部英雄らによって，胸部X線フィルムの読影法が開発され，影から実態を推測することが相当程度可能になっていた．千葉らが研究を始めた時期は，第2次大戦は欧州ですでに始まっており，アジアでも緊張が高まり，1941年12月に太平洋戦争がはじまった時期であり，国鉄は人と物を輸送するという大事な任務をもっていたことから，胸部単純X線写真で異常所見が見られても，臨床的に発病していない限り仕事を休める状況ではなく，結果的に見て，この研究は結核の感染，発病の自然史を観察する研究となった．

2）1941年当時の国鉄職員の結核蔓延状況

　研究が始められた1941年当時の国鉄職員の性，年齢階級別に見たツ反応陽性率と結核有病率を図5に示してある．当時の東京地区での結核蔓延状況を知る格好のデータである．就職直後の15歳の者では，ツ反応陽性率は男子46.5％，女子44.9％で，これらの値から当時の東京での小児の年間感染危険率を推定すると約4％である．ツ反応陽性率は年齢の上昇とともに急速に上昇し，30歳では男女とも90％を超えている．15歳から40歳までの間では，ツ反応陰性率の対数はほぼ直線で低下し，この間の年間結核感染危険率はほぼ同じと推定されるので，その値を求めると，男女とも12％弱で，海軍の軍務中の値ほどではないが，かなりの高率である．活動性結核は男子の2.7％，女子の2.5％

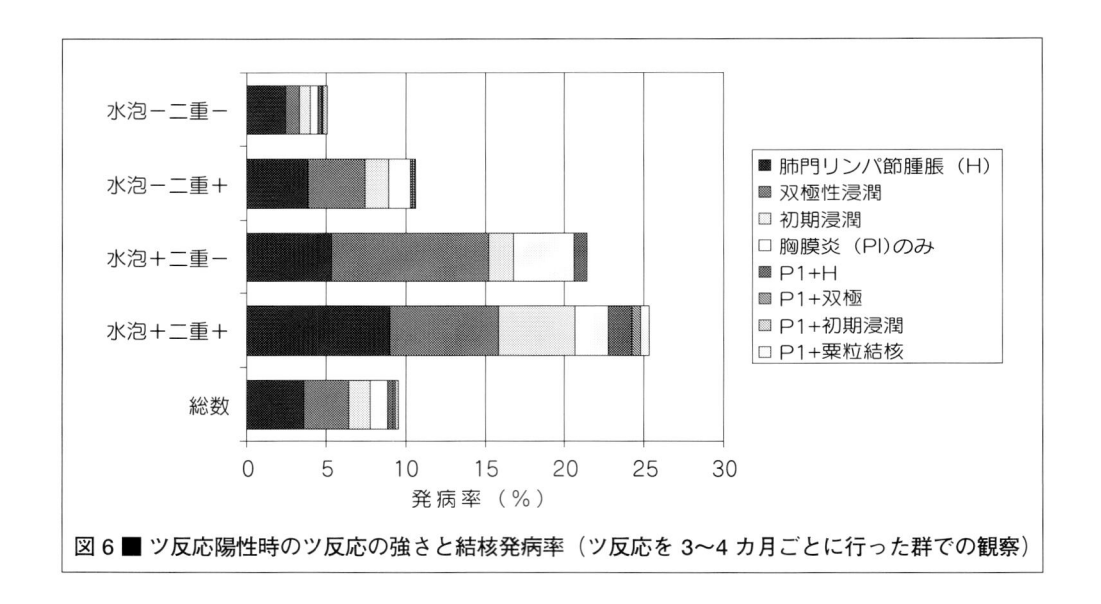

図6 ■ ツ反応陽性時のツ反応の強さと結核発病率（ツ反応を3〜4カ月ごとに行った群での観察）

に発見されており，結核が当時の国鉄職員に高度に蔓延していたことが分かる．

3) ツ反応の陽転と胸部単純X線検査による結核性所見の発見状況

ツ反応検査は旧ツベルクリン原液を2,000倍に希釈し，皮内に注射し，当時すでに野辺地らによってツ反応の判定基準が確立されていたので，判定は今日と同様に発赤，硬結，二重発赤を測定し，水泡，壊死，出血などがあれば付記し，発赤10 mm以上を陽性とした．当初ツ反応陰性の者の一部は，3カ月ごとにツ反応を検査し，この中から2,591名の陽転者が発見された．残りは4〜12カ月ごとにツ反応を行い，この中からは2,654名の陽転者が発見された．計5,245名のツ反応陽転者については，陽転発見直後とその後3カ月ごとに胸部単純X線検査を間接撮影で行い，疑わしい所見のある者については直接撮影と赤沈検査，痰の結核菌検査を行った．

ツ反応を3〜4カ月ごとに行って陽転を発見した2,331名について，陽転時のツ反応の強度別に胸部単純X線検査で陽転時の所見発見率を見た成績を図6に示してある．全体で9.6％に所見が見られているが，水泡も二重発赤もない者は5.0％で最も低く，水泡，二重発赤の双方がみられる者が25.4％と最も高く，次いで水泡あり，二重発赤なしの21.4％，水泡なし，二重発赤ありの10.7％となっている．病型別にみると，所見のある23例中，肺門リンパ節腫脹が38％で最も多く，次いで肺門と肺野の双方に所見のある双極性浸潤が30％で，胸膜炎も肺に所見のあるものを含めて19％見られており，肺野の浸潤のみは14％で，陽転発見直後には最も少ない．

ツ反応を3カ月ごとに検査した者で，ツ反応の陽転と陽転者からの発病率を季節別，職場の感染源有無別に観察した成績を図7に示してある．ツ反応陽転率は感染源ありの方がなしより高く，季節別に見ると，冬から春に陽転が多く，夏から秋には低くなっており，この傾向は感染源有無別に見てもまったく同じである．陽転者からの発病率は，感染源あり群では季節に関係なく高いが，感染源なし群では全体としてあり群より低く，冬と春が高く，夏と秋は低くなっている．

ツ反応陽転者3,636名をその後3年間追跡し，その間に見られた所見を，陽転後の時期別に見ると表3のようになっている．全体で陽転者の16.3％が発病しており，所見の発現は陽転直後

図7 ■ 季節，感染源有無別ツ反応陽性率と陽転者からの発病率（1941年国鉄職員での観察）

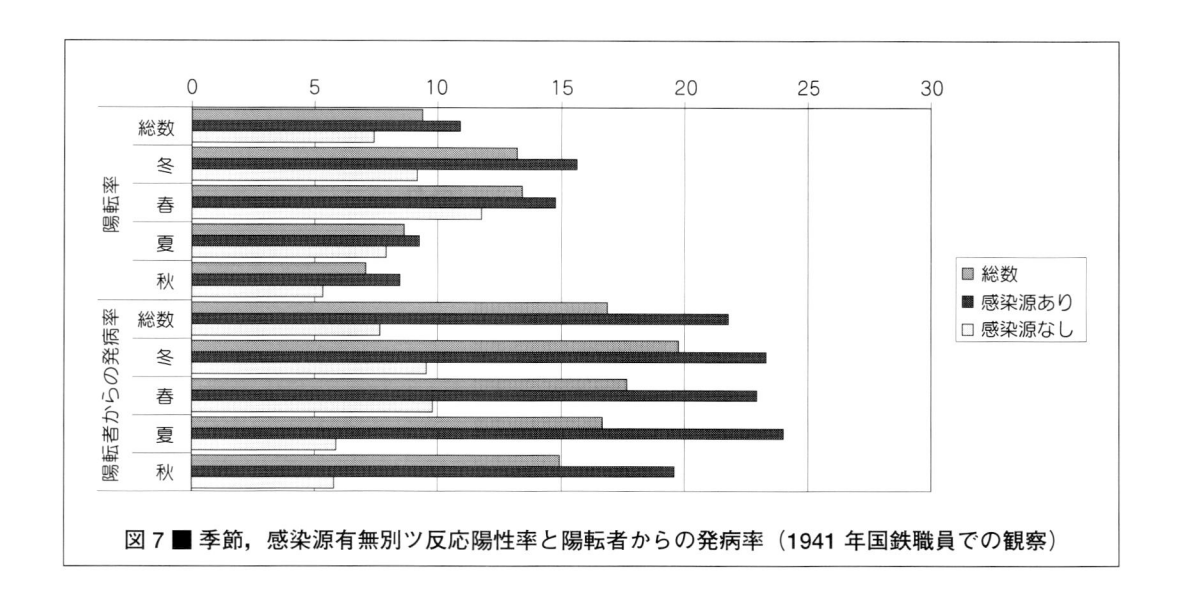

表3 ■ ツ反応陽転から結核所見発見までの時期と病類，病型（国鉄職員での千葉らの観察）

陽転後の期間	肺門リンパ節結核	双極性浸潤	初期浸潤	胸膜炎	粟粒結核	その他	総数	累積数
0	154	116	72	49	1	2*	394	394
3	2		34	64	4	7**	111	505
6			30	42	1	2***	75	580
9			17	12			29	609
12			13	3			16	625
13〜36							0	
総数	156	116	166	170	6	11	625	625
％	25.0	18.6	26.6	27.2	1.0	1.8	100	16.3％

全陽転例 3,636 名に対して，発病率 16.3％
 *：胸腹膜炎，腹膜炎各1例。
 **：胸腹膜炎4例，腹膜炎2例，膝関節結核1例。
***：腹膜炎，髄膜炎各1例。

が最も多く，陽転後の期間とともに低下し，1年以降には新たな所見はみられていない。まず肺門の病変が出現し，肺野の浸潤は陽転直後から1年まで，胸膜炎は陽転発見後3カ月が最も多い。

4）陽転後長期間の観察中の結核発病

国鉄では職員の保健衛生上最大の問題であった結核を対象に各鉄道局ごとに保健管理所が設置され，まず結核を対象に，結核が激減した後は総合的な健康管理を推進してきた。原宿に設置された中央保健管理所では，在職者の結核管理を行うなかで，1941〜42年当時にツ反応が陽転した者についてはその後の結核発病について，追跡調査を行い，30年間の発病状況を知ることができた。その成績を図8に示してある。陽転後1年以降には，発病率は低下するが年率で1％程度の発病が15年後まで続き，その後は16〜

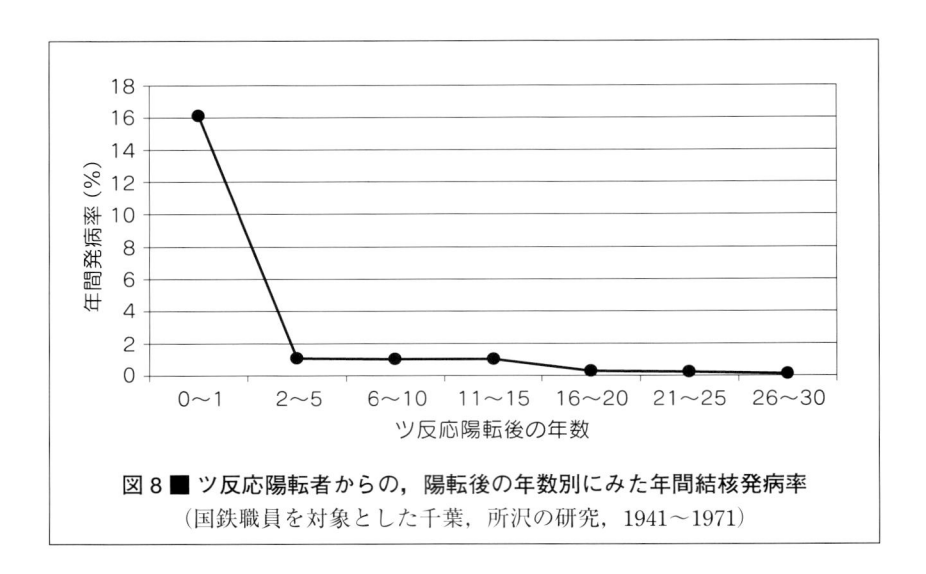

図8 ■ ツ反応陽転者からの，陽転後の年数別にみた年間結核発病率
（国鉄職員を対象とした千葉，所沢の研究，1941～1971）

20年で0.3％，21～25年で0.2％と低下するが，陽転後26～30年経過しても，年間0.1％程度の発病が観察されている。

ツ反応陽転者では，陽転後1年以内の発病率は陽転前6カ月以内に感染源との接触があった者では21.7％，なかった者では7.6％と，接触のあった者で高いが，調査開始時にすでにツ反応が陽性であった者からの発病率は，感染源との接触あり群が0.25％，なし群が0.2％と再感染に曝露されたことの影響はみられていない。

ツ反応陽転者で，陽転後10年経過した1951年に胸部単純X線検査で異常がなく，その後1972年までに発病した72例と，同じ性，年齢でツ反応既陽性の健康者72名を対照として結核患者との接触歴を調査したところ，接触ありは発病群4.6％，対照群5％で差が見られなかった。

ツ反応陽転後早期に初期変化群が胸部単純X線所見で認められた者では，肺の病変は中野に見られるものが多かったが，肺門リンパ節の腫脹や胸膜炎発生後1年以内に肺病変が出現した場合には病変は肺尖から上野にみられ，陽転後5～16年で出現した肺病変も肺尖から上野にみられた。

このような一連の成績から，結核の初感染を受けると，初期変化群が形成されるが，菌は感染後早期に肺の上方に転移して病巣を作り，一部はすぐに発病し，残りはその病巣の再燃によって，陽転後長期間経過した後にも発病が起こってくると推定した。

6 初感染発病学説の完成

岡治道は結核初期変化群に関する病理学的な研究で，日本では青年期に入って結核の初感染を受け，引き続き発病する者が多いと推定し，小林義雄は海軍での研究で，ツ反応を用いて，当初ツ反応が陰性の者から軍務中に陽転する者が多く，引き続き胸膜炎を発生し，また結核になる者が多いことを明らかにして，岡の仮説をヒトで実証した。千葉，所沢らはツ反応に胸部単純X線検査を系統的に用いて，結核初感染後の発病の様相を明らかにした。これら一連の研究によって，1920年代から1940年頃の日本では，青年期に入って，今日では信じられないほど高い率で結核の初感染に曝露されており，初感染を受けた者からは，予防接種もなく，栄養も不十分な時代であったので，高率に発病し，進展して慢性肺結核となり，初感染後早期には発病しないで済んだ者でも，初期変化群や早期

に肺上野に転移してできた病巣内には結核菌が生き残り，初感染後長期間経過した後にも，内因性再燃で発病が起こりうることが明らかにされた。この初感染発病学説に基づいて，日本の結核対策が構築された。

7 結核の感染，発病についての私見

　日本に結核が強く蔓延し，感染する機会が多く，BCG 接種も行われていなかった時代の結核の感染，発病の機序を初感染発病学説はみごとに説明したものであり，この学説の語り部であった岡治道，隈部英雄両先達の説得力のある語り方，それにこの学説に基づいて行われた結核対策が著しい成果を挙げたことによって，この考え方は日本の結核関係者だけでなく，衛生行政関係者にも強く刻みこまれていった。しかし，結核感染の起こり方と頻度，宿主側の免疫や一般的な抵抗力が変わった場合，感染と発病の様相も変わることが考えられる。外来性再感染の意義，初感染によって成立する免疫の強さとその持続期間などが，感染，発病にどのような影響があるかについての，その後の研究がやや立ち遅れになった感は否めない。

　外来性の再感染については，筆者は 1973 年東京で開催された第 22 回世界結核会議の際に，結核研究所ならびに付属療養所職員で，就職時に結核既感染の者の結核発病を検討して，医師，看護師は年間 0.15％，事務職員は 0.37％，細菌検査・研究従事者は 1.64％であることから，通常の外来性再感染では発病の危険は少ないが，大量に菌を吸い込むと発病が多くなることを明らかにし，このデータに基づいて結核菌の検査・研究施設に安全設備を導入し，その後は発病を少なくすることに成功した。また最近世界で流行し，免疫を低下させる HIV 感染者での結核感染の経験から，免疫が低下した者では，重感染による別の結核発病の危険もありうることが分かってきている。先人の偉業に学びながら，結核の蔓延状況が大きく変わりつつあるなかで，結核の感染と発病の機序について，新しい観点からの再検討が必要であろう。

　なお，初感染発病学説のなかで重要な位置を占めている内因性再燃の機序については，第 7 章で述べる隈部英雄の研究成績を参照されたい。

第7章 胸部単純X線写真の読影法の開発

1 X線の臨床診断への応用

　Röntgen K が X 線を発見したのは 1895 年である．人体を透過し，蛍光物質に当たると発光する性質のある X 線は，臨床医学の領域では，3 年後にはまず骨・関節の診断に用いられた．胸部は含気性に富む肺があり，そこに病変が出現すれば，X 線の透過度が違ってくるので，造影剤を用いないでも診断に応用できるという特性を活用して，ドイツでは 1914 年に Assmann が胸部疾患の X 線図譜を刊行している．日本でも前号で紹介したように，小林義雄ら海軍の結核初感染の研究では，すでに胸部単純 X 線検査も検査法の一つとして採用している．当時はいまだ系統的な胸部単純 X 線写真の読影法は開発されていなかったが，小林の海軍での研究では，ツベルクリン反応陰性時にも撮影を行っておいて，その所見を対照として，それと比較しながら異常所見を検出するという慎重な読影法を採用していた．

2 肺の剖検方法の開発

　日本で肺の X 線所見について，剖検肺の所見と比較しながら系統的に分析を行い，胸部単純 X 線所見読影法を開発したのは岡治道である．東京市の中野療養所（後の国立中野療養所）で 1927 年から医師として勤務し始めた岡は，亡くなった方の剖検所見と当時の重要な臨床診察所見で

あった理学的な所見に著明な食い違いがみられることから，理学的な所見に代えて胸部単純 X 線所見と剖検所見を対比することを試みた．しかし，肺は含気性に富む臓器であり，胸腔内では陰圧の状態で膨張しているので，剖検に際して胸腔を開くと肺は虚脱して形が変わり，生前の胸部単純 X 線所見との比較が困難である．そこでまず肺を固定することを考え，右の股静脈からフォルマリン水を注入し，左股静脈から抜くという方法で，肺を固定する方法を考案した．また，屍体では肋骨が下がり，横隔が上がって呼気の状態で，通常の胸部単純 X 線所見とはかなり異なるので，剖検前に気管から空気を注入し，肺を膨らませて気管に栓をし，そのうえでフォルマリン水を注入し固定する方法を案出した．この方法で，患者の生前に撮影された胸部単純 X 線所見の経過と，剖検肺の所見を比較することによって，結核の進展について多くの知見が得られるようになった．

3 トレース法の開発

　このようにして，屍体で固定して一括して取り出した胸部臓器を，縦断面で 1 cm 未満の厚さの 20 枚前後の連続薄片に切り，それぞれの割面にガラス板を置いて，割面に見える動静脈，気管支，病巣，空洞，リンパ節などを忠実に写し取り，これをさらに X 線フィルムの膜を剝ぎ取ったベースに写し取って，20 枚くらいの図に

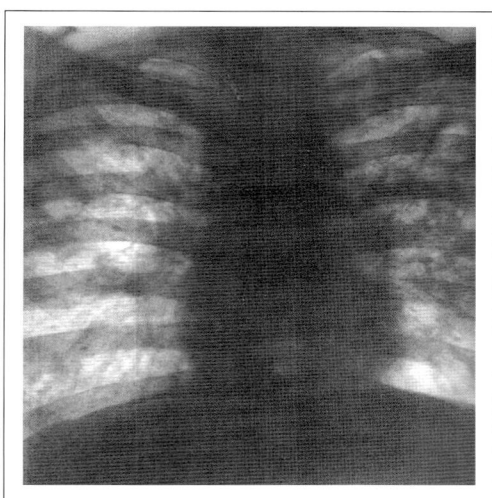

図1 ■ A氏（20歳男）の生前の胸部単純X線所見
　左肺には上野に空洞があり，上中野に広範な病巣があり，右肺にも中野に空洞があり，上野に浸潤巣がみられる。
〔隈部英雄．肺結核症のエックス線読影，V-2．慢性肺結核症．東京：文光堂，1954．より引用〕

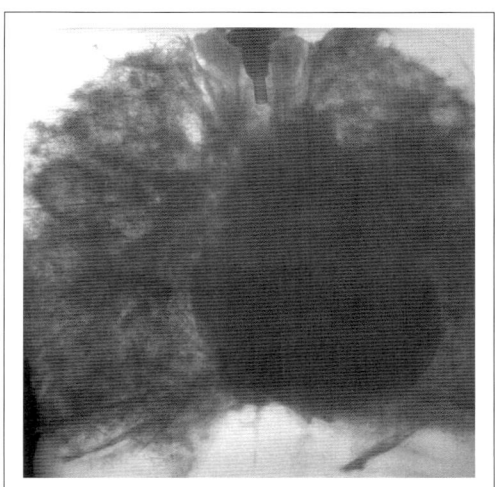

図2 ■ A氏（20歳男）の剖検肺のX線所見
　左肺上野，右肺中野に空洞があり，両側肺に広範に病巣が散布している。
〔隈部英雄．肺結核症のエックス線読影，V-2．慢性肺結核症．東京：文光堂，1954．より引用〕

なったところで，動静脈や気管支の各断面をその前後の断面とつなぎ合わせて描き込むと，肺動静脈や気管支の立体構造がイメージとして浮かび上がり，空洞や病巣についても，剖検肺のどの部分の病巣が，X線写真ではどれに相当するということを知ることができる。岡は最初のうちはX線フィルムのベースを用いていたが，重ね合わせると変質することが分かり，その後はパラフィン紙に写し取る方法を用いるようになり，隈部英雄が中心となって，このトレース法と呼ばれる方法で，剖検肺の所見と胸部単純X線所見を比較しながら，胸部単純X線所見を読影する方法を開発した。隈部英雄が昭和29（1954）年に文光堂から「肺結核胸部エックス線読影法」と題して刊行した著書のなかから，1例を紹介すると，図1は亡くなられた方の生前最後の胸部単純X線写真，図2は同じ方の剖検肺のX線写真，図3はトレース法でパラフィン紙に写し取られた肺の後ろの方の5枚のパラフィン紙を重ねてコピーしたものであり，肺の動静脈の走行のほかに，左上方空洞も見られている。図4はさらにその前方にパラフィン紙6枚を加えたもののコピーで，肺門部の血管やリンパ節の位置も知ることができる。図5は小児肺のトレースを行った全体のパラフィン紙を重ねてコピーしたもので，血管や気管支，リンパ節などの構造が把握できる。胸部単純X線写真については，隈部はその所見を印画紙に焼いたうえで，ペン先に墨汁を付けて，肋骨や心陰影，肺紋理を描き，さらに病巣も描画した後で，銀を抜いて所見を示す方法も考案した。その一例を図6に示してある。今日なら，ヘリカルCTを用いれば，肺の構造を三次元で描出することも容易に可能であるが，当時の先覚者たちは，このような苦労をしながら，胸部単純X線写真の読影法を開発していった。

　この方法はトレース法と呼ばれて，胸部単純X線所見の読影を教える方法としても用いられ，

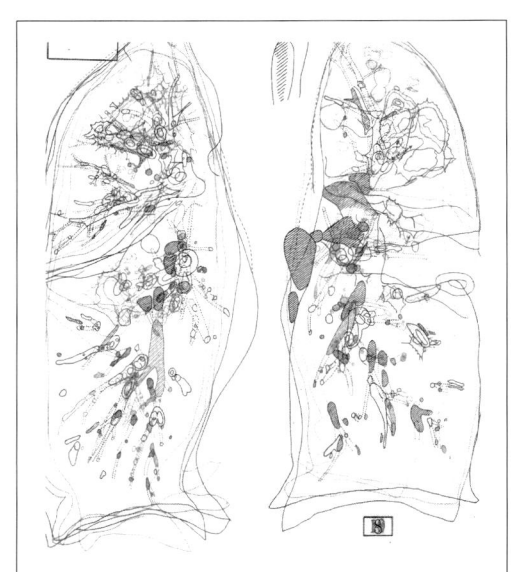

図3 ■ A氏（20歳男）の剖検肺の背側数枚のトレース所見を重ねたもの

左肺上野には空洞がある。

〔隈部英雄．肺結核症のエックス線読影，V-2．慢性肺結核症．東京：文光堂，1954．より引用〕

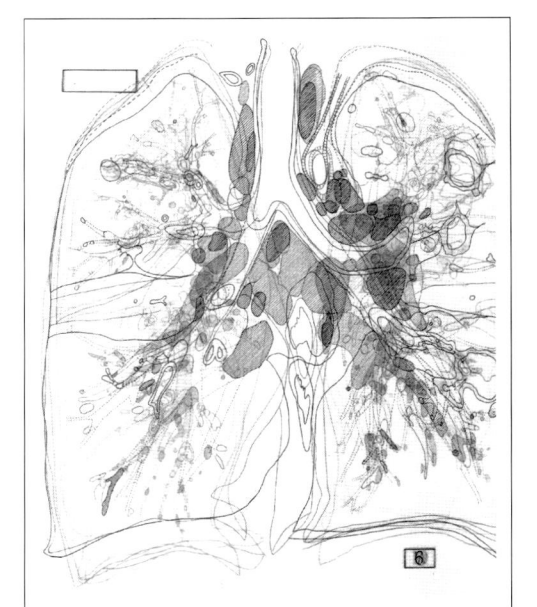

図4 ■ A氏（20歳男）の剖検肺の肺門から後方のトレース所見を重ねたもの

左肺上野には空洞がある。

肺動静脈，気管支の立体構造を知ることができる。

〔隈部英雄．肺結核症のエックス線読影，V-2．慢性肺結核症．東京：文光堂，1954．より引用〕

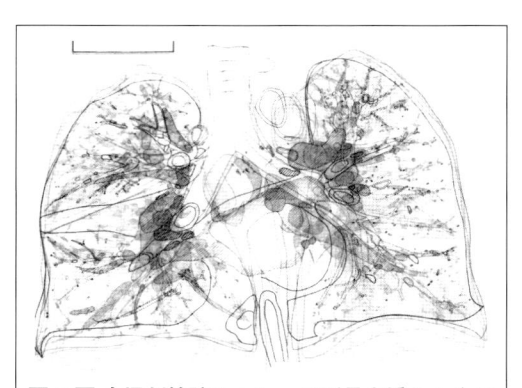

図5 ■ 小児剖検肺のトレース所見を重ねたもの

肺動静脈，気管支の立体構造を知ることができる。

肺門部のリンパ節の腫脹の状況も知ることができる。

〔隈部英雄．肺結核症のエックス線読影，Ⅲ．初感染結核症．東京：文光堂，1954．より引用〕

結核研究所で開催された保健所医師を対象とする研修の初期，昭和20年代には，研修の必須科目であり，この読影法は研修を終えた保健所医師を通じて全国に普及していった。結核研究所に新たに就職した医師も，まずこの方法で胸部単純X線所見の読影法を学んだものであった。

4 結核症の構成の研究

前章で述べたように，岡治道は自らの結核初期変化群についての病理解剖学的な研究で，当時の日本では結核の初感染が青年期に多く起こり，引き続いて発病，進展するのではないかと推定し，小林義雄は海軍での研究でこれをヒトで実証し，千葉保之，所沢政夫らは，国鉄職員

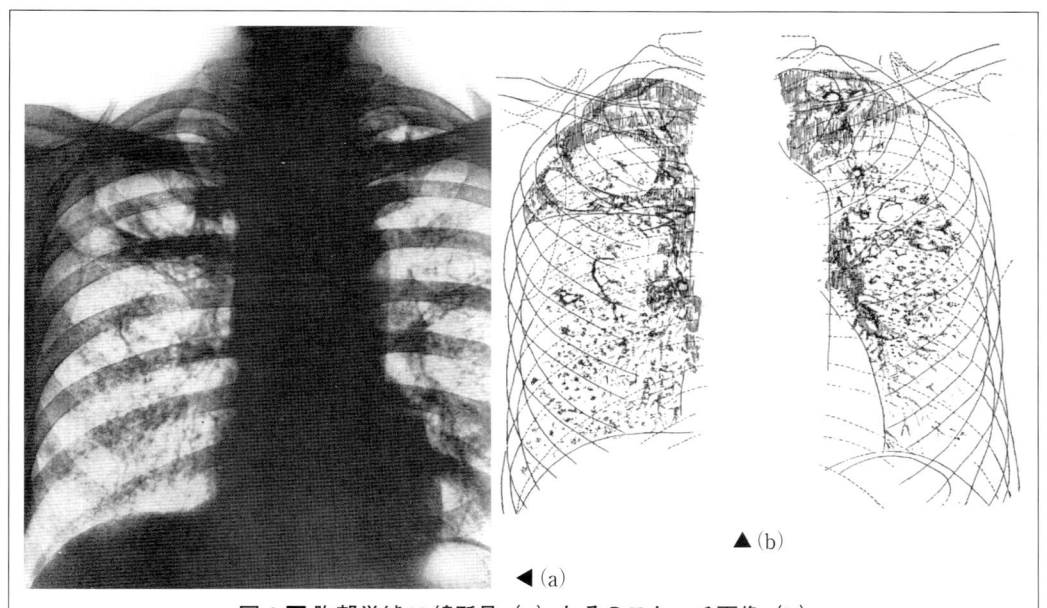

図6■胸部単純X線所見（a）とそのスケッチ画像（b）
右上野に空洞を伴う浸潤巣があり，左上中野にも散布巣がみられている。
〔厚生省．結核実態調査Ⅰ．東京：結核予防会，1955．より引用〕

を対象にツベルクリン反応に胸部単純X線検査を用いて結核初感染後の発病，進展の様相を明らかにした。

結核症は肺に初感染が起こり，肺を中心に進展するが，全身ほとんどの臓器が結核に冒されうることが分かっている。岡は中野療養所で結核患者の診療をし，亡くなった患者の剖検をしながら，結核症がどのような経路で全身に広がってゆくかについて，研究を進めていった。

まず当時の患者は，ほとんどが結核のため亡くなっていたが，臨床経過と対比して，死亡には肺がほとんど破壊されて亡くなる場合と，肺にはそれほどの病変がないが，小腸に高度な結核病変が見られ，栄養障害で死亡する者がほぼ同数で，そのほかに少数，喀血，髄膜炎，腎結核，喉頭結核などで亡くなることが分かった。

臓器の結核については組織の連続切片を作って病変の起こり方を検討するという大変手間のかかる方法で研究を進めた。そのなかで，喉頭結核については，関根豊之助が，喉頭粘膜の粘液腺の輸出管の周囲にある細網組織にリンパ濾胞があり，そこに結核菌が入ってきて病変が起こることを解明した。結核菌の血行性の播種で起こる粟粒結核の際には，ここには結節はみられず，喉頭結核が血行性に起こるという説は否定された。

腸結核については黒丸五郎が丹念に検討を加えた。開いた腸と同じくらい長い紙に，潰瘍を実物大に写しとったので，長い巻物が沢山でき，その組織切片を作った。一人の腸に潰瘍が100や200あるのは普通で，多い人では2,000もあり，帯状の潰瘍や融合した潰瘍もみられた。潰瘍はいずれも粘膜表面に近いリンパ濾胞から始まっていることが明らかにされた。リンパ濾胞は40歳以上では萎縮するので，腸結核が起こりにくいことも分かってきた。

中耳結核については，平野恒が頭蓋底を両側の側頭骨をつけて横に切り取り，側頭骨を脱灰してセロイジンに包埋し，中耳から岩様部の連続切片を作るという大変な作業を行って検索し

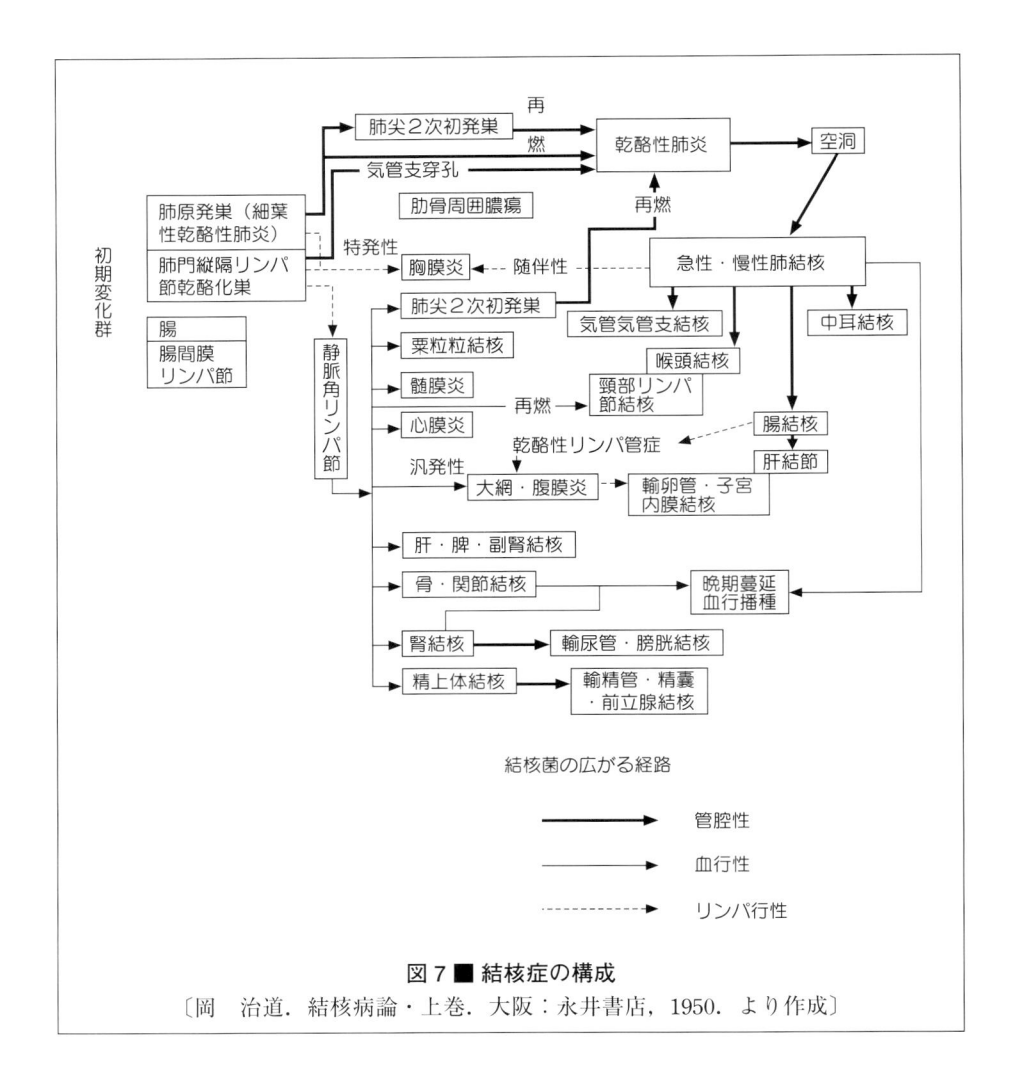

図7 ■ 結核症の構成
〔岡 治道. 結核病論・上巻. 大阪：永井書店, 1950. より作成〕

た結果，粟粒結核では岩様部の骨髄には粟粒結節ができるが中耳には病変はできず，逆に中耳だけの結核で，粟粒結核のない検体では病変は中耳だけで岩様部にはないこと，喀血で亡くなった方には血液が中耳まで吸い込まれていることが多いことから，中耳結核は血行性ではなく，喉頭から耳管を介して管内性に起こることを確認した。

伊藤恒一は胸部単純X線の経過を多数例について分析し，空洞は肺の後上方に好発し，その周囲に散布巣を作り，漸次前下方に広がることを明らかにした。

これら一連の研究で，当時なんとなく信じられていた結核菌が血行性に広がって全身の結核症になるという考え方に対して，岡治道とそのグループは，肺内の進展から，喉頭，中耳，腸の結核まで，かなりの肺以外の結核が管内性に広がって起こるということを実証した。

このような考え方を総合してまとめられたのが，図7に示した結核症の構成である。多くの熱心な共同研究者がいたとはいえ，当時一般になんとなく信じられていた全身の結核が血行性に起こるという学説に疑問をもち，すべてを自ら見た所見で確認し，結核症についての新しい考え方をまとめた岡治道とその共同研究者の業績に対して，深い敬意を表したい。

5 乾酪巣内の結核菌の生態に関する研究

　隈部英雄は1932年に中野療養所に勤めて以来，はじめはトレースの仕事に取り組み，胸部単純X線写真の読影法の研究を進めたが，平行して，剖検材料で結核特有の所見である乾酪性病変を対象にして，組織学的に，また染色法を色々と工夫しながら，病巣内の結核菌についての研究を進めた。隈部は岡が開発した肺を剖検前に膨らませ，フォルマリンを注入して固定する方法で取り出した肺の病理所見と，生前の胸部単純X線所見を比較しながら研究を進めたが，肺をフォルマリンで固定した場合に一番の問題は，病巣内の結核菌が染まりにくくなることであった。隈部はフクシンをアニリン水で溶かした染色液を用いると，フォルマリン処理後でも菌がよく染まることに着目し，さらにこれをグラム染色法で重染色すると，乾酪巣内の結核菌をきれいに染め分けることができることを認めて，この方法で染めた標本を用いて研究を進めた。フクシンとグラム染色の分別にアニリンと純アルコールを用いることによって，きれいな菌の染色標本を得ることができた。剖検し，組織学的に，さらに重染色で病巣内の菌を詳しく観察した症例数は1,300を超えている。

　まず気づいたことは，小葉より大きい乾酪巣は，いつかは軟化，崩壊する危険があり，軟化は病巣に所属する気管支の開口部から始まり，漸次崩壊が進むことであった。病巣が小葉大以上になった場合に，所属気管支はかなり太くなり，病巣自体は強く結合織で被包されていても，所属気管支腔は完全には閉塞していないからである。

　小葉より小さい病巣は被包され，治癒機転が進むが，病巣内の結核菌を先に示した重染色法で染めて観察すると，病巣の性状により，結核菌はかなり異なった形態の変化を示すことが明らかにされた。図8にその成績を要約してあるが，初感原発巣では，抗酸性桿菌のまま徐々に消失し，石化化すると見えなくなる。初感染後早期に転移してできた病巣，いわゆるPuhl氏巣内では，抗酸性桿菌のほかにグラム陽性の顆粒状の菌がかなりみられ，治癒過程がさらに進むと菌が陰性のものもある。2次結核の場合には，被包された病巣内ではグラム陽性の顆粒が見られるようになり，治癒過程が進むと菌は見えなくなる。

　このように，結核の治癒過程が進むと，被包乾酪巣内の結核菌は，通常の顕微鏡では見えない状態になるが，菌が消滅したのではないことは，乾酪巣が軟化を始めると，まずグラム陽性の顆粒が出現し，崩壊が進むと抗酸性の桿菌になることから証明された。図8には，隈部が保健同人社から刊行した「乾酪巣内の結核菌の生態に関する研究」の付図のなかから，当時いまだ顕微鏡写真が撮れなかったので，Abbeの屈折器を用いて，菌の所見を白紙に投影し，色鉛筆で写し取ったものを示してある。カラーで示せないのが残念であるが，図の中段，やや薄く，顆粒状に染まっているのが，実際には紫色に染まったグラム陽性の顆粒，他の桿状の菌はフクシンで赤く染まった菌である。

　隈部のこの研究は，Schubシュープや内因性再燃の機序を解明する業績であり，光学顕微鏡しかない時代に，染色法を工夫しながらここまで到達していたことは，偉大な業績である。電子顕微鏡や新しい免疫学的な研究方法が進歩した現状で，隈部が不可視とした状態の結核菌について，また乾酪巣がどのような機序で崩壊するのかについての研究が進むことを期待したい。

病状	活動性	被包化	治癒	乾酪巣に亀裂	乾酪巣崩壊
病巣内の結核菌の性状	抗酸性桿菌	グラム陽性顆粒	塗抹陰性	グラム陽性顆粒	抗酸性桿菌

初感原発巣内の菌は抗酸性桿菌からそのまま塗抹陰性化。
初感染後早期の転移巣内の菌は，抗酸性桿菌からそのまま陰性化する場合と，グラム陽性顆粒となり，陰性化する場合がある。
初感原発巣が治癒する際の石化化は均等に，早期転移巣の石灰化は不均等に起こる。（隈部英雄．乾酪巣内の結核菌の生態．保健同人社，1949．より引用）

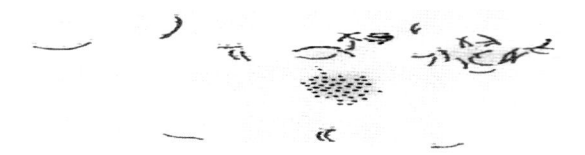

図8 ■ 結核巣の治癒，再燃と病巣内の結核菌の染色性，形状の変化

6 先達の偉大な成果と後を受け継いだ者としての反省

　岡治道は，たまたま東大の病理で結核初期変化群に関する研究を緒方知三郎から命じられ，立派な成果を挙げた。その後，いったん大学を離れて群馬県の太田市で開業したが，再び研究生活に戻ることを考えて上京，生活の手段として当時の東京市の中野療養所に就職した。そこから独自の結核病学の研究が展開され，隈部英雄以下多くの優秀な研究者が加わり，精力的な研究活動を通じて，胸部単純 X 線所見の読影法が開発され，結核症の構成が明らかにされ，また乾酪巣内の結核菌の生態まで，研究が進められた。これら一連の研究は，それまでなんとなく信じられていた学説に対して，すべて自らの目で見て確かめた事実を中心に構築されたすばらしい業績である。

　これらの岡治道を中心とする一連の研究活動が行われたのは，まず東京市立の中野療養所（後の国立療養所中野病院），続いて 1939 年に設立された結核予防会の結核研究所の研究部（現在の結核研究所）であった。病理学の研究室はそのなかの花形であり，多くの若手研究者が岡，隈部などの先達を慕って結核研究所での勤務を希望してきた。勤務を始めると最初に受ける訓練がトレースであり，胸部単純 X 線写真の読影法であった。結核研究所で開催されて医師に対する研修活動のなかでも，胸部単純 X 線写真の読影研修は重要な課目の一つであり，トレース法を含めた研修が行われた。多くの症例について，実際の剖検材料との比較という経験を根拠として行う両先達の読影は，眼光紙背に徹する趣があり，その説得力のある語り口と合わせて，肺結核の診断に置ける胸部単純 X 線所見の意義について大きな影響を与えた。また，当時の呼吸器疾患のなかでは，今日とは異なり，肺癌はいまだ大きな問題ではなく，肺結核が圧倒的な割合を占めていたことも，肺結核の診断における胸部単純 X 線検査の意義を一層大きくしていた。肺結核診断のもう一つの柱である細菌学的な検査についても，活発に研究が進められていたが，痰の塗抹検査は感度が低く，培養検査は塗抹検査に比べれば感度は高いが，結果が出るまで少なくとも 4 週間，最終判断には 8 週間が

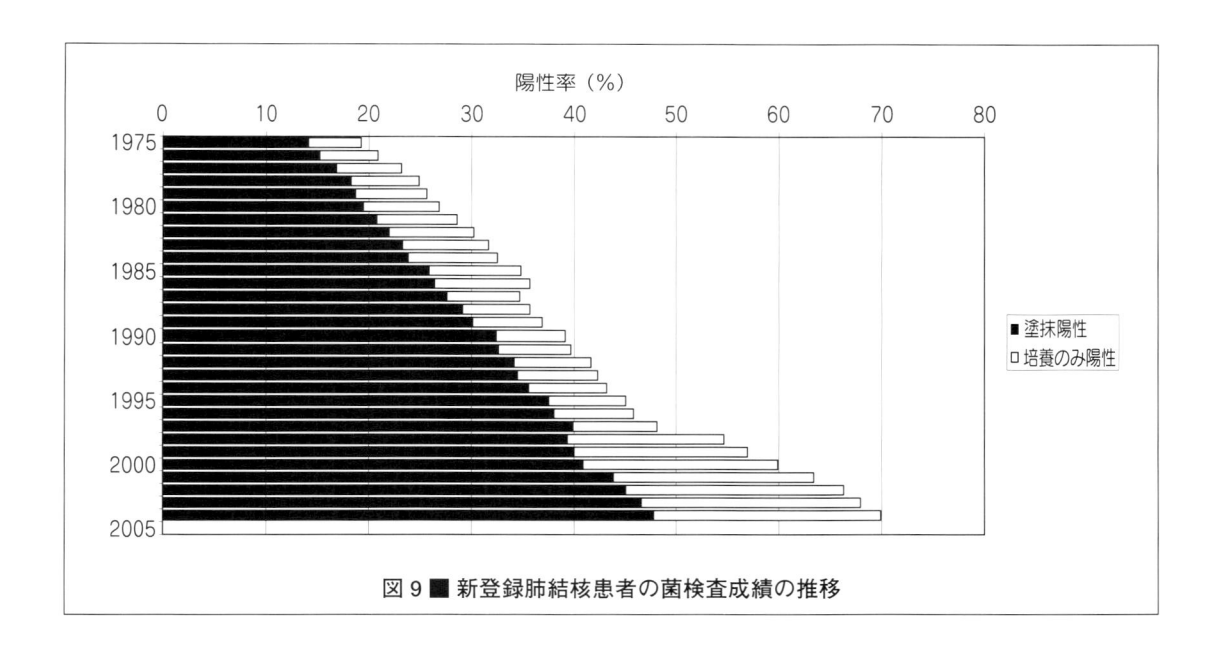

図9 ■ 新登録肺結核患者の菌検査成績の推移

必要であるという時間的な制約があり，胸部単純X線写真で所見が認められれば，肺結核として治療するという風潮となった。

結核対策の成果で，結核は急速に減少した。青年の病気であった結核が，漸次壮・老年の病気へ移行していった。大気汚染，喫煙などの影響で肺癌は急速に増加した。このような時代背景のなかで，肺に影を見つけても結核とはいえない時代になってきて，肺結核の診断における細菌学的な検査の重要性が増してきたが，結核菌の培養には長期間を必要とするという制約もあり，新しい事態に対する対応が遅れたことは否定できない。最も重要な肺結核の感染性の判断に際しても，長く胸部単純X線所見での空洞の存在が重視されていた。日本の結核統計に肺結核患者の結核菌検査成績が導入されたのは，1975年であった。

新たに登録された肺結核患者について，結核菌検査成績の推移をみると，図9のようになっている。肺結核患者の菌検査成績についての統計が始められた1975年には，新登録肺結核患者のなかで，結核菌が陽性の患者は20%弱であった。その頃から，肺結核診断における結核菌検査の重要性を指摘し，その普及を図ってきて，徐々に陽性の割合が増えてきたが，培養に長期間を要するという技術的な制約もあり，また培養成績が分かっても，それが必ずしも結核の統計数字に反映されないという制約もあって，改善は遅々としていた。しかし，免疫が低下した患者が発病する場合には，エイズや糖尿病患者の結核発症例で見られるように，従来典型的な結核所見といわれた形ではない，非典型的な胸部単純X線所見を示す肺結核発病例が増加し，肺結核診断における結核菌検査の重要性は一層増してきた。

徐々に改善が進んだなかで，大きな変化がみられたのは，1995年にPCR法が保険適用の検査として認められたことである。1990年代初期に，米国ではエイズ患者を収容している施設で，多剤耐性の結核菌による院内感染が多発し，抗結核薬が効かないため，発症した患者の80%が早い者は4〜16週で死亡するという事件が起こり，この悲劇を契機に米国では結核研究費が大幅に増額された。新しい検査手技を開発する基礎として使える技術はすでにかなり発達していたので，研究費の増加により，その技術が結核

の診断技術の開発にも応用され，結核菌を検出する方法としては核酸を増幅させて検出するPCR法が開発され，また，液体培地を用いることによって菌を検出し，薬剤耐性検査成績が分かるまでの期間も大幅に短縮された。健康保険による診療が普及している日本の現状では，新しい良い技術が開発されても，それが保険適用にならない限り，急には普及しない。

　PCR法は保険適用後その優れた能力が認められて，急速に広く用いられるようになり，液体培地の結核菌検出への応用も加わり，新登録肺結核患者のなかで結核菌が陽性の者の割合が急に増加し，1998年には50％を超え，2004年には70％に達した。やっと本来の結核診断のあるべき姿に近づきつつあるといえる。偉大な先達の後を継いだ者として，反省するべき点の一つである。

第8章 間接撮影法の開発，結核対策としての集団検診

1 間接撮影法の開発

　X線発生装置や蛍光板，フィルムなど周辺機材の改良に伴い，X線診断は肺結核の有力な診断法として用いられるようになり，第7章で述べた岡，隈部らの研究によって，読影技術も著明な進歩を遂げた。第6章で紹介した海軍での小林義雄の胸膜炎についての研究においても，胸部X線直接撮影が行われている。このような経験を通じて，一見健康にみえる者の中からも，X線所見で結核と思われる所見のある者がまれでなく発見されることが分かってきた。しかし，個人を対象とする臨床診断の場ではなく，一見健康にみえる多くの者について，健康診断という形で胸部単純X線検査を行うことは，容易ではない。

　当時使えた技術は，X線直接撮影か，透視であった。透視は術者の技術に左右されるところが多く，記録も残らない欠点がある。今日の観点からみれば，術者ならびに被検者の被曝線量も桁違いに多い。直接撮影は，手間がかかり，経費もかなり高い。フィルムの代わりにブロマイド紙を利用すると経費はフィルムより安くなるが，手間はフィルムと変わらない。蛍光板に映っている映像を，カメラで撮影する方法は，映画用のカメラで心臓の動きなどを映画フィルムに写すことがすでに試みられていたようであるが，胸部診断用にはもっと精度の高い画像が必要である。

　蛍光板に映った画像を小型カメラを用いて撮影する方法（間接撮影法）が開発されたのは昭和11（1936）年のことで，日本の古賀良彦とブラジルのde Abreu Mがまったく独立して開発した。古賀の業績は1936年の第14回日本結核病学会で発表されている。一方，de Abreuの方法は，ドイツのHolfedlerが1937年にブラジルを訪問した際に，この方法が行われていることを見て，世界に紹介し，正式の論文としては，de Abreu Mの論文として1938年のドイツの医学誌Zeitschrift für Tuberkuloseに発表されているが，日本放射線医学会の年表によると，1935年に集団検診用の実用的な間接撮影装置を作成していた由である。同じ時期に独立して間接撮影法が開発されているのは，そのようなアイデアはあったところに，その実現を可能にした周辺技術の進歩，ことには明るいレンズを装備したカメラが使えるようになったことが挙げられるであろう。この後，間接撮影法は日本とドイツで急速に進歩し，重要な結核対策の一つである集団検診として行われるようになるが，この領域は結核病学の中で日本の貢献が大きい領域の一つである。

2 間接撮影用機材の進歩

　間接撮影法とは，蛍光版を設置した暗箱にカメラを装着し，蛍光板に映る画像を縮写するという方法である。図1にZeitschrift für Tuberkuloseに掲載されたde Abreuの論文の中から間接

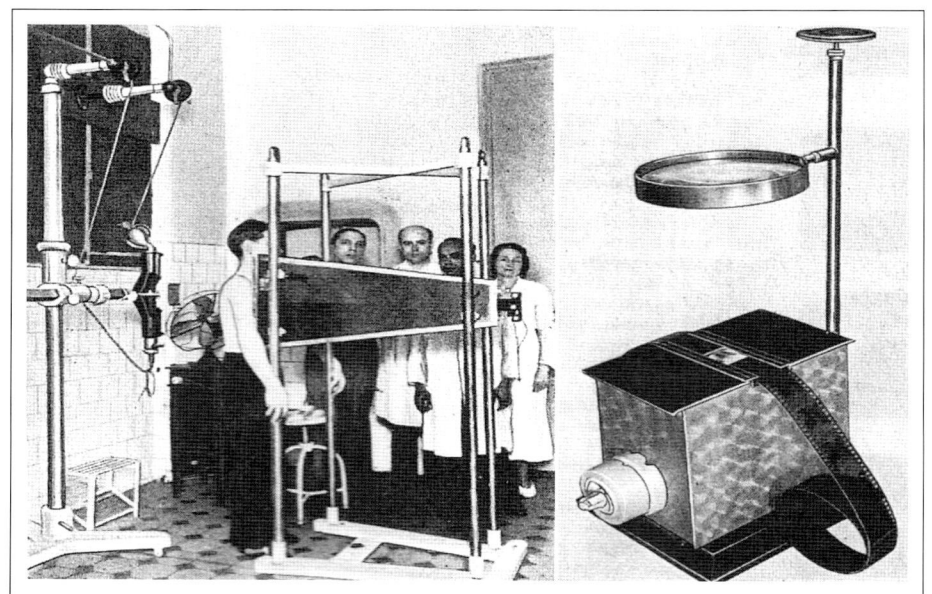

図1 ■ de Abreu の用いた間接撮影装置での撮影風景とフィルム読影用の観察装置
〔Zeitshrift fur Tuberkulose. 1938：80-2. より引用〕

撮影の実施状況を示す写真を紹介した。カメラにはコンタックスを使用し，レンズの明るさはF1.5を用いている。古賀も同じコンタックス・カメラを用いており，このような明るいレンズを装着した小型カメラの開発が，間接撮影法を可能にしたと思われる。

当時使用可能な小型カメラとしては，コンタックスとライカがあったが，コンタックスの方が好まれた理由としては，コンタックスでは裏の蓋を開けてスリガラスを付けると覗いてピントの具合をみることができ，絞りがライカと異なり平面であることなどが挙げられている。間接撮影法が開発された直後から，欧州には戦雲が濃くなり始め，1939年には第2次世界大戦が始まり，欧州からの高級品の輸入が困難になった。国産の間接撮影用カメラの開発が強く要請され，精機光学工業（現在のキャノンの前身）が昭和15（1940）年に間接撮影専用のカメラ「CX-35」を開発した。昭和13（1938）年には，島津製作所が集団検診用間接撮影装置を発売している。

当時結核は死因の首位を占めており，ことに青年の死亡の大半が結核であった。胸部単純X線検査によって，本人は気づいていない肺結核を発見できることが分かってきたことを背景に，間接撮影法は多くの人を検診する有力な手段として歓迎され，青年を多く抱える軍隊や大学で，間接撮影法を用いた集団検診が活発に行われるようになった。阪大の今村荒男はこのような経験をまとめて，昭和15（1940）年に開かれた第18回日本結核病学会で「結核の集団検診について」という宿題報告を行っている。

陸海軍の対立は何かにつけて話題になるが，間接撮影法の領域でも，陸軍はその性格上可搬型の装置が必要であり，軍艦に乗っている水兵を母港入港時に検査すればよい海軍では，大容量のX線装置で撮影するべきであるとし，読影も陸軍は裸眼で可とし，海軍はルーペで拡大して観察するべきであるとして対立していた。当時若手の陸軍軍医として，間接撮影を用いた検診に従事していた御園生圭輔（戦後結核予防会に勤務し，調査部長，保生園長，後に放射線医学研究所長，原子力安全委員会委員長）が後に

表1 ■ 今村の行った集団検診成績

群別	検査法	集団数	検査数	ツ陽性率%	活動性結核 数	対全員	対ツ＋	活動性疑い 数	対全員	対ツ＋
甲	全員直接	5	3,225	61.7	64	2.0	3.2	99	3.1	5.0
乙	一部直接	21	91,409	71.9	965	1.1	1.5	875	1.0	
丙	全員間接	6	12,208	78.7	179	1.5	1.9	209	1.7	2.2

〔今村荒男．肺結核の集団検診．結核 1940；18：159-202．より作成〕

筆者に語ったところによれば，当時陸軍の清野少佐以下は若く，裸眼でも小さいフィルムの読影が可能であり，海軍の横倉大佐は中年に達しておられ，老眼が始まっていたため小さいフィルムの読影にはルーペが必要であったとのことである。

1941年にオランダのBouwersは，間接撮影用のミラー・カメラ（オデルカ・カメラ）を開発している。レンズ型のカメラの代わりに，反射鏡を利用して蛍光像を縮写する新しい方法で，この採用でレンズの明るさが従来のF1.5から，一挙に0.7となり，短い曝射時間で良い画質の写真が撮影できるため，画像に多少の歪みはあっても，欧州ではこのカメラを用いての間接撮影が主流になった。しかし，ミラー・カメラが日本に紹介されるのは昭和30年代に入ってであり，価格の関係もあって日本では，レンズ・カメラの改良が進んでいた。

昭和32（1957）年に孔なしカメラが開発されて，画面の大きさが従来の24×24 mmから30×30 mmとなり，同じ年にキャノンが長尺70 mmフィルム用のカメラを開発した。ミラー・カメラの優れた画質を知った結核専門医の要望に応えて，キャノンは昭和38（1963）年にオデルカの特許に触れない技術で国産初の70 mmミラー・カメラを開発し，昭和47（1972）年には国産の100 mmミラー・カメラが開発され，高圧撮影装置の普及とともに，画質が著しく向上し，肺癌の早期発見にも使われるようになった。

発生装置の面で，画質の向上に貢献したのは，コンデンサ型装置の開発である。昭和24（1949）年に大阪レントゲン製作所は蓄電器放電型のX線装置を発売した。敗戦後電源事情が悪い期間が10年以上続いたが，その間に撮影されたフィルムの画質の保持に貢献し，昭和30年代から活発に行われるようになったレントゲン自動車による検診では，搭載される装置はほとんどがコンデンサ型であった。

3 初期の集団検診の成績

今村荒男の宿題報告から，昭和15年頃の集団検診の成績を表1に紹介した。一部の集団（甲）は全員直接撮影で検診を行い，一部の集団（乙）は既往歴，家族歴，症状，赤沈などで直接撮影の対象を選び，別の集団（丙）は全員間接撮影で検診し，精密検診には直接撮影を行っている。検診対象は小学〜大学校までの学生，看護学生，工場従業員，徴兵検査対象者，地区の住民など多岐にわたっているが，全員にX線で検診を行った甲と丙の集団では，被験者全員に対しては1.5〜2.0％，ツ反応陽性者に対する率では，1.9〜3.2％という高率に活動性結核患者が発見されており，これに活動性疑いの者を加えると発見される率は数％に達する。特に甲のうち，貧困な開放性結核患者の周囲にいる者を対象とした検診では，13.7％という高率に患者が発見されているので，検診の重点対象とするべきことを指摘し，その他に発見率の高い大都会の室内

表2 ■ 今村の行った集団検診で発見した活動性結核患者のツ反応成績

群別	検査方法	検査数	活動性患者	ツ反応発赤径（mm）					
				0〜1	2〜4	5〜10	11〜20	21〜30	31〜	水泡形成
甲	全員直接	3,083	59 1.9	0	0	3 5.9	9 15.3	14 23.7	23 39.0	10 16.9
乙	一部直接	87,523	901 1.0	42 4.7	6 0.7	69 7.7	272 30.2	246 27.3	213 30.3	53 5.9
丙	全員間接	12,208	173 1.4	0	0	3 1.2	6 3.5	23 13.4	114 66.3	27 15.7

〔今村荒男．肺結核の集団検診．結核 1940；18：159-202．より作成〕

労働者，また現在ではデンジャー・グループといわれている，もし発病した場合に，周囲へ感染の危険の多い職業の者を重点対象とするべきことを指摘している．

今ひとつ注目されるのは，今日の考え方では「費用・効果」分析といわれている考え方を採用し，一見健康な集団を対象に患者の発見を行う場合に，公衆衛生学的な手法をとる必要性を指摘していることである．今村は優れた内科の臨床医であるが，この宿題報告で集団検診について検討を加える際に，このような斬新で，柔軟な考え方をしていることは敬服に値する．その典型的な表れが，ツ反応をどのように結核の集団検診に組み入れるかということである．**表2**には，上記の対象のなかで，全員にツ反応検査とX線検査を行えた対象について，活動性結核患者のツ反応検査成績を示してある．乙の集団に含まれている徴兵検査の壮丁については，セロファン紙を渡して，発赤の大きさを自分で記録させ，後に測定した成績も入っているので，やや正確度に劣るが，活動性患者の大半がツ反応陽性であり，まずツ反応検査を行って陽性者にX線検査を行えば，大過ないであろうとしている．X線検査の方法としては，間接撮影法が適切な方法であるが，疑わしい所見のある者には直接撮影に赤沈，理学的な所見，自覚症状，既往歴，家族歴などを加えて，活動性の判断を行うべきであるとしている．そして，患者が受診するのを待つだけでなく，すすんで患者を探し出し，早期診断，早期治療，発病予防，伝染予防を講じることが結核対策としてはなはだ重要と指摘している．

上述した阪大の今村のほかに，東大の相川，陸海軍の軍医らの研究によって，間接撮影法を利用する集団検診は確立され，昭和15，16年ころには学校や工場，軍隊などで活発に行われたが，太平洋戦争突入とともに資材などが不足し，実施が困難になり，混乱のなかに終戦を迎えた．

4 第2次大戦終了後早い時期の集団検診

敗戦後，荒廃した国土に失業者と復員兵が溢れ，混乱を極めた世情のなかで，結核は猛威を振るっていた．水道橋にあった結核予防会の第一健康相談所は，焼け残った建物を利用して結核の診療を行っていたが，フィルムなどの資材が十分に入らないため，受診者のスクリーニングは透視で行い，所見のある者には，フィルムを切って，病変部位だけを撮影していた．診療能力の関係から，1日の新患受付数を110人に制限したので，早朝から受診者の列ができるよ

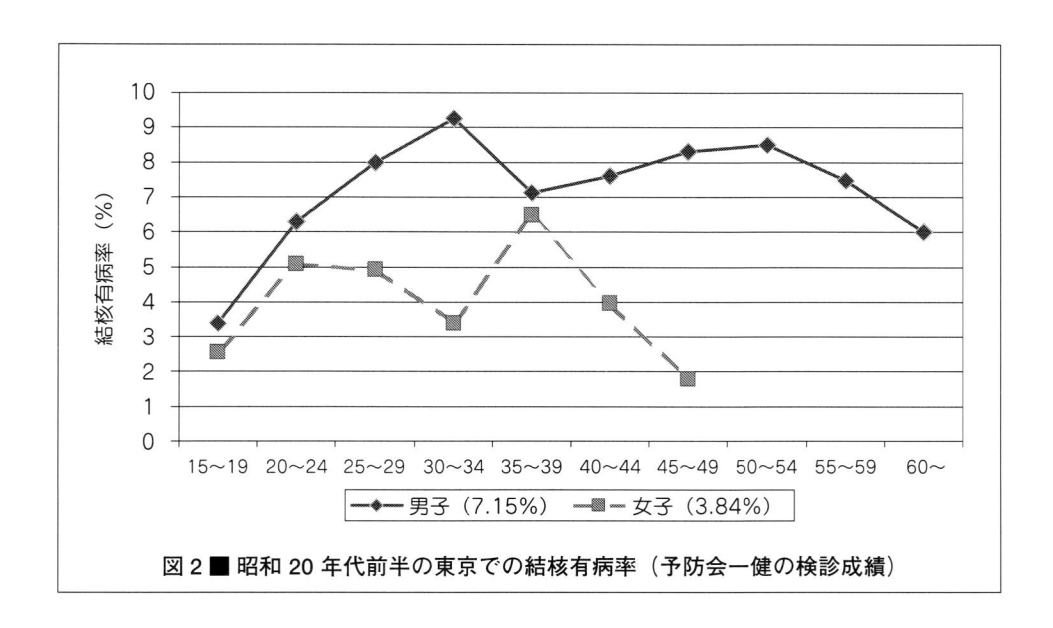

図2 ■ 昭和20年代前半の東京での結核有病率（予防会一健の検診成績）

うな状況であった。多くの国民は生きるのに精一杯で，他人のことなどを構う余裕はなかった。

このような状況のなかで，昭和21年7月に当時結核予防会の上北沢予防所の所長であった隈部英雄は，東京有楽町の駅前にテントを張り，可搬型のX線装置を持ち込んで街頭検診を行い，結核問題の重要性を呼びかけた。第一健康相談所も可搬型のX線装置を持ち運んで，都内の学校や会社，工場の集団検診を再開した。筆者はそのころ東大の学生で作っていた同好会「結核研究会」に所属し，第一健康相談所で昭和21年の5月ころから結核の勉強と集団検診の手伝いを行っていたが，それがそのまま続いて，一生結核の相手をすることになってしまった。当時の第一健康相談所が初めて集団検診を行った集団での結核患者の発見率を図2に示してある。普通に学校に通い，あるいは働いている人の間から，男で8％，女で4％弱という高率で結核患者が発見されており，当時の結核の蔓延状況をうかがい知ることができる。

昭和24年に五井保健所から結核予防会に調査課長として赴任してきた田中正一郎が編集して，昭和25年に刊行されたのが「結核集団検診の実際」と題するモノグラフである。結核研究所ならびに第一健康相談所の専門家が，結核の集団検診について，1次検診の準備と実施法，精密検診対象者の選定，精密検診の進め方，結果指導のやり方から統計の取り方まで，分担で執筆したものであり，この本が後に結核予防法の3本柱の一つとして健康診断を導入し，また結核実態調査を行った際の手引書となった。基本的な考え方は，まずツ反応検査を行い，陰性，疑陽性の者にはBCGを接種し，陽性者には間接撮影法でX線検査を行い，精密検診にはX線直接撮影と赤沈検査，痰の結核菌検査などを行い，要医療と判定された者には面接指導の上医療を行い，要観察とされた者には原則として半年ごとに検査を行うという方式である。

5 結核予防法に3本柱の一つとして採用

昭和20年代中頃に強く蔓延し，国民病ともいわれていた結核に対して，国は全力をあげて対策を行うこととし，昭和26年に結核予防法

を制定した。進みつつあった結核医学の恩恵を，地域，貧富の差なく，全国民に及ぼし，結核を制圧しようというのが基本的な考え方であり，健康診断による結核患者の発見，BCG接種による発病防止，発見された患者に対する適正な医療の普及が3本柱であった。結核患者の診療を，全国に普及していた開業医を中心とする一般医療機関に委託し，医療費と健康診断，予防接種の経費について，一部公費で負担することによって，地域，貧富の差なく対策を行うことを企図した。

健康診断については，年に1回行う定期の健康診断と，患者の家族などに行う定期外健康診断の2つを設定した。健康診断対象については，制定当時には結核は若い者に多いと推定されていたので，30歳未満の者を対象としたが，昭和28年に行った結核実態調査（この調査については，第10章で詳述する）で，30歳以上にむしろ多くの結核患者がいることが分かり，昭和30年に定期健康診断の対象が全国民に拡大され，昭和32年からは，官公立学校と市町村一般住民の定期健康診断の経費は全額公費で負担することになった。定期の健康診断は，全国民を学校の児童，生徒，職場で働いている者，これ以外の一般国民に分け，それぞれ学校長，使用者，市町村長を実施責任者として行うように定められ，必要な経費の1/3ずつを国，都道府県，市町村が負担した。

6 大企業の積極的な結核対策

第2次大戦の荒廃から漸次立ち直りつつあったが，結核に代表される感染症に悩まされていた当時の日本で，復興しつつあった大企業も例外ではなかった。多くの結核患者を抱えていたが，結核の場合には3年間休んでも身分が保証され，医療費も健康保険で負担するため，企業は大きな損害を受けていた。当時結核の治療は人工気胸療法や外科療法が主流であり，療養し始めると2年間くらいの休業は普通であった。代替要員の人件費，患者の医療費を合わせると，休業の必要な結核患者が1人発生すると，6人分の人件費に相当するくらいの経費がかかったので，結核による企業の被害は著しかった。当時休業の必要な結核患者の発生は，1年に全職員の1～2%くらいは普通であったので，全人件費の6～12%にも相当する損害を結核によって受けていたことになる。企業の結核対策として最も頼りにされたのが健康診断で，多くの大企業は企業内に結核管理室を設け，医師，X線技師，保健婦を雇用し，年に2回定期の健康診断を行って結核患者の早期発見に努めた。

その成果は見事であった。図3に某企業の1例を示してあるが，休業を必要とするような重い結核患者の発生は，年に2回の検診の開始後急速に低下し，軽症で発見された患者は，当時進歩しつつあった外来での化学療法だけで治すことができた。職場という，多くの人が長時間一緒に過ごす環境のなかで，発生する患者を早期に発見できれば，感染する機会を急速に減らすことができる。企業が経営する健康保険組合は，財政的に余裕があるので，当時政府管掌の健康保険で許された内容を上回る結核医療を提供でき，治癒を促進することもできた。このようにして，大企業では結核は急速度で減少した。これが大企業の生産性の向上に直結し，日本全体の生産性を向上させ，それがさらに国全体の健康水準を向上させるという，結核対策の成果と経済成長，さらに，それがもたらすさらなる健康水準の向上という発展するスパイラルを描くことができたといえよう。

企業の結核管理室はその成果を経営者に認められ，健康管理室となり，結核に代わって問題になってきた癌や生活習慣病，精神衛生の問題に取り組んできている。

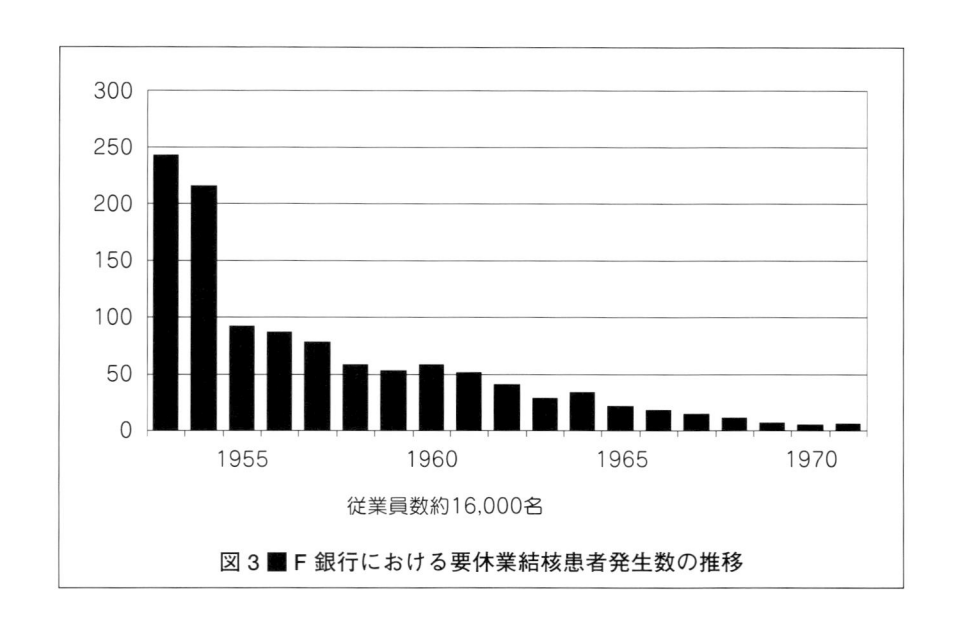

図3 ■ F銀行における要休業結核患者発生数の推移

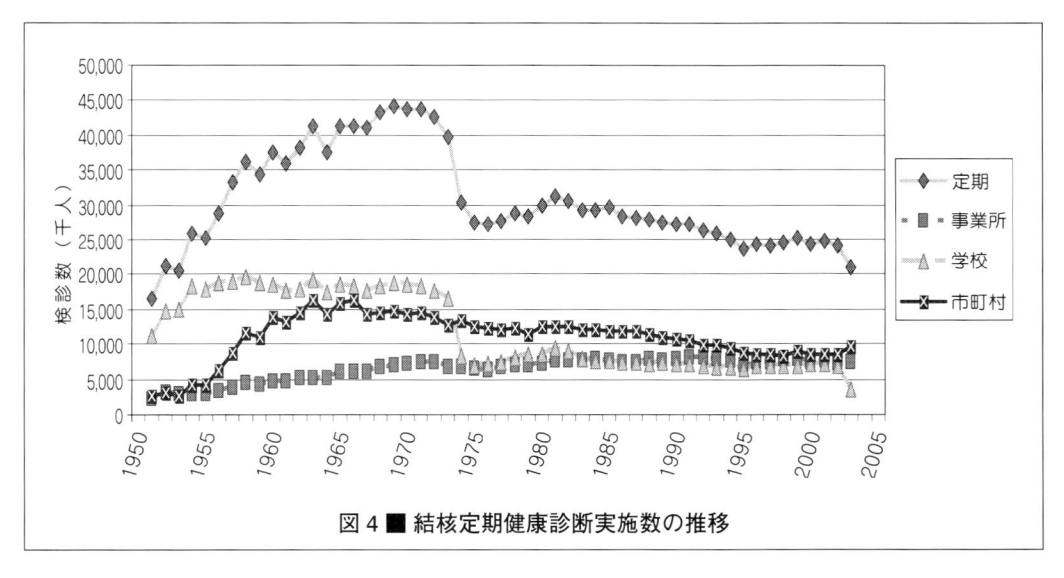

従業員数約16,000名

図4 ■ 結核定期健康診断実施数の推移

7 結核健康診断のその後の展開

結核の定期健康診断実施数の推移を図4に，定期外検診数の推移を図5に，定期および定期外の健康診断による結核患者発見率を図6に示してある。

当初1,650万人から出発した定期健康診断は，上述したように結核実態調査の成績に基づいて昭和32年に検診対象が全国民に拡大され，昭和32年からは全額公費で行われるようになり，市町村住民の検診数だけで最盛期には1,500万を超えた。一方，当初は1％に近かった結核患者発見率は，対策の効果が現れて順調に低下し，昭和40年代前半に1000対1を割り，特に若年者の多い学校検診の発見率の減少は著明であった。このため，昭和49年に小・中学校生を対象にして，検診の大幅な削減が行われた。その後も若年者の結核の減少は続いたため，昭和57年には高校生年齢での検診が削減された。また，

間接撮影法の開発，結核対策としての集団検診 ● 89

図5 ■ 結核定期外検診数の推移

図6 ■ 結核定期・定期外健康診断による結核患者発見率の推移

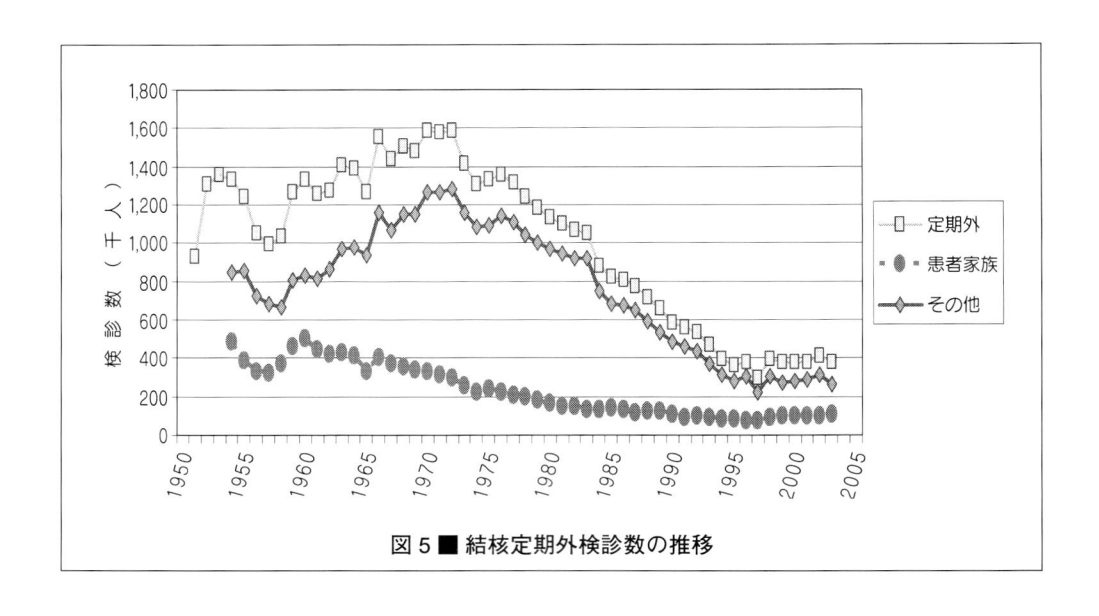

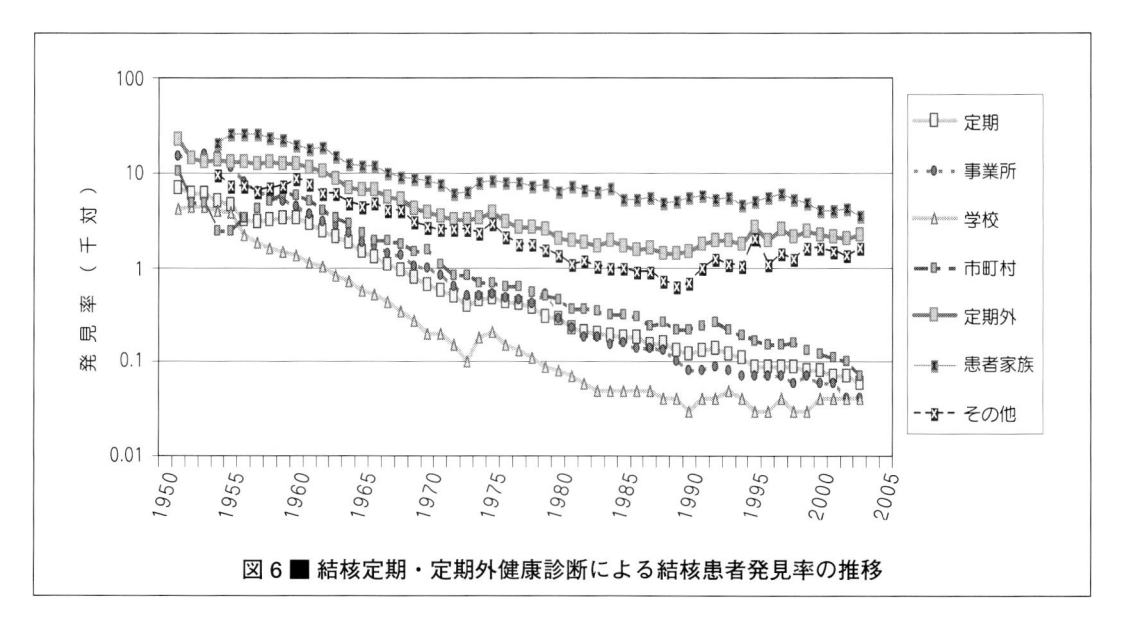

　昭和32年以降全額公費負担で行われてきた市町村住民の定期健康診断が，制度が定着したことと，補助金の削減を理由に，一般財源化が行われ，補助金制度は廃止された。ただ，検診の現場では，経費は市町村が負担し，被検者からの経費の徴収は行われていない。

　図6にみるように，定期の健康診断による患者発見率の低下はさらに続いたため，平成15年には小中学校での検診が全廃され，平成17年の結核予防法の改正では，定期の健康診断の対象は65歳以上に削減された。

　一方，定期外の検診の実施数は，結核の減少に伴い少なくなってきたが，検診による発見率，特に患者家族の検診による発見率は，図6にみるように高い値を維持しており，今後も継続する必要性が高いことが理解されよう。

表3 ■ 結核の疫学指標と健康診断の患者発見率の年次推移

	1951	1960	1970	1980	1990	2000	2003
罹患率	698	524	172	61	42	31	25
学校検診	400	100	20	8	3	3	4
職場検診	1,500	400	96	29	8	7	4
住民検診	1,000	600	124	45	22	13	7
接触者検診		1,900	809	619	536	471	356
その他の定期外検診		700	261	135	68	159	162

(10万対率)

8 健康診断のあり方についての反省

感染症対策は，対策が成功すれば，その対象である感染症が減少するという宿命をもっている。結核対策のなかでの定期の健康診断はまさにその適切な例であり，表3にみるように，結核対策を開始してからの50年間に，罹患率はほぼ1/25以下となり，定期の健康診断での結核患者発見率は1％前後から，1万対1を切る程度まで低下した。一方患者家族検診での患者発見率はいまだに高率である。このような情勢を背景に，上述したような結核対策の転換が行われ，結核対策のなかでの健康診断の地位は，患者家族など接触者への検診を除いて大きく変化した。このような健康診断の，結核対策のなかでの転換が適切に行われたかという問題について，反省してみたい。

わが国が本格的に結核対策に取り組み始めた，昭和26年に制定された結核予防法では，健康診断は予防接種，適正医療の普及とともに，3本柱の一つとして，重要な役割を果たしていた。なかでも，積極的に年2回の健康診断を導入した大企業では，検診は目覚しい効果を発揮し，大企業の結核の急速な減少に大きく貢献した。日本全体でも，図6，表3に示したような良い成績が得られた。その成果があまりにも見事で

あったため，疾病対策といえば健康診断という風潮を生んでしまった。また，結核対策のなかでも，これだけの成果を挙げた検診を削減することに不安感があり，削減は困難な情勢があった。

しかし，日本の結核対策を考える場合に，当初から結核の診療を，開業医を中心とする一般医療機関に委託していたという事実を忘れてはならない。当時結核患者数はあまりにも多く，専門機関は僻地に偏在し，当時の交通事情では保健所も郡部では通院に困難な地域も多く，結核患者の診療を一般医療機関に委託せざるをえなかった。昭和26年当時の結核治療法の中心は人工気胸療法であった。気胸には週1回の空気の補充が必要であり，補充する空気の量を決めるためにはX線での透視を必要とした。このため，日本の内科系開業医のほとんどが，X線装置と気胸器を持つことになった。X線装置があれば，外来を呼吸器症状で受診した患者で，結核を疑われる者の診断にも応用される。このため，年に2回の検診を徹底して行った大企業では，発見される患者の60％が健康診断発見であるが，検診が年に1回の一般国民では，新登録結核患者中に検診発見の占める割合は，図7に示したように，結核発病の多い時代でも20〜30％，その後は減少して10％を切ってきている。1990年以降，新登録肺結核患者については，発見方法の統計がとられているが，図8に示した

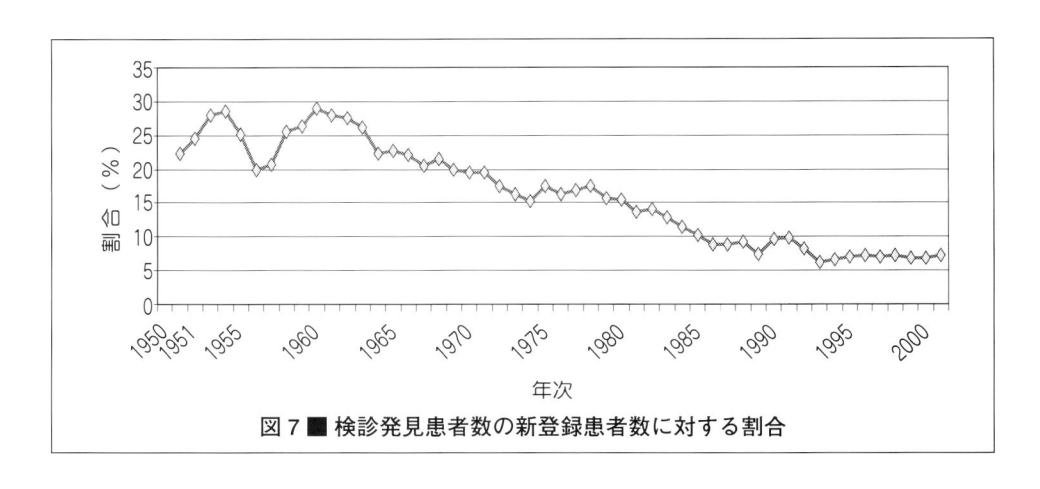

図7 ■ 検診発見患者数の新登録患者数に対する割合

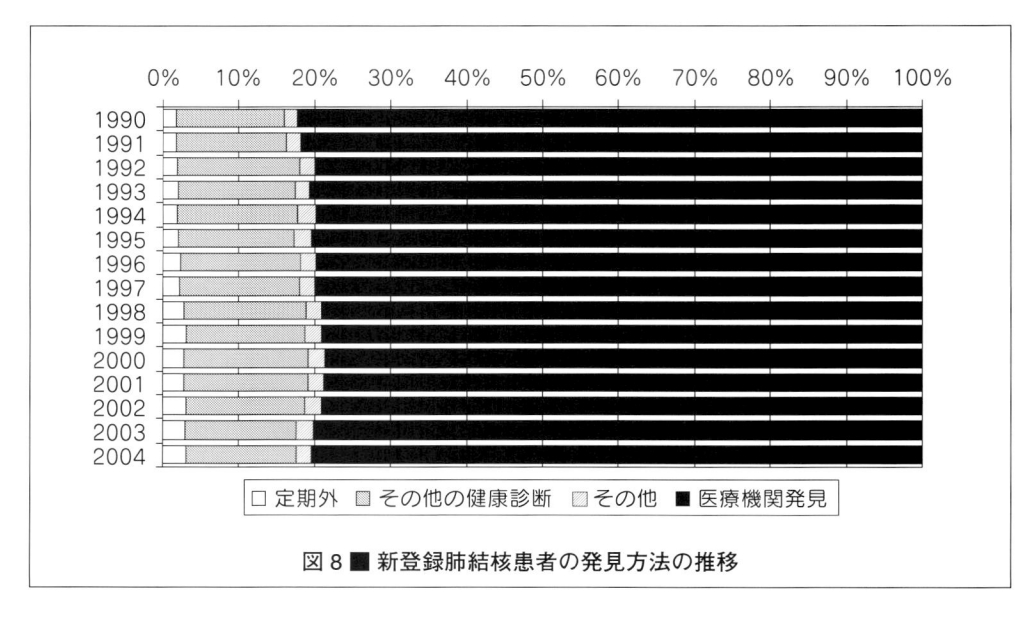

図8 ■ 新登録肺結核患者の発見方法の推移

ように，医療機関を受診しての発見が80％強を占めており，その割合にあまり大きな変動はない。肺結核はシューブ（Schub）を繰り返しながら進行する性質があり，シューブを起こした時には，しばらくは咳，痰，軽度の発熱などが続くという事実も，有症状受診による発見が多いという事実と関連してくる。

このような日本の結核患者を診断する体制を考えると，結核対策の中心に定期の健康診断を据えるという考え方は，蔓延状況の改善に伴って，もう少し早めに縮小してもよかったのかもしれない。他の疾患に対する健康診断も，早期発見が延命や医療費の節約に役立つというハッキリした証拠なしに採用され，継続されている分野が少なくない。疾病対策として健康診断を多用しているわが国の保健医療施策の反省すべき点の一つである。

第9章 日本の研究者が開発した技術

1 BCG 接種―BCG 凍結乾燥ワクチンの大量生産に成功―

1) BCG ワクチン開発の歴史

Koch R が 1882 年に結核は結核菌で起こる感染症であることを証明して以来，結核に対する薬やワクチンの開発研究が活発に行われるようになった。1890 年に Koch 自身が結核菌の培養濾液からツベルクリンを作り，最初は治療薬としての効果を期待したが，追試の結果，治療薬としては無効であると判明し，後にその希釈液が結核感染の診断に使われるようになった。

Pasteur 研究所は伝統的に生きた菌を利用するワクチンの開発に関心をもっていた。Pasteur 研究所の Cakmette と Guérin は，1908 年から 5％グリセリン加ウシ胆汁馬鈴薯培地にウシ型の結核菌を植え，3 週ごとに植え継いだ。数カ月後にコロニーの形が変わり，動物への毒力が低下してきた。さらに継代培養を続け，13 年間 230 代植え継いだ菌は，動物への病原性を失い，この菌を接種することによって，その後の有毒菌の感染に対する防御効果，すなわち免疫が得られることが分かり，開発した 2 人の研究者の名前を取って，Bacille de Calmette et Guérin，その頭文字から BCG と命名された。

最初の人体投与は 1921 年にフランスの Weille-Hallé によって経口投与で行われ，1924 年ころからかなりの経口投与がフランスを中心に行われた。当時欧州では結核ウシの牛乳を飲むことで，腸から初感染を起こすものがかなり見られたため，その予防として経口投与が試みられた。

1929 年 10 月から 1930 年 4 月にかけて，ドイツのリューベック市で BCG の経口投与を受けた 251 人の小児から，結核患者が多発し，72 人が死亡するという大事故が起こり，そのうちの 68 人は剖検で結核であることが確認された。しかし，詳しい調査の結果，ワクチンを製造したリューベック市病院の研究室で保存していた有毒のヒト型結核菌 Kiel 株が，製造中に汚染を起こしたためであることが判明し，BCG 接種は再開された。

2) 日本の初期の研究

日本へは，Calmette から分与された BCG 株を，赤痢菌の発見者志賀潔が大正 14（1925）年留学から日本へ帰国する際に持ち帰ってきた。その後伝染病研究所で今村荒男らが研究を始め，今村は阪大に移ってからも，活発に BCG の研究を続けた。

昭和 10 年ころ，結核は強く蔓延し，多くの青年の命が失われているのに，治療薬はなく，結核の発病予防のために，ある程度の実績のある BCG について共同で研究を進めることになり，昭和 13（1938）年 4 月に日本学術振興会（学振）に第 8 小委員会が組織され，長与又郎が委員長となり，全国の大学，研究機関から 34 名の委員が指名されて，共同研究が行われることになった。当時各大学間の対抗意識は特に医学の世界では著明であったので，このような共同研究組織が結成されたのは画期的なことであっ

まず問題になったのは，BCGの毒力，安全性であったが，繰り返し動物を通過させても毒力は復帰せず，ヒトに皮下接種すると発生する潰瘍やリンパ節腫脹から分離されたBCGの毒力にも変化はなく，また実際に多くの人に接種した場合にも，局所変化は見られるが，全身のほかに病変が生じた例はなく，安全性が確認された。

BCGの効果について，主としてモルモットを用いて動物実験が行われた，接種法は皮下（0.001～1 mg），皮内（0.02～1 mg），静脈内（0.02～10 mg），腹腔内（0.02～2 mg），経口（1～10 mgを1～30回）などさまざまなルートが試みられた。経口接種では，免疫効果は得られなかった。それ以外のルートでは，0.005 mg以上の接種で，結核感染に対するある程度の防御免疫が得られた。

ヒトを対象とする効果の評価は，水兵，学校の児童・生徒，工場労働者などを対象として，ツベルクリン反応を行い，陰性者を2群に分け，主として皮下接種で，液体BCGワクチン0.05～0.06 mgを接種する群と接種しない対照に分けて，両群からの結核発病率，死亡率を比較し，発病した結核患者の病型を比較した。接種後の観察期間は大半が1～2年で，一部の集団では3～5年間観察された。全国で28の集団について研究が行われた。大半の集団で，接種群では対照に比し発病率が1/2以下に低下し，死亡率も8～1/10に低下していた。発病者の病型別の観察では，初感染型が1/2～1/3に，血行播種型や慢性型は1/4～1/10に低下しており，初感染後の播種を抑えると推定された。

これらの成績から，BCG接種は有効と結論され，実施されることになったが，皮下接種では局所反応が強く，長く残ることから，実際の接種については，学振の委員会は，局所反応が軽い皮内接種を推奨することになった。

この学振の第8小委員会の共同研究では，接種群と対照の選び方は，今日の無作為対照実験のような厳格な選び方はされていなかった。したがって，この成績を根拠に対策に用いることには，批判もありうる。しかし，当時既に一部の研究者は，今日の目で見ても批判に耐えうる対照研究を行っていた。今村荒男は阪大の看護婦生徒を対象にBCGの効果の研究を行っていたが，最初は年度ごとに接種する群と対照群を作り，昭和5，7，8，9，10年のツ反応陰性者に接種し，昭和2，4，6年のツ反応陰性者を対照にし，2年以内の発病率が対照群11.1％，接種群5.5％，死亡率は6.8％と0.5％で，接種により発病が半減し，死亡は1/10以下になることを明らかにしていたが，昭和11年以降は，同じ入学年度の看護婦生徒のツ反応陰性者を2分し，交互に接種する者と対照とを作った。**表1**に示したのは，その成績であり，発病が対照の38％まで，死亡は0まで低下している。χ^2の値は発病率については16.67，死亡率は7.42でBCG接種の有効性が示されている。

今村の研究成績から，観察開始後の期間別に見た累積発病率を**図1**に示した。当時の看護婦は看護学校入学時のツ反応陽性率が47.7％で，半数近くがすでに感染していたが，在学中の感染もかなり高率であったと想像され，対照群の発病率は急上昇を続けている中で，BCG接種群の発病率は半分以下に抑えられ，2.5年以降ほとんど上昇していない。上述の学振の成績で慢性型の発病を抑えていた事実と一致する。

昭和17（1942）年から国民学校卒業生で就職を希望する者に接種が始まり，学振がその有効性を昭和18（1943）年に発表し，昭和19（1944）年からは国民体力法に取り入れられて，工場の従業員などへの接種が始められ，昭和21年には接種対象が11～20歳の青年，翌昭和22年には11～25歳に対象が拡大され，昭和23（1948）年からは予防接種法に組み入れられ，昭和26（1951）年制定の結核予防法では，3本柱の一つ

表1 ■ 阪大看護婦生徒の BCG 接種有無別に見た結核の発病と死亡（今村荒男）

入学年度	結核発病 ツ（−）BCG 人数	発病	ツ（−）対照 人数	発病	ツ陽性 人数	発病	結核死亡 ツ（−）B 死亡	ツ（−）対照 死亡	ツ陽性 死亡
11・4	16	1 (1)	18	7 (2)	27	5 (1)	0	1 (0)	2 (0)
11・10	12	3 (1)	14	3 (0)	13	4 (1)	0	1 (0)	0
12・4	15	2 (1)	15	7 (1)	14	3 (1)	0	1 (0)	0
12・10	10	3 (0)	12	5 (2)	18	2 (0)	0	2 (0)	0
13・4	27	5 (1)	28	9 (3)	44	12 (3)	0	2 (0)	1 (0)
13・10	8	1 (0)	9	3 (0)	14	3 (1)	0	0	2 (1)
14・4	14	0	13	3 (2)	34	6 (0)	0	0	0
14・10	11	1 (0)	13	5 (0)	34	4 (0)	0	1 (0)	0
15・4	23	1 (0)	13	3 (0)	46	5 (0)	0	1 (0)	0
合計	136	17 (4)	135	45 (10)	244	44 (7)	0	9 (0)	5 (1)
率	12.5	9.6 (2.9)	33.3	25.9 (7.4)	18.0	15.2 (2.9)	0	6.7 (0)	2.0 (0.4)

カッコ内は 2 年以降の発病，最下段は発病率または死亡率を総数，2 年以内（2 年以上）に分けて示した。

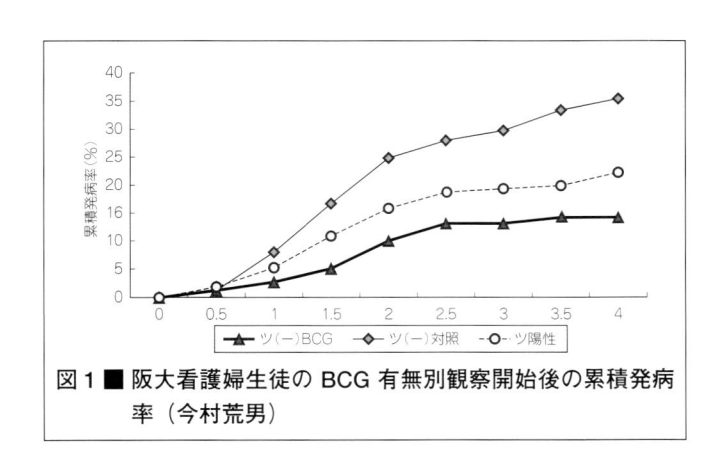

図1 ■ 阪大看護婦生徒の BCG 有無別観察開始後の累積発病率（今村荒男）

として，30 歳未満のツ反応陰性者，疑陽性者に行われるようになった。この中の，昭和 22 年以前に行われた接種が，第 2 次大戦後の 15〜19 歳の結核死亡の減少に貢献したかもしれない点については，第 3 章ですでに述べたとおりである。

3）凍結乾燥ワクチンの大量生産に成功

BCG 接種の特色の一つは，生ワクチンでないと効かないということである。死菌では免疫は発生せず，局所変化だけは見られるという困ったことになる。当時使われていたのは培養した BCG を浮遊させ，ガラス球などと一緒に振盪して，均等な菌液とした液体ワクチンで，氷室に保存しても，10〜14 日を過ぎると生菌が減るので，製造後早い時期に使う必要があった。特に交通事情が悪く，停電も頻発した第 2 次大戦後には，長期間保存できるワクチンへの要望が強くなった。また，当時種々のワクチンによる事故が多発したが，万一の事態を考慮して安全試

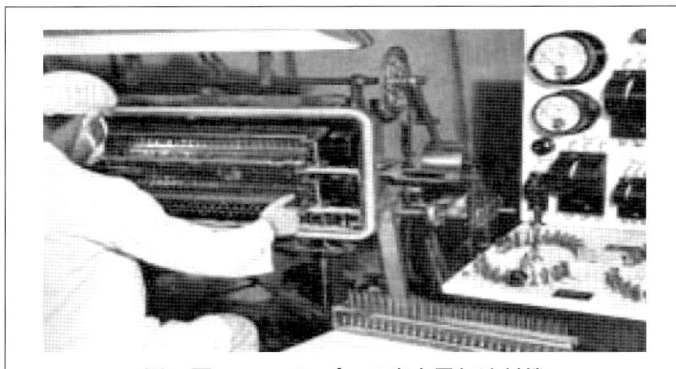

図2 ■ BCG アンプルの真空電気溶封機
〔Obayashi Y. Dried BCG Vaccine. p29, WHO 1955. より転載〕

験をしようとしても，動物に感染させても発病まで時間のかかる結核では，安全試験をする時間的な余裕もなかった。ワクチンを凍結乾燥して保存できないかという課題は，大切な問題なので，BCG を結核予防に用いていた陸海軍でも重要課題として，戦時中にも研究を続けることができたが，その経験を活かしての研究が，戦後の困難な状況の中で続けられた。その中心となったのは，結核予防会結核研究所（結研）（大林容二ら），伝染病研究所から分離して新設された予防衛生研究所（予研）（柳沢　謙ら）と仙台の東北大学抗酸菌病研究所（海老名敏明ら）の研究者であった。また，図2 に示したのは，大量生産するためにアンプルを電機熔封する装置であるが，この開発については，東大工学部の隈部らが支援した。

まず凍結乾燥した際に菌の生死に影響する多くの要因が系統的に検討された。その中で，予研の橋本達一郎は菌を培養した際の発育の時期別に，凍結乾燥に対する抵抗力を検討し，一般細菌とは異なり BCG では，平衡期の菌は弱く，Sauton 培地で培養開始後 9〜10 日の対数期の若い菌の方が，凍結乾燥に強いことを見出した。また凍結乾燥させる温度については，−30℃でゆっくり凍結する方が，−70℃で急速に凍結させるより生菌の減少が少ないことが分かった。アンプル内の湿度は少ないほど良いことが分かった。最も重要なのは，溶媒である。凍結乾燥中にどれくらい生菌が失われるか，再溶解時に均等な菌液が得られるかが問題になる。多くのものが試験された結果，糖類とペプトンに溶かすと，凍結乾燥中の菌の死滅が少ないことが明らかにされ，糖類の中では saccharose（ショ糖）と glucose（ブドウ糖）lactose（乳糖）が mannite より溶媒として優れていることが明らかになった。このような研究の結果，ショ糖を溶媒に用いた凍結乾燥 BCG ワクチンが完成した。このワクチンは 5℃で保存すると 1 年後にも生菌の量はほとんど変わらないので，安全試験などを行ったうえで使用することができる。このようにしてショ糖を溶媒にして作られた凍結乾燥 BCG ワクチンは，世界に先駆けて完成し，昭和 24（1949）年から実用化された。

この成果が，世界からいかに高く評価されていたかは，昭和 26（1951）年 9 月に，ビルマ（現在のミャンマー）のラングーン（現在のヤンゴン）で WHO とユニセフの共催で開催された南東アジアと太平洋地域共同の BCG に関する会議に，いまだ被占領中の日本から，当時の結核研究所所長隈部英雄が招聘されて，参加していることからも，うかがい知ることができる。また，乾燥 BCG ワクチンの製造と，その裏づけ

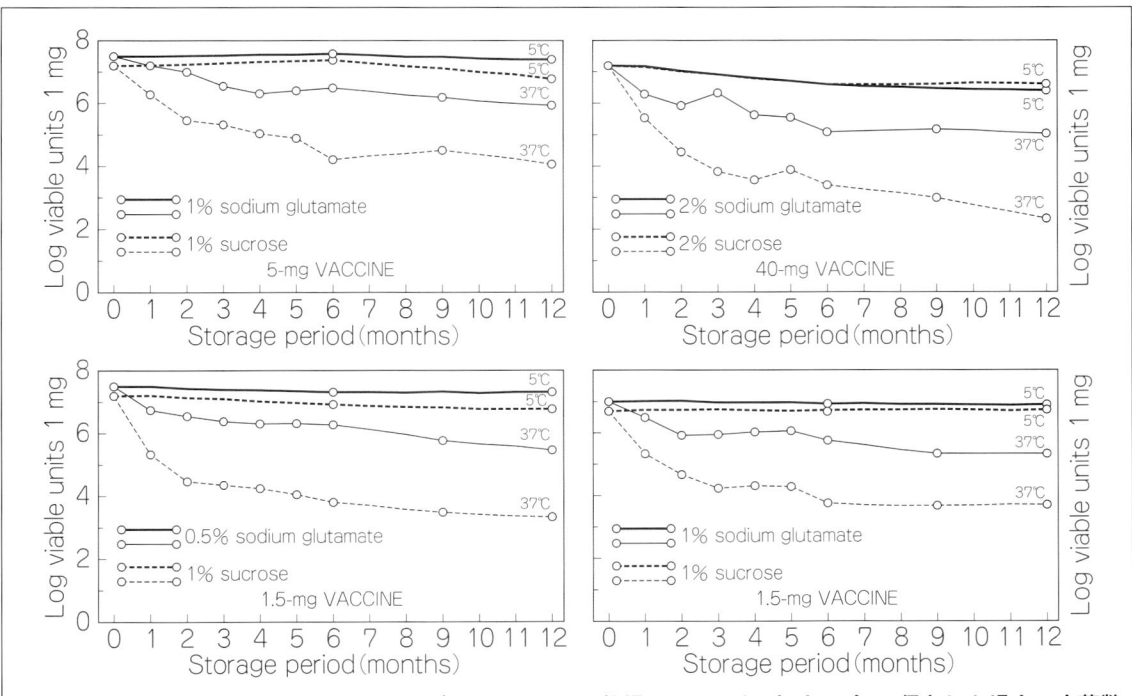

図3 ■ 溶媒にショ糖とグルタミン酸ソーダを用いた BCG 乾燥ワクチンを 5℃と 37℃で保存した場合の生菌数の変化

〔Obayashi Y, Cho C. Further studies on the adjuvant for dried BCG vaccine. Bull WHO 1957；17：225-274. より転載〕

となった研究業績を記載した大林容二著のモノグラフ "DRIED BCG VACCINE" が 1955 年に WHO から刊行された。

ショ糖を溶媒に用いた凍結乾燥ワクチンは，冷蔵すれば生菌数は低下しないが，保存温度が上がると生菌数が少なくなる。多くの途上国では，現在でも電気の供給は不十分で，cold chainを維持するのは容易ではない。BCG を最も必要としているのはこのような国々であり，厳しい条件で保存中に生菌数の減少が少ない凍結乾燥ワクチンの開発が望まれていた。日本の研究者は，さらに研究を重ね，溶媒にグルタミン酸ソーダを用いることによって，図3 に示したように，37℃で保存しても生菌数の低下が少ない凍結乾燥 BCG ワクチンの開発に成功した。東京 172株と呼ばれる菌株で作られたワクチンは，0.05 mg というヒトへの接種量で，100 万個以上の生きた BCG 菌が入っており，5℃で保存するなら 2 年間，37℃での保存でも 1 カ月は必要な生菌数が保たれている。日本国内でのヒトへ接種した後のツ反応陽性率についてもまず日本国内で，さらに外国でも多くの研究が行われ，優れた成績が確認されている。その一部を紹介すると，図4 の左半分には，当時コペンハーゲンにあった WHO の Tuberculosis Research Office が行ったコペンハーゲンの Statens Serum Institut 製造の液体ワクチンを 2 週間冷蔵したものと，冷蔵した日本製の乾燥ワクチン，2 カ月 37℃に保存した乾燥ワクチンを接種後 4〜6 カ月のツ反応成績で比較し，37℃2 カ月の保存で，ツ反応の成績に影響がないことが示されており，右半分はアフリカのナイジェリアで，日本製の乾燥ワクチンを 1 カ月室温（昼間 20℃，夜間 37℃）と 37℃，42℃で保存した場合の接種 4〜6 カ月後

のツ反応成績をデンマーク製の液体ワクチンを2週冷蔵したものと比較した実験の成績で，(1)は接種6カ月後，(2)は18カ月後の成績であるが，この条件での保存では，ツ反応成績に影響は見られていない。また，同じ研究者が日本製の溶媒にグルタメートを用いた乾燥ワクチンと，溶媒にショ糖を用いた乾燥ワクチン，フランス製の溶媒にグルタメートを用いた乾燥ワクチン，それにデンマーク製の液体ワクチンを種々の条件で保存し，接種後4〜6カ月のツ反応成績で比較すると，液体ワクチンは30℃1カ月の保存で力価が著しく低下し，フランス製の乾燥ワクチンの力価は全体として低く，日本製乾燥ワクチンも溶媒にショ糖を用いたものは30℃1カ月の保存で力価が低下するが，溶媒にグルタメートを用いたワクチンは，30℃1カ月の保存では，力価の低下が見られておらず，耐熱性であることが確認されている。

この東京172株を用いて作られたBCG乾燥ワクチンは優れた製品であり，長くWHOの標準製品として用いられてきた。現在でも世界の多くの国で，副作用の少ない優れたBCGとして用いられている。しかも，この技術は特許をとることなく，全世界に公開された。凍結乾燥BCGワクチンの大量生産に成功した一連の研究は，日本の結核病学界が世界に誇ってよい研究業績の一つである。

4) その後の日本国内でのBCG接種の動きと反省

昭和26（1951）年に施行された結核予防法の中で，BCG接種は健康診断，適正医療の普及とともに，3本柱の一つであり，30歳未満の者は毎年ツベルクリン反応検査を受け，陰性者，疑陽性者にはBCGが接種された。図5にはBCG接種数の推移を総数と乳幼児に対する接種に分けて示してある。昭和24（1949）年に接種数が激減しているのは，乾燥ワクチンへの切り替え のためで，昭和24年以降の接種は乾燥ワクチンで行われた。

その後の動きの中で注目されるのは，再接種，再々接種がかなり最近まで続けられたことである。結核対策としてBCG接種を導入した際に，接種対象を選ぶのに，ツ反応を用い，発赤で10 mm未満の陰性者，疑陽性者を接種の対象者としたのは，BCG未接種の集団では，ツ反応発赤の分布が双峰型を示し，発赤が10 mm未満の者は大半が結核未感染者と考えてよいことから，理解できる。BCGを接種した者では，結核感染を受けた者ほど強くは出ないが，ある程度のツ反応が出現する。結核の免疫を測る方法は現在でも確立されていないが，免疫とツ反応との関係については，当時は，上述した図4，表2の成績がその1例であるが，高い力価のワクチンを接種するとツ反応は強く出現し，免疫も強く付き，力価の弱いワクチンではツ反応が弱く，免疫も不十分であり，双方にある程度の相関があると考えられていた。このため，再接種の対象を選ぶ基準にも，BCG未接種者と同じ基準を選んでしまった。当時の結核の蔓延状況が，今とはまったく異なり，結核は強く蔓延し，治療の手段の進歩も十分でなく，結核対策の中で，発病予防にかなりの重点が置かれていた事情も考慮せねばならない。

再接種がかなり行われると，局所反応が問題になってくる。BCG接種後には，ツ反応は陰性，疑陽性でも，ある程度の免疫があるため，再接種をすればコッホ現象がみられ，接種局所に早期に強い反応が起こり，潰瘍になる。接種がやや深めに行われた場合には，潰瘍が治るまでかなりの期間がかかり，BCG接種は歓迎されない接種となってきた。昭和30年代には学校では毎年ツ反応検査が行われ，陰性，疑陽性者にはBCGが接種されたため，児童生徒の中には，ツ反応部位を擦ったり，吸ったりして，なんとか反応を陽性に見せ，接種を免れようとする者

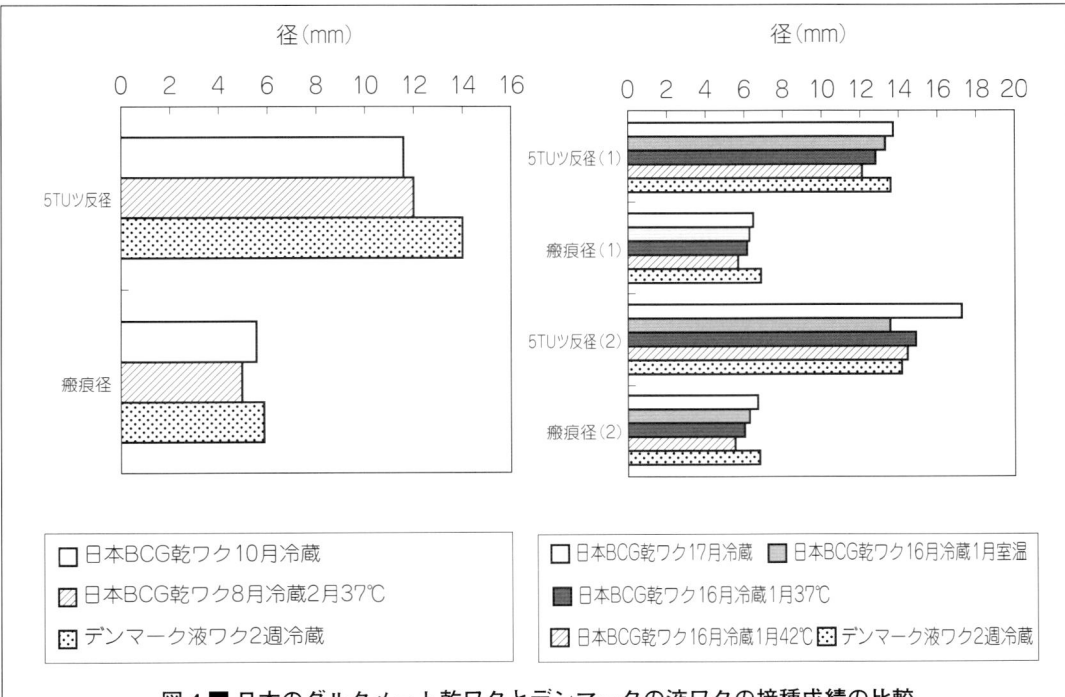

図4 ■ 日本のグルタメート乾ワクとデンマークの液ワクの接種成績の比較
〔Geser A, Azuma Y. Further studies on the Heat-Stability of Freeze-Dried Glutamte BCG Vaccine. Bull WHO 1960；22：171-6. より〕

表2 ■ 溶媒と製造国別乾ワクと液ワクの接種成績の比較

ワクチンの種類	保存条件 冷蔵	保存条件 温度への曝露	5TU ツ反応径 (mm)	局所瘢痕径 (mm)
日本製乾ワク 溶媒グルタメート	10月	なし	12.1	5.5
	9月	30℃ 1月	13.6	5
		42℃ 1月	10.1	5.3
		50℃ 1月	9.3	4.2
日本製乾ワク 溶媒ショ糖	8月	なし	14.2	5.4
	7月	30℃ 1月	10.4	4.8
		42℃ 1月	10.2	4.4
		50℃ 1月	5.1	2.7
フランス製乾ワク 溶媒グルタメート	6週	なし	9.8	5.4
	2週	30℃ 1月	10.6	4.3
		42℃ 1月	5.7	2.2
		50℃ 1月	6.0	1.3
デンマーク製液ワク	2週	なし	14.3	5.5
	5週	なし	13.5	4.9
	1週	30℃ 1月	5.2	2.4

〔Geser A, Azuma Y. Further studies on the Heat-Stability of Freeze-Dried Glutamte BCG Vaccine. Bull WHO 1960；22：171-176. より〕

図5 ■ 日本のBCG接種数の推移

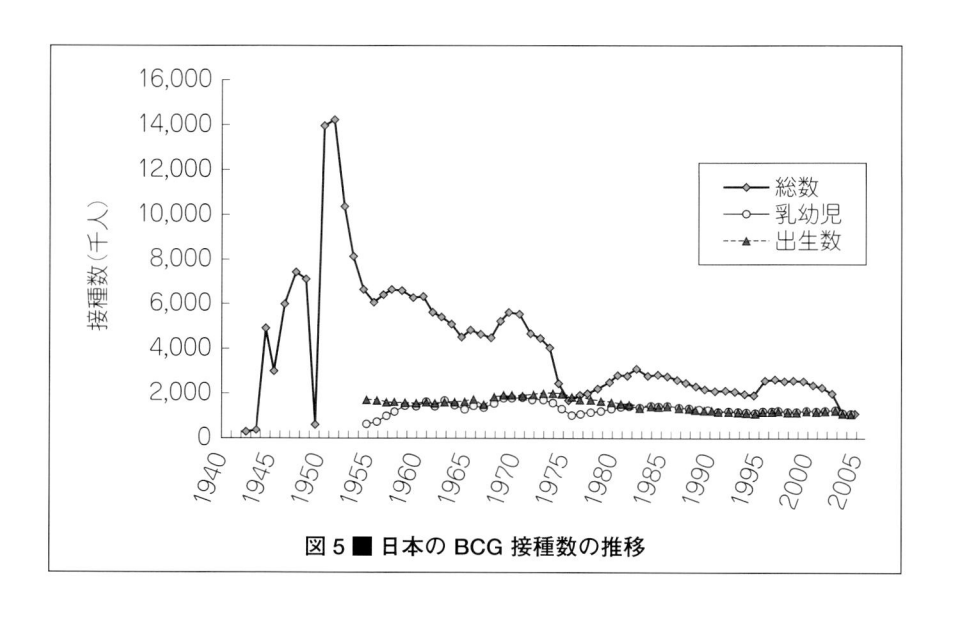

が少なからず見られた。ツ反応を判定する医師の方にも，発赤径が10 mm前後のものは，10 mmと測定すれば陽性となり，接種をしないですむため，このツ反応でBCG接種の対象を決めるというツ反応測定の際の，発赤径の度数分布をとると，8〜9 mmが異常に少なく，10 mmが突出する分布が得られた。このような事態に対応して，接種後の局所反応の軽減が緊急の課題となった。

すでに当時コペンハーゲンにあったWHOのTRO（Tuberculosis Research Office）の研究によって，図6, 7に示したようにBCG接種の深さを皮内の浅い部分から，中間，やや深め，皮下と変えても，接種菌量が同じなら，接種後のツ反応は同様であるが，局所反応は接種の深さに強く影響され，接種が浅く行われるほど局所反応が軽いことが分かっていた。しかし，実際に皮内に極めて浅く接種することは容易ではない。西欧ではツ反応とBCGの皮内接種については，特別に訓練した専門のナースに担当させている国が少なくない。日本では医師法の規制により，予防接種は医師のみに許されているので，すべての接種を皮内に浅く行うことは，一層困難である。より確実に皮内に浅く接種するとすれば，経皮接種ということになる。種々の経皮接種について広範な研究が行われた結果，朽木五郎作の開発した管針を用いて，経皮接種用の濃いワクチンを塗布した上から圧刺する経皮接種法が最も適切な方法と判断され，昭和42（1967）年からBCG接種は経皮接種法に切り替えられた。

次の段階で問題になったのは，再接種，ことに3回を超える再接種の必要性であり，小児の結核は最も早く減少したので，昭和49（1974）年に，乳幼児と小中学生を対象に，健康診断とBCG接種の大幅な改定が行われた。乳幼児については，4歳に達するまでにツ反応検査を行い，陰性者，疑陽性者にはBCGを接種する。小中学生では，義務教育の入り口と出口でツ反応陰性の者には免疫を付与し，陽性者には健康診断を行うことを原則としたが，中学校3年生を対象としたのでは，BCG接種が適切に行われたか否かを評価する機会がないので，中学校2年生を対象にツ反応検査を行い，陰性者にはBCGを接種し，3年生でツ反応を再検することとした。しかし，学校保健関係者からは，中学でも入り口で健康診断を行いたいという強い要望があり，昭和57（1982）年から，中学校でのツ反応検査

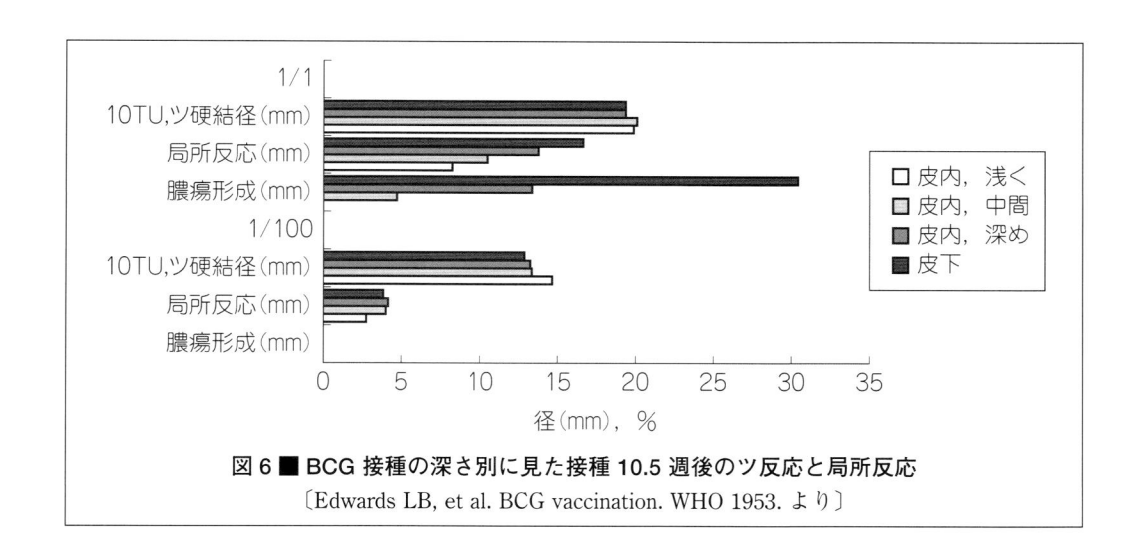

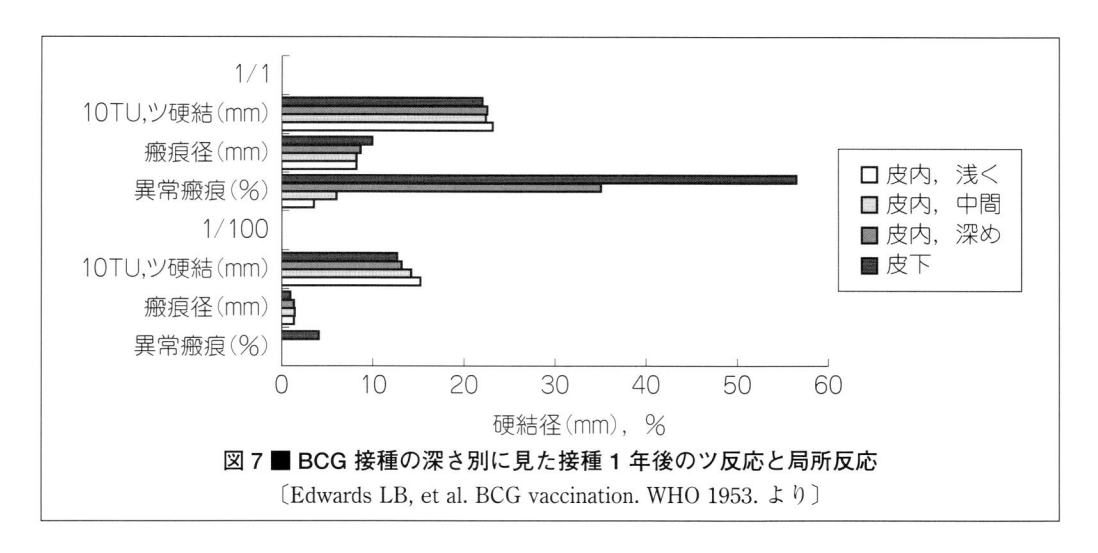

図6 ■ BCG接種の深さ別に見た接種10.5週後のツ反応と局所反応
〔Edwards LB, et al. BCG vaccination. WHO 1953. より〕

図7 ■ BCG接種の深さ別に見た接種1年後のツ反応と局所反応
〔Edwards LB, et al. BCG vaccination. WHO 1953. より〕

を中学校1年生で行い，BCGを接種した者については，2年生で再度ツ反応検査を行う方式に改定された。

このような一連の改定の中でも，基本的な考え方として，BCG接種後のツ反応を陽性に保とうと考えていたことは否定できない。しかし，上述したように，BCGワクチンの力価（主として生菌数で示される）と接種後のツ反応の強さには，集団としてみた時には相関が見られるが，個人としてみた時には，接種後の「ツ反応陰性＝結核免疫なし」といいきれないことは，図8，9に示したタイで行われたBoonsongと東の研究成績が示す通りである。図8に見るように，初接種の場合，ツ反応陰性者では局所反応は接種3〜4週後にかけてゆっくりと出現するのに対して，ツ反応陽性者では早期に強い局所反応がみられ，これがコッホ現象である。ところが再接種の場合には，ツ反応陽性者で早く強く局所反応が見られるのは当然であるが，ツ反応陰性でも，陽性者ほどではないが，接種後早期にある程度の反応が見られており，「ツ反応陰性＝結核免疫なし」ではなく，ある程度の免疫の存在が考えられ，再接種者選定の基準として，ツ反応陰性を用いることが問題であることが分かる。

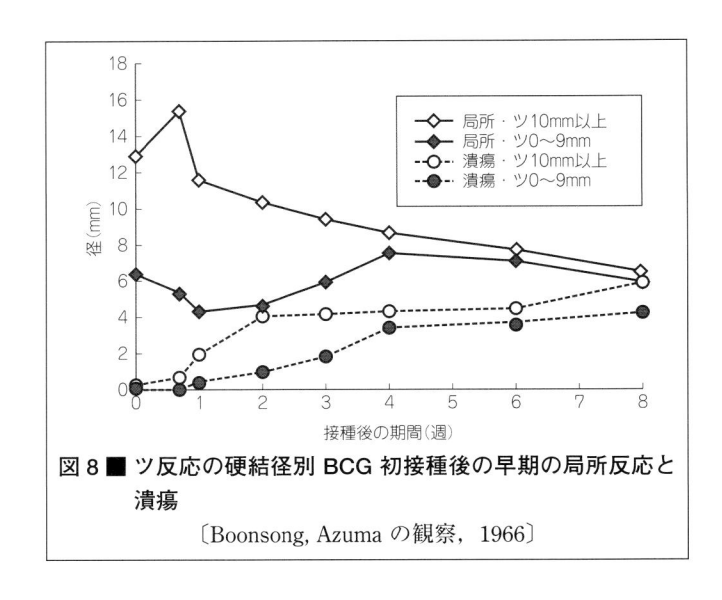

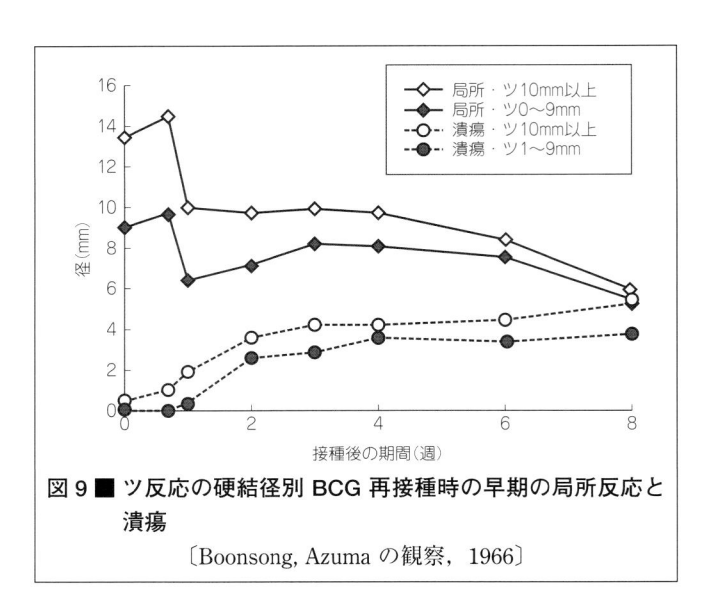

図 8 ■ ツ反応の硬結径別 BCG 初接種後の早期の局所反応と潰瘍
〔Boonsong, Azuma の観察, 1966〕

図 9 ■ ツ反応の硬結径別 BCG 再接種時の早期の局所反応と潰瘍
〔Boonsong, Azuma の観察, 1966〕

　BCG 接種自体の効果の持続期間についても, 英国の中学生での無作為割当対照実験では効果が 15 年持続し, その後接種群と対照群との間に発病率の差が見られなくなったとされているが, 結核対策の成果で, 対照群の発病率も低下した結果であり, その後 Aronson が北米で原住民を対象として行った研究の遠隔成績では, 発病抑制効果は 50 年持続したことが報告されており, 適切な技術で接種された場合の効果はかなり長期間所持続すると考えられ, 再接種の効果を示す対照実験の成績がないことも併せて, 再接種の必要性について疑問が出された。結核対策の成果で, 若年者の結核が激減したことも併せて, 平成 17（2005）年の結核予防法の改正の際に, BCG の再接種は廃止され, 乳児に対して生後 6 カ月に達するまでに, ツ反応抜きの直接接種で行われるように変わった。

　振り返ってみれば, 接種法の変更よりも, 接種回数の削減を優先して考えるべきであったと思われ, 反省するべき点の一つである。

2 ウサギの肺に空洞を作ることに成功

　化学療法が開発される以前の結核は，多くの患者が死亡する予後の良くない病気であった。結核が進展する経路には，結核菌が気管支，消化管などの中を通って広がる管内性，血流に入って広がる血行性，リンパの流れに入って広がるリンパ行性の3つがある。感染後早期に，生体側の免疫が不十分な場合には，肺門リンパ節から縦隔のリンパ節が次々と侵され，静脈角のリンパ節から大量の結核菌が血流に入ると，粟粒結核を起こし，予後は不良であった。もう一つの型である慢性の経過をとる肺結核では，肺に生じた空洞が，他の部位への転移源となり，また周囲への感染源ともなるので，空洞にどう対応するかが結核臨床での，また公衆衛生での大きな課題であった。

　そのためには，まず空洞がいかに形成されるかを解明しなければならない。結核病変の特色として，乾酪変性を起こし，その内容が排除されて空洞となるので，多くの結核病変の中で，乾酪変性病変はどのようにして形成されるかを解明せねばならない。

　この重要な課題にウサギを用いた実験で取り組んだのが，1947年4月に復員して刀根山病院に勤めていた山村雄一である。肺に結核菌を吸入させても，なかなか空洞はできず，多くのウサギは肺炎で死亡した。表3に示したように，結核菌を普通の水に浮遊させた状態で注入してもすぐに排除され，空洞はできにくいが，結核菌を流動パラフィン・脱水ラノリン混液に懸濁させたものを肺内に注入すると，菌は肺内に留まり，ヒトの空洞に似た空洞をウサギで作ることに成功した。さらに，事前にウサギに結核菌の菌体成分を注射し，遅延型過敏症（典型的なものはツ反応）が強く成立した状態で，結核菌を肺内に注入すると，表3に見るように，確実に乾酪化，そして空洞化する事実を発見した。

　さらに実験を進めた結果，生きた結核菌だけでなく，事前に感作しておけば，結核菌の菌体成分を注射しても空洞ができることを明らかにされた。菌体成分の中のどの成分なら空洞が形成されるかについても検討を加え，表4に示したように，結核菌から抽出したリポ蛋白質を用いることによって，少量で高率に空洞形成に成功した。その成果は1954～1956年にかけて内外の学術誌に発表され，1959年に，山村雄一の「結核菌の生化学的研究」に対して朝日賞が贈られている。

　この研究に端を発した山村の研究は，その後免疫学全般に研究の枠が拡大され，多くの成果を挙げたことは周知の通りである。

　1980年代に入ってエイズの流行が始まった。エイズ患者では免疫の低下とともに日和見感染にかかりやすくなるが，その典型的な一つが結核である。エイズ患者ではツ反応が弱くなる。言い換えれば，遅延型過敏症が低下している。山村のウサギでの実験空洞に関する研究がヒトにも当てはまるならば，エイズに合併した結核では空洞ができにくいはずであるが，ヒトのHIV感染例の結核で，その事実が確認された。このことを，WHOの会議に出て確認し，山村先生にお知らせした時の先生の笑顔が忘れられない。

3 カナマイシンの開発

　最初の抗結核薬であるストレプトマイシン（SM）が米国のWaksmanによって開発されたのは1944年，Hinshawらによってヒトの結核での効果が臨床的に確かめられたのは，1945年である。その単独使用では，当然耐性菌が発生したが，1946年にパラアミノサリチル酸塩（PAS）

表3 ■ 生菌による結核性空洞の形成

感作	2次抗原（肺内注射）	注射後剖検まで（日数）	空洞形成
1）ウシ型結核菌（三輪株）加熱死菌と流動パラフィン，脱水ラノリン，均質化ウサギ肺の混合液	ウシ型結核菌（三輪株）加熱死菌と流動パラフィン，脱水ラノリン浮遊液	30日 50〜60日 70〜350日	4/4 4/4 7/7
なし	同上	30日 60日	1/2 1/3
1）と同じ	なし	30日 60日	0/2 0/1
同上	ウシ型結核菌生菌生食浮遊液	30日	1/5（内3死亡）
なし	同上	30日	0/2
なし	流動パラフィン・脱水ラノリン（3：1）混合液 0.1 ml	30日 60日	0/2 0/2
ヒト型結核菌（青山B株）加熱死菌と流動パラフィン，脱水ラノリン，均質化ウサギ肺の混合液	ヒト型結核菌（青山B株）生菌の流動パラフィン，脱水ラノリン浮遊液	30日	1/3
同上（Frankfurt株を使用）	ヒト型結核菌（Frankfurt株）生菌生食浮遊液	30日	1/3

最右端，空洞形成欄は，分母が実験したウサギの数，分子は空洞形成ありの数。
〔山村雄一，ほか．結核のアレルギー：実験的空洞．121p，結核新書33．東京：医学書院，1956．より引用〕

表4 ■ リポ蛋白質と蛋白質画分によって形成された空洞の比較

抗原		リポ蛋白質	蛋白質
感作ウサギで空洞形成に要する量		100γ	500γ
感作		必ずしも必要でない	必要
空洞形成率		高い（感作ウサギでほぼ100％）	低い（約0％）
空洞の性状	壊死乾酪巣	広範で多い	限局性で少ない
	肉芽層	厚い	極めて薄い
	周局炎	強い	弱い
一般所見		菌体を使用した時に類似	卵白アルブミンを使用した時に類似

〔山村雄一，ほか．結核のアレルギー：実験的空洞．139p，結核新書33．東京：医学書院，1956．より引用〕

に抗結核菌作用があることがスウェーデンのLehmanによって発見され，両者を併用することによって耐性の発現を阻止できることが1948年に米国のTuckerによって示された。1950年にはイソニコチン酸ヒドラジド（INH）に強い抗結核菌作用があることが米国とドイツで発見され，1952年から臨床応用が始められた。INH，SM，PASの3剤を長期間併用すると，ほとんどの肺結核が治癒することが分かってきて，1950年代前半に治療の主軸を占めていた外科療法に変わっ

て，1950年代後半からは，化学療法が治療の中心となってきた．その担い手であるINH，SM，PASの3剤は1次抗結核薬と呼ばれていた．

しかし，慢性感染症の治療に共通する課題である長期間の確実な服薬は，必ずしも容易ではなく，副作用で服薬の困難な症例もあり，治療が失敗した例では，使用した薬剤に対する耐性が出現し，新薬の開発が必要となった．1946年にはチオアセタゾン（Tb1），1950年にはバイオマイシン（VM），1952年にピラジナミド（PZA），1955年にはサイクロセリン（CS），1956年にはエチオナミド（プロチオナミド）（TH）が開発されていたが，いずれも効果や副作用に問題があり，より有効で副作用の少ない新抗結核薬の開発が待たれていた．

梅沢浜夫は福井県小浜市に生まれ，1937年に東京帝国大学医学部を卒業後，東大の伝染病研究所に勤務していた．第2次大戦中の1943年に雑誌"Fortune"に掲載された記事でペニシリンの存在を知った陸軍は，ペニシリン研究会を発足させ，梅沢は萬有製薬と協力して，ペニシリンの精製に成功し，碧素と名づけていた．この碧素は，640万倍に薄めてもブドウ球菌の発育を阻止する力をもった優れた製品であった．このため，萬有製薬は敗戦直後の1946年5月にGHQの許可を得てペニシリンの製造を開始することができた．

この研究で，抗生物質の有用性に着目した梅沢は，地方へ出かける時には，各地の土壌を採取し，そこから培養した菌の抽出物について，抗菌作用のスクリーニングを行っていた．このような努力の積み重ねの中から，たまたま1957年に長野県で採取した土から分離した放線菌で，結核菌を含む多くの細菌に有効な抗生物質を放出する菌を見つけ，この菌が算出する抗生物質を精製して，カナマイシンと命名した．現在数多くある抗結核薬の中で，日本人が発見した唯一の薬がカナマイシンであり，世界に誇ってよい業績である．

梅沢はその後も抗生物質の研究を続け，微生物化学研究所を目黒に作り，カスガマイシン，ブレオマイシン，ベスタチンなどを発見し，医学生物学の進歩に貢献したことは周知の通りである．

第10章 結核実態調査

1 結核の蔓延状況を知ることの難しさ

　胸部X線検査の普及，ことにX線間接撮影法による集団検診が普及した結果，一見健康な者の中にも，X線検査を行うとかなりの数の結核患者が発見されることが分かってきた。ツベルクリン反応検査にX線間接撮影法を用いて地域住民の結核罹患状況を知る調査としては，1941〜45年に愛媛県に設定された農村の結核予防模範地区で，5カ町村の住民約15,600名を対象として足立茂が検診を行い，受検率90％で，要注意以上の結核所見のある者3％，開放性結核0.8％という成績を得，同じ地域内の結核死亡数と比較し，結核死亡1に対して患者数は13になるという成績を得ている。1944年に開発されたストレプトマイシン（SM）が患者の治療に用いられるようになって，死亡率が急速に低下し，従来行われていた死亡数を10倍する推定法も怪しくなり，昭和26（1951）年に本格的に結核対策に取り組み始めた日本では，結核患者数を正しく推定することが対策の基本として重要と考えられるようになった。

　国を単位として，結核蔓延状況を知るためには，全国民の詳しい調査は到底実施できないので，全国民を代表する標本人口について調査を行い，その成績から全国の状況を推定することになる。日本では，第2次大戦中から標本調査法について研究が進められ，戦後広島の原子爆弾による被害の状況についても，爆心からの距離別に標本をとって，被害の状況を調査する方法が用いられている。この調査の企画が始められたころには，無作為に抽出された標本で得られた推定値の誤差についても，正確な値が計算できるようになっていた。

　ただ，この場合にも，標本の全員の調査ができれば理想的であるが，受検率が低下すると，推定値の信頼性に問題が生じてくる。無作為に抽出するので，どの地域が抽出されても，調査できる体制が整っていないと，このような調査は実施不可能である。幸いにこのころには，全国に保健所網が整備され，調査に対して保健所の協力が得られるなど，調査可能な体制が整っていた。

　今ひとつ，心配されたのが当時の電源事情である。戦争で荒廃した影響がいまだ強く残っていた当時の日本では，本来100ボルトであるはずの電圧が，60〜70ボルトということもしばしば経験されていた。昭和24年に開発された蓄電器放電（コンデンサ）型X線発生装置は，電源事情が悪い場合に蓄電に多少時間がかかるが，良い画質のX線写真を撮影できるので。昭和28年に行われた第1回の結核実態調査では，コンデンサ型発生装置を普及する良い機会となった。

2 第1回結核実態調査の実施

　昭和26年に新しい結核予防法が施行され，本格的な結核対策が始められた。当時，結核の

治療は急速に進歩し，変わりつつある時代であったが，化学療法のみによる治癒はいまだ期待できず，外科療法が治療の主軸であり，術前の準備，術後の回復期間を含めて，長期の療養が必要であった。このため当時10万床ほどあった結核病床は満床であり，待機患者も多く，入院を待つ間に死亡する患者も少なくなかった。病床の増加は結核対策として緊急の課題であったが，必要な病床数を知るためには，実態調査がぜひ必要であった。調査の企画を担当したのは，結核予防会から厚生省結核予防課に転勤した田中正一郎であった。

　調査の企画，実施，X線所見や指導区分の最終判定，成績の解析などを行うために，結核実態調査協議会が組織され，岡治道が委員長，隈部英雄と当時の東京都衛生局長与謝野光が副委員長となり，委員には全国各地の大学教授をはじめ，国立療養所，企業の結核管理担当者，保健所長などの代表，公衆衛生院，予防衛生研究所，結核予防会などの職員が選ばれ，厚生省結核予防課や統計情報部，結核予防会の職員が幹事となって実務を担当した。

　協議会の企画委員会で，現地調査の具体案が得られたので，実際に調査地区を抽出する母体となる厚生行政基礎調査地区から，任意に選ばれた千葉県松戸保健所管内の柏町の一部と，横浜市鶴見保健所管内の大東町の一部で，試験調査を行い，企画案について検討した。その結果，地区内の居住者で，地区の状況に明るく，しかも保健衛生の仕事に熱意を持つ人を臨時に調査連絡員に委嘱し，調査対象者に接触してもらう方法が有効であり，趣旨徹底には戸別訪問が役立つことが分かった。これらの試験調査の経験を加えて，「結核実態調査必携」が作成された。この経験をもとに，全国を11ブロックに分けて打ち合わせ会を行い，ブロックごとにモデル調査を行った。

　このような周到な慎重な準備を重ねたうえで，実際に抽出された地区ごとの調査が行われた。抽出された地区を管轄する保健所長を班長とする調査班は非常な熱意で対象者に調査の趣旨を説明し，調査への協力を呼びかけた。夜間や休日にも検診が行われた結果，受検率は99.3％という高率に達した。病気で入院している者についても，病院に出向いて調査しているので，結核のあることを知りながら未受診となった者はまずないと考えてよい。実際に調査を始めてみると，X線装置を運ぶのが難しい僻地では，住民の調査へ協力する意識が高く，手軽に行ける都会の住民のほうが，理屈を述べ，調査に協力しない者が少なくないという実態がみられた。この調査を実際に各地区で担当した保健所の医師，診療放射線技師，保健師には戦後結核研究所で始められた研修を受講した者が多く，非常な熱意で調査に当たってくれたのも，高い受検率が得られた理由の一つである。

　調査地区で撮影された間接撮影フィルム，直接撮影フィルムは，地区ごとに読影し，1次判定をしたうえで，中央に送付され，協議会の委員，幹事によって間接撮影フィルムは再読影され，必要と思われた者には精密検診が追加され，最終的には判定部会で，直接撮影フィルムの読影と，病型，指導区分の決定が行われた。判定済みの調査票は厚生省統計調査部が集計，製表を担当し，解析部会で解析が行われ，協議会で承認を得たうえで，報告書が作成された。

　また，第1回実態調査の成績は，標本調査法を結核の調査に全国的な規模で応用した成績として世界からも注目され，当時の厚生省公衆衛生局長山口正義が著者となり，英文でWHOの機関誌Bulletin of the World Health Organizationに掲載され，その後世界各地，ことにアジア諸国で，この方法と同じやり方で結核実態調査が行われる契機となった。

表1 ■ 5回の断面調査とその概要

実施年	1953	1958	1963	1968	1973
調査対検数	51,011	69,028	74,811	72,705	45,682
X線受検数	50,668	68,269	73,399	70,930	問診 86.3%
受検率（%）	99.3	98.9	98.1	97.6	15歳以上 89.2%
ツ反応検査	旧ツ 2,000倍	旧ツ 2,000倍	旧ツ 2,000倍	精製ツ 0.05μg	行わず
X線検査	60mm間接→直接	孔なし35mm 間接→直接	全員 直接撮影	全員 直接撮影	15歳以上直接
細菌学的検査	痰塗抹・培養	痰塗抹・培養・耐性	原則喉頭 粘液培養	原則喉頭 粘液培養	痰塗抹・培養・耐性
摘要	コンデンサ型装置の普及	孔なし35mmの普及	喉頭粘液検査の普及		15歳未満のX線検査は患者とその家族, 既往のある者など

3 その後の結核実態調査

第1回調査と同様な断面調査は，その後5年おきに，1958年，1963年，1968年，1973年と5回行われている。1968年までの調査では，**表1**に示したように高い受検率が継続した。1973年の調査では，抽出された保健所の手間を省くために，結核と同様な標本調査法を用いていた精神衛生実態調査，国民栄養調査を並行して行ったが，一部の団体から特に精神衛生実態調査への反対運動が起こり，結核実態調査もその影響を受けて，受診率がやや低下した。

表1に示したように，調査の手技としては，ツ反応には第1回断面調査から第3回断面調査までは，旧ツベルクリン2,000倍希釈液による皮内反応検査を行い，1968年の第4回断面調査から精製ツベルクリン0.05μgによる皮内反応検査に切り替え，1973年の第5回断面調査では，ツ反応検査は行われていない。胸部単純X線検査は，第1回断面調査では60mmカメラによる間接撮影，第2回断面調査では孔なし35mmカメラによる間接撮影を行い，精密検診を必要とする者には，X線直接撮影と痰の塗抹ならびに培養検査を行った。第3回断面調査からは全員直接撮影とし，結核菌検査は原則として喉頭粘液を採取して培養する方法で行った。第4回断面調査も同様である。第5回断面調査では，15歳以上は全員直接撮影，0〜14歳の小児は結核として登録されている者とその家族，結核の既往歴のある者，その他医師が必要と認めた者のみに，直接撮影でX線検査を行った。直接撮影で所見の認められるものについては，結核菌検査は痰を採取し，塗抹と培養検査を行った。

第5回調査を行った1973年頃になると，有病率が低下して1%を割るようになり，正確な実態を知るには調査標本数を大きくする必要があるが，実際には困難なこと，登録制度も整備されてきたことなどを考慮し，標本抽出法による断面調査は，その後は行われていない。結核として登録されている者については昭和36（1961）年以降年末に集計が行われ，このデー

表2 ■ 主な指標の全国推計数と人口対率

		1953	1958	1963	1968	1973
要医療	推計数（千）	2,921	3,038	2,030	1,082	797
	人口対率（％）	3.37	3.31	2.12	1.53	0.97
要入院	推計数（千）	1,366	864	460	263	166
	人口対率（％）	1.58	0.91	0.47	0.37	0.20
空洞あり	推計数（千）	54.1	41.3	28.3	25.6	19.8
	人口対率（％）	0.62	0.45	0.29	0.26	0.16
要観察	推計数（千）	2,610	1,467	1,413	768	624
	人口対率（％）	3.02	1.60	1.45	1.08	0.76

1953年には，いまだ要観察という区分はなく，要休養，要注意と区分されていた。

表3 ■ 5回の調査で結核患者の自覚状況と登録状況

		1953	1958	1963	1968	1973
自覚あり	要医療	21.4	25.7	38.6	36.1	34.9
	要入院	NA	45.3	64.0	58.2	55.8
	空洞あり	33.9	53.7	67.2	61.3	54.7
	菌陽性	31.2	38.9	50.4	51.7	36.7
届出あり	要医療	19.1	24.4	31.0	37.2	40.2
	要入院	27.4	39.7	54.7	55.6	62.3

タを利用する結核管理図で都道府県，保健所別に結核の蔓延状況や対策の実施状況について分析する試みが1974年以降行われている。

断面調査以外に，第1回から第3回まで，断面調査対象地区から無作為に抽出された1/3地区について，結核の新発生の状況と要指導者の経過を知るための動態調査が断面調査の翌年に3回行われている。また昭和30（1955）年には，第1回の断面調査で，要指導とされた者の追跡調査が行われている。

この他に，昭和39（1964）年には，第1回と第2回の断面調査で発見された患者の追跡調査が行われ，昭和43（1968）年には，第1回，第2回，第3回の断面調査で発見された患者の，それぞれ15，10，5年後の状況の追跡調査が行われている。さらに，昭和48（1973）年には第4回の断面調査（1963年）の受診者からその後5年間に結核患者として登録された者について，その状況の調査が結核発病のリスクの多いものを分析することを中心に行われた。

4 断面調査の成績

第1回の調査で，表2に示したように，結核の有病率は3.37％で，結核患者中自分で結核に罹患していることを知っている者（結核の自覚あり）は表3にみるように21.4％にすぎなかった。図1に見るように，小児でも結核の有病率は1％を超え，結核は全国のあらゆる地域，階層に強く蔓延し，実態調査協議会の副委員長であった隈部英雄が，「日本全体に結核が広がり，粟粒結核を起こしたような状態である」と形容したような状況であった。この調査での大きな収

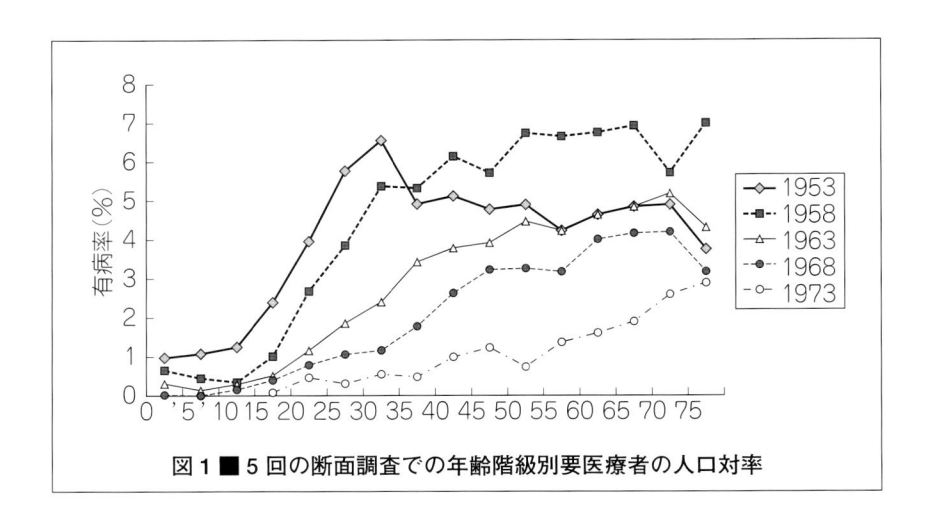

図1■5回の断面調査での年齢階級別要医療者の人口対率

穫の一つは，結核患者の年齢分布であった。従来結核は青年を中心に蔓延していると考えられており，昭和26年に制定された結核予防法では，健康診断の対象を30歳未満としていた。しかし，**図1**にみるように，有病率は30～34歳が最も高く，35歳以上でもほぼ5％を示し，結核患者数の推計値を見ると，全国に292万人いると推定された結核患者中，30歳未満には122万人，30歳以上に170万人と推計され，健康診断対象を30歳未満としたのでは，患者の半数以下しか発見できないことが分かり，この成績に基づいて，結核予防法による健康診断の対象が，昭和30年から全国民に拡大された。昭和32年から学校と市町村の一般住民の健康診断，予防接種は全額公費で行われることになった。

主な指標の人口対率と推計数の推移を**表2**に示してある。第1回と第2回の断面調査での有病率がほとんど変わらないが，この間に化学療法が急速に進歩し，化学療法の適応についての考え方も変わった。第1回調査では，要医療とされず，要休養，要注意とされた者の中のかなりの者が，第2回調査の時の判断では要医療とされたと思われるので，化学療法の進歩に伴う要医療の枠の拡大と，結核の減少が相殺したことによるものであろう。要入院，空洞など，治療の進歩の影響を受けない指標が減少している

ことは，この推察の妥当性を裏づけている。5回の調査で結核患者と診断された者について，自分が結核であることを知っている割合（自覚あり）と，結核として保健所に登録されている割合の推移を**表3**に示した。自覚ありの割合は，最初の10年間に著明に改善し，登録ありの方は，登録制度の改善が昭和36（1961）年に行われたので，5回の調査期間を通じて改善が見られている。

5回の断面調査での結核有病率を年齢階級別に見ると，**図1**に示したようになっている。第1回の調査では，有病率のピークが30～34歳に見られるのに対して，第2回調査では年齢とともに上昇するパターンに変わり，その後有病率は全年齢で低下してくるが，年齢とともに増えるパターンは変わっていない。第1回調査と第2回調査の間に，上述した要医療と判断する基準の変化があったので，第1回調査の年齢別のパターンも実際には第2回以降に近かったと思われる。第1回と第2回調査での，性，年齢階級別有病率を**図2**に示してあるが，20歳以上では男が女より高く，中高年でその差が著明になる傾向は変わっていない。

断面調査では，胸部単純X線検査でスクリーニングを行い，精密検診の段階で結核菌検査を行っているので，結核菌塗抹陽性，あるいは培

図2 ■ 第1, 2回の断面調査における性, 年齢階級別結核要医療者の人口対率

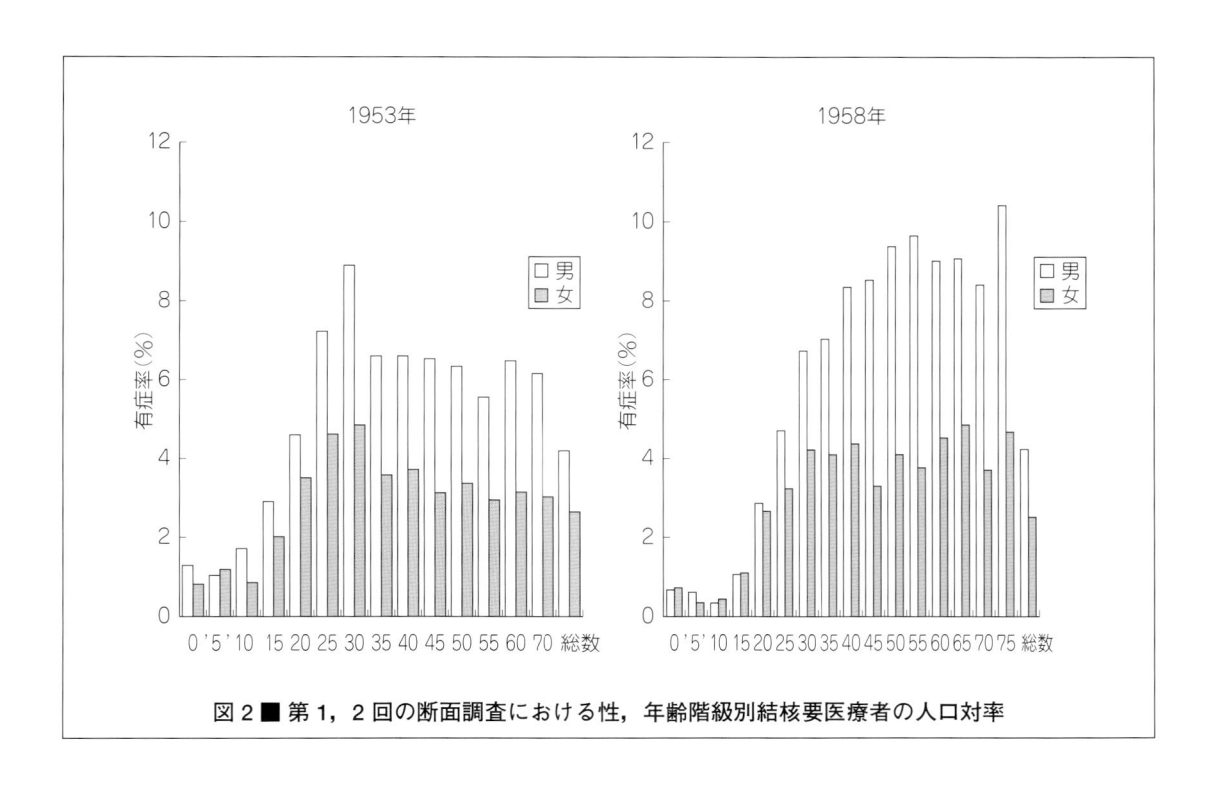

表4 ■ 1953年と1958年の岡病型別菌検査成績

		初期	浸潤	混合	加療変形	硬化	病的計	治癒	有所見
1953年	症例数	158	1,077	584	58	1,672	3,549	4,389	7,938
	菌検査	56	630	391	39	825	1,941	1,989	3,930
	検査率	36.7	58.5	67.0	67.2	49.3	54.7	45.3	49.5
	菌陽性	0	92	111	6	16	225	6	231
	陽性率	0	14.6	28.4	15.4	1.94	11.6	0.30	5.9
	S（＋）	0	36	52	1	2	91	1	92
	％	0	5.7	13.3	2.6	0.24	4.7	0.05	2.34
1958年	症例数	60	1,526	589	162	1,843	4,180	5,453	9,633
	菌検査	39	1,288	540	135	1,354	3,356	3,261	6,617
	検査率	65.0	84.4	91.7	83.3	73.5	80.3	59.8	68.7
	菌陽性	1	111	177	13	19	321	13	334
	陽性率	2.6	8.6	32.8	9.6	1.40	9.6	0.40	5.0
	S（＋）	0	32	115	6	5	158	2	160
	％	0	2.5	21.3	4.4	0.37	4.7	0.06	2.41

養を含め結核菌陽性患者の有病率を推定することを試みた。第3, 4回の断面調査では，原則として喉頭粘液を採取し，培養を行っているので，この2回の調査では，塗抹陽性患者の有病率は求められない。第1回と第2回の断面調査での，岡分類別に見た結核菌検査成績を表4に示した。混合型，浸潤型ではかなり菌陽性率が高いが，硬化・結節型では低く，治癒型では当然ながら極めてまれに排菌例が見られるだけである。似た方法で結核菌検査を行っている第1,

結核実態調査 ● 111

表5 ■ 1953年，1958年と1963年，1968年の岡病型別菌検査成績

		初期	浸潤	混合	加療	硬化	病的計	治癒	有所見
1953・58年	症例数	218	2,603	1,173	220	3,515	7,729	9,842	17,571
	菌検査	95	1,918	931	174	2,179	5,297	5,250	10,547
	検査率	43.6	73.7	79.4	79.1	62.0	68.5	53.3	60.0
	菌陽性	1	203	288	19	35	546	19	565
	陽性率	1.05	10.6	30.9	10.9	1.61	10.3	0.36	5.4
	S（＋）	0	68	167	7	7	249	3	252
	％	0	3.5	17.9	4.0	0.32	4.7	0.06	2.39
1963・68年	症例数	38	2,039	483	4,463	371	7,399	12,543	19,942
	菌検査	34	1,888	459	3,665	340	6,386	8,503	14,889
	検査率	89.5	92.6	95.0	91.6	82.0	86.3	67.8	74.7
	菌陽性	2	88	80	10	8	188	2	190
	陽性率	5.9	4.66	17.4	2.94	0.22	2.94	0.02	1.28

1953，58年は痰の塗抹，培養検査，1963，68年は原則として喉頭粘液を採取しての培養検査

表6 ■ 5回の断面調査の菌陽性結核推定有病率

	1953	1958	1963	1968	1973
病的所見者菌検査率	54.7	80.3	88.6	83.6	41.8
有所見者菌検査率	49.5	68.7	78.4	70.2	28.8
有所見者菌陽性率	5.88	5.05	1.53	0.93	0.79
有所見者塗抹陽性率	2.34	2.42	NA	NA	0.21
岡分類による推定菌陽性有病率	0.745	0.617	0.190	0.091	0.178
他の分類による推定菌陽性有病率	0.761	0.624	0.228	0.092	0.173
岡分類による推定塗抹陽性有病率	0.290	0.265	NA	NA	0.039
他の分類による推定塗抹陽性有病率	0.294	0.301	NA	NA	0.036

2回と，第3，4回の調査成績をそれぞれまとめて，岡分類別に結核菌検査成績をまとめて，**表5**に示してある。比較的陽性率の高い混合型，浸潤型でも，喉頭粘液を培養した第3，4回調査では陽性率が第1，2回に比べ半分くらいに低くなり，硬化・結節型，治癒型ではさらに低くなっている。5回の断面調査を通じて，結核菌検査成績との関係が分析されているのは岡分類なので，岡分類別に，もし岡分類で同じ病型のものが，全員漏れなく結核菌検査を受け，同じ率で陽性になると仮定して毎回の調査での結核菌陽性数を推定し，総受検数で割って，毎回の調査での推定結核菌陽性患者数を求めた成績を**表6**に示してある。その他に，毎回の調査では病勢分類，学会分類などが用いられているので，同様な推定法を用いて算出した患者数も**表6**に併記して示してあるが，それほど大きな食い違いは見られていない。

この推定値を含めて，5回の断面調査での主な指標と，同じ時期の結核死亡率，罹患率，有

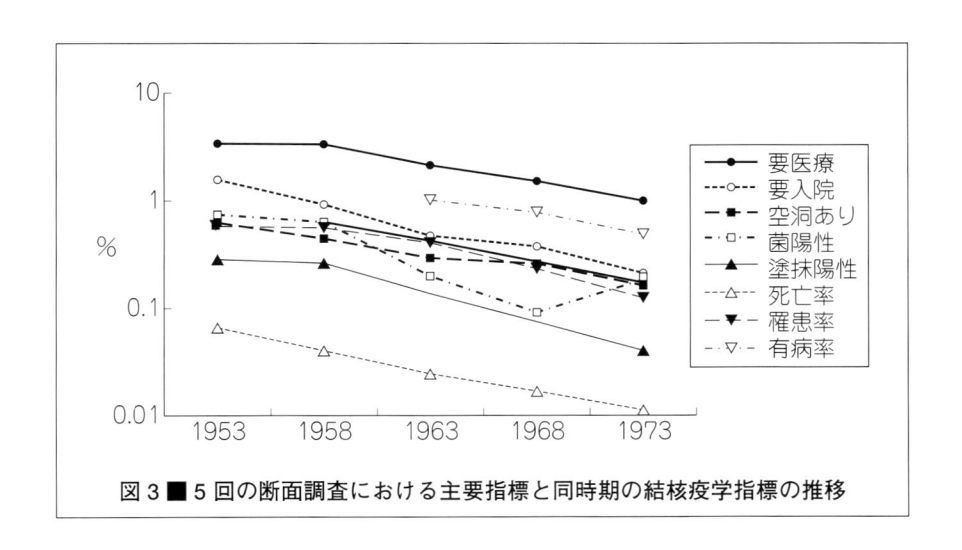

図3 ■ 5回の断面調査における主要指標と同時期の結核疫学指標の推移

表7 ■ 3回の動態調査における年齢階級別新発生率

年齢	1953→1954 前年なし治癒	新発生	率‰	1958→1959 前年なし治癒	新発生	率‰	1963→1964 前年なし治癒	新発生	率‰
0〜4	1,795	13	7.24	1,799	1	0.56	1,790	0	0
5〜14	3,762	11	2.92	4,890	4	0.82	4,479	4	0.89
15〜29	3,297	11	3.34	4,644	11	2.37	4,781	5	1.05
30〜44	2,536	14	5.52	3,654	13	3.56	4,270	12	2.81
45〜59	1,728	3	1.74	2,590	11	4.25	3,028	7	2.31
60〜	1,129	1	0.89	1,758	4	2.28	2,001	7	3.50
総数	14,249	53	3.72	19,362	44	2.27	20,355	35	1.72
男	8,823	24	2.72	9,025	26	2.88	9,678	18	1.86
女	7,426	29	3.91	10,337	18	1.74	10,677	17	1.59

総数には，1954年で2名，1964年で6名の年齢不詳が含まれている。

病率を図3に示してある。日本の結核の蔓延状況はこの期間に着実に改善してきており，その速度は死亡率，有病率など日常の結核統計で得られる指標とほぼ平行している。菌陽性患者の有病率だけは，第3，4回調査の結核菌検査の方法が異なるため，異常に低くなっているが，前後の成績から補完すれば，第3回の1963年が0.41％，第5回1968年が0.27％くらい，塗抹陽性患者の有病率はそれぞれ0.14％，0.074％くらいになると思われる。

5 動態調査，追跡調査の成績

第1, 2, 3回の断面調査の対象の1/3を1年後に調査し，新発生の状況を調査した成績を表7に要約した。わずか10年の間に，新発生の率は着実に低下し，発生率の高い年齢が若年者から中高年に変わってきている状況がはっきりと示されている。

動態調査では，断面調査で発見された患者の経過も追及しており，その中で発見された患者

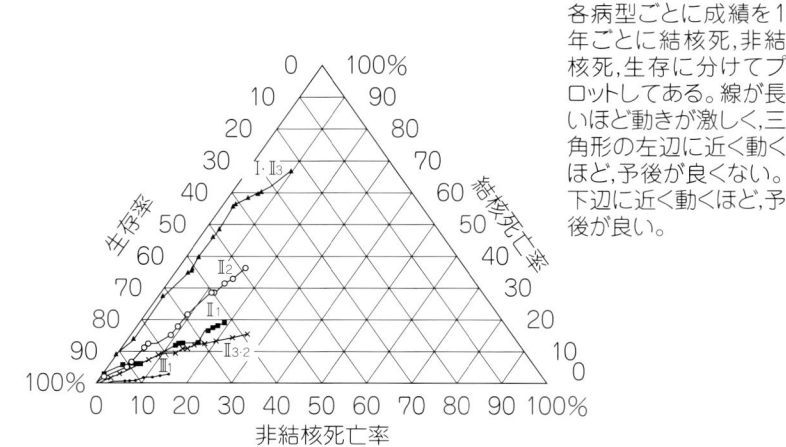

図4 ■ 1953年の断面調査で発見された患者の病型別にみた15年間の経過（結核死，非結核死，生存別）
結核予防会結核研究所：過去の結核実態調査で要医療と判定されたものの追求成績　結核文献の抄録速報　1971，7：349-356．

で医療を受けていない者が意外に多いことが注目されたが，この点は，追跡調査でさらに詳しく分析されているので，次に述べることにする。ただし，この事実が契機となり，結核患者を登録し，管理する制度についての研究が進められ，昭和36（1961）年から患者登録，管理制度が実施された。

断面調査で発見された患者の予後の追跡調査は，第1回，第2回調査の患者について11，6年後の昭和39（1964）年にまず行われ，次いで昭和43（1968）年には，第3回調査で発見された患者を加えて，15，10，5年後の予後と，その間の受療状況の調査が行われた。まず15年間の経過が観察できた第1回断面調査で発見された患者の予後を，結核死，非結核死，生存の3区分に分けて，当初の学会分類別に追跡した成績を三角図表を用いて図4に示してある。この図では，三角形の底辺に非結核死を，右辺には結核死を，左辺には生存率をとってあるので，予後曲線は左下の生存率100%から出発し，予後が悪い場合には左辺に沿って速く動き，予後

が良い場合には下辺に沿ってゆっくり動くことになる。Ⅰ，Ⅱ₃は最も予後が悪く，15年後には結核死亡70%，非結核死10%で，生存しているのは20%にすぎない。Ⅲ₁は最も予後が良く，80%強が生存し，結核死亡は数%にすぎない。中間にⅡ₂，Ⅱ₁，Ⅲ₃,₂が入る。

非結核死を除外し，生存を現状調査でき，活動性にとどまっているか，不活動性・治癒と判断されたかで配分し，結核死を加えて三角図表で示すこともできる。第2回の断面調査で発見された患者を，NTA分類に，排菌有無を加えた区分別に，6年後と10年後の状況をプロットした成績を図5に示した。予後が最も悪いのは，高度進展の菌陽性例で，10年後に結核死60%強，活動性にとどまる者が25%で，治った者は10%強にすぎない。軽度進展の菌陰性例の予後が最も良く，結核死はほとんどなく，90%弱が治癒し，活動性にとどまる者は10%強である。

学会病型別に見た追跡調査の成績の一部を表8に示してある。ここでは空洞ありを硬化壁空洞と，非硬化壁空洞に分け，空洞のない浸潤型

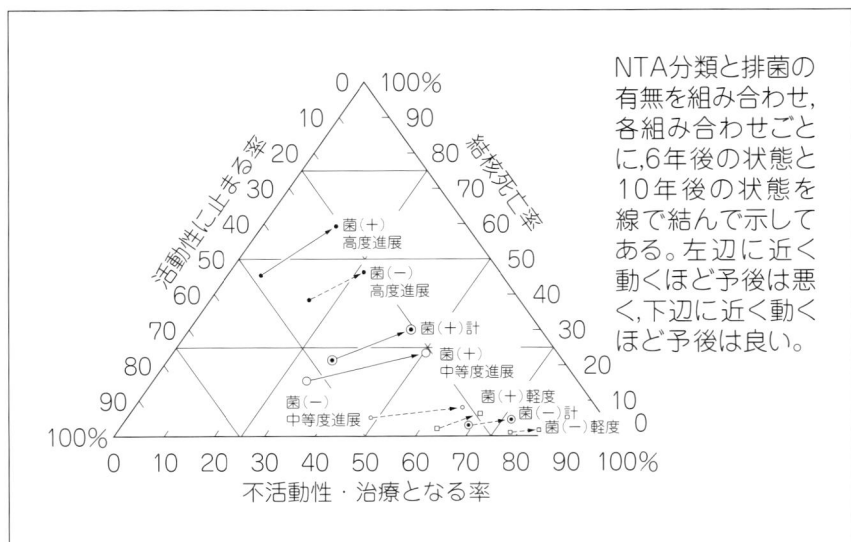

図5 ■ 1958年の断面調査で発見された患者のNTA分類別，排菌有無別にみた10年間の経過（結核死，活動性，不活動性と治癒別）
結核予防会結核研究所：過去の結核実態調査で要医療と判定されたものの追求成績　結核文献の抄録速報　1971，7：349-356

表8 ■ 追跡調査での病型別に見た予後

病型	1958→1968 症例数	結核死	非結核死	活動性	不活動治癒	1963→1968 症例数	結核死	非結核死	活動性	不活動治癒
I	52	82.7	3.8	9.6	1.9	25	36.0	4.0	60.0	0
II 硬化壁	122	31.1	14.8	34.8	19.3	130	11.5	10.0	63.3	15.3
II 非硬化壁	112	25.9	11.6	18.3	44.2	53	9.4	7.5	52.8	30.2
III 空洞疑	90	10.0	22.2	31.3	36.4	113	2.7	8.0	53.0	36.4
III 浸潤乾酪性	451	4.7	11.3	14.5	69.5	325	1.8	8.3	31.4	58.4
III 線維乾酪性	805	1.2	16.3	12.8	69.7	525	1.0	7.2	27.9	63.9
H 肺門	21	4.8	0	0	95.2	11	0	0	0	100
総数	1,699	9.0	14.2	13.5	51.5	1,232	3.5	7.8	30.0	45.2

総数の予後には生存しているが，X線撮影ができなかった者1958年で11.7%，1963年で13.6%をふくむ。病型別では，X線検査不能例を除いて計算

を，空洞疑い，新しい浸潤乾酪型，やや古い線維乾酪型に分けて示してある。予後もこの順番になっている。病型別に，受療状況を見た成績を表9に示してある。この表には示してないが，III₁は第1回断面調査対象で85.5%，第2回対象で83.5%，第3回対象で69.8%が不活動性・治癒となっているが，その中で受療ありは表9に示したように50%に達していない。これより重い病型の患者では，治癒したもののほとんどが受療ありとなっている。軽症の結核は自然治癒も多いが，広がりが2を超え，あるいは空洞ありとなると，自然治癒は少なくなり，治療の役割への期待が大きくなることが分かる。

第1，2回の断面調査で患者と判定され，昭

表9 ■ 追跡調査での病型別に見た受療状況

病型	1953→1968 症例数	受療あり	治癒中受療	1958→1968 症例数	受療あり	治癒中受療	1963→1968 症例数	受療あり	治癒中受療
総数	833	64.6	58.7	1426	61.1	54.4	1171	59.5	55.1
I . II$_3$	37	95.2	100	67	92.9	100	61	90.9	100
II$_2$	76	92.6	95.7	104	90.2	81.6	110	82.0	82.4
II$_1$	21	85.7	83.3	31	77.8	70.6	24	70.8	70.0
III$_{3.2}$	213	80.2	79.8	311	70.8	68.0	243	75.6	83.3
III$_1$	442	51.0	49.7	853	51.3	48.5	672	48.3	47.6
他不明	44	37.5	32.1	60	39.0	37.8	61	47.4	50.0

表10 ■ 1968年実態調査受診者から既発見患者を除いた者からの5年間の新登録結核患者発生のリスク

		発生率（10万対）	相対危険			発生率（10万対）	相対危険
総数		84.5	1.0	1968年の学会病型（一部岡分類との組み合わせ）	IV 安定型	1100.9	13.028
性	男	106.8	1.264		V 硬化巣	505.7	5.985
	女	64.2	0.760		V 胸膜癒着	259.6	3.071
年齢	0〜14	51.1	0.605		V 石灰沈着	178.7	2.114
	15〜29	58.4	0.691		XI 加療変形	179.4	2.123
	30〜44	54.8	0.649	既往 BCG	なし	122.8	1.453
	45〜59	148.4	1.768		あり	52.0	0.615
	60〜	197.0	2.331	1968年ツ反応発赤径（mm）	0〜9	51.0	0.604
1968年の指導区分	要観察	1135.7	14.440		10〜19	72.3	0.856
	治癒所見	222.1	2.628		20〜29	128.9	1.525
	異常なし	58.5	0.704		30〜	142.9	1.691

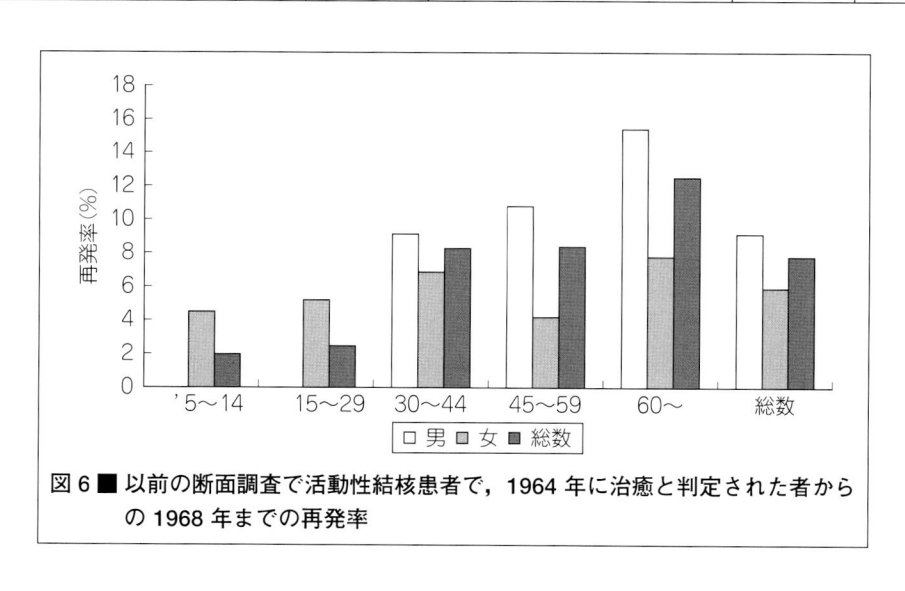

図6 ■ 以前の断面調査で活動性結核患者で，1964年に治癒と判定された者からの1968年までの再発率

和39（1964）年の追跡調査で不活動性・治癒と判定された者の，その後4年間，昭和43（1968）年までの再発の状況を**図6**に示してある。再発率は8％で，年間2％くらい，中高年の男に再発率が高くなっている。

第4回の断面調査の対象から，患者を除いて，5年後の昭和48（1973）年までの新登録結核患者の発生状況を調査した成績を**表10**に示してある。この間の発生率は年間10万対84.5で，相対危険が著しく高いのは，学会病型Ⅳ型，指導区分が要観察の者，治癒所見のある者，既往にBCG接種なしで，ツ反応径の大きい者，高齢者である。

結核実態調査は，このように多くの貴重な結核の蔓延状況に関するデータを提供し，これを基に結核対策の修正を適切に行うことができた。このような調査を行うことができた日本の結核行政，現場での調査を可能にした都道府県衛生担当部局と保健所の方々の真摯な努力に，あらためて敬意を表するものである。さらに詳しいデータは，「結核実態調査Ⅰ～Ⅷ」に収録されているので，参照されたい。

第11章 結核と国際保健医療学

1 国際保健医療学とは

　あらゆる領域でグローバリゼーションが進行中である。結核を含む感染症も例外ではない。結核とグローバリゼーションの関連について分析するとなると，国際保健医療学抜きには考えられない。筆者は5年前まで6年間，日本国際保健医療学会の理事長をさせていただいていた。その任期中に，国際保健医療学のテキストを作ることになり，そのためにはまず国際保健医療学をどのように定義するかが問題になった。世界の健康水準，保健医療の状況を見ると，国や地域別にかなりの格差が見られているが，健康の水準や保健医療の状況を，何を指標として測定し，それがどの程度違った場合に受け入れがたい格差と判断するか，そのような格差が生じた原因は何か，さらに格差を少なくするためにはどうすればよいか，これらの問題を，医学，公衆衛生学だけでなく，社会学，経済学から文化人類学など種々の学問を総合して，学際的に研究する学問を国際保健医療学と定義してはどうかと提案し，編集に関係した理事の同意を得て，この定義に従って最初の「国際保健医療学」のテキストを2001年に刊行した。この定義に従い，結核とその対策を国際保健医療学の立場から検討してみる。

2 結核の蔓延状況を知る指標

　結核症は，痰を検査すると結核菌が陽性の肺結核患者が咳をした時に飛び散る飛沫（シブキ）の中に結核菌が含まれており，シブキの水分はすみやかに蒸発して結核菌を含む飛沫核となり，それが空気中に浮遊しているのを肺胞まで吸い込むことによって感染する飛沫核感染（空気感染）である。したがって，感染の危険の程度に影響するのは，まず患者の病状，ことに排菌の状況（痰の塗抹検査で発見される結核菌の量が多いほど危険，塗抹陰性でも，培養で陽性であれば，感染の危険は否定できない）と咳の程度が重要な要因となる。次に，感染源となる患者のいる環境が問題で，排菌している患者と同じ空間を共有する場合に感染の危険が大きくなり，共有する空間（通常は部屋）の大きさ，換気，接触の密度（時間と回数）などで，感染する危険が異なってくる。

　感染したものから10～20％が発病し，その半数は初感染後1～2年間に発病する。排菌患者の接触者の検診を，感染源患者の発見後1～2年間行うのはこの事実に基づいている。結核対策の行われていなかった時代には，発病した者の半数が感染性結核に進展した。その後病状が進展し，結核のため亡くなる方が感染性結核の半数くらいに達するが，一部には自然に治る者もみられた。結核患者のある断面での有病率（P）と罹患率（I）の間には，$P = D \times I$（Dは平均有病期間）という関係が成立し，化学療法の

ない時代の塗抹陽性肺結核患者では，D は 2 年といわれていた。

このような結核の感染と，その後の結核症の発生病理を考えると，結核の蔓延状況を知る指標としては，感染の状況，結核の有病率，罹患率，死亡率などの数字が役立つことが分かる。実際に先進諸国でまずとられたのが肺結核死亡率の統計であり，古くは 18 世紀に遡って，結核の動向を推定するのに役立ってきた。1950 年代以降，治療の進歩に伴って結核死亡率は急速に低下し，10 万対で 1 桁になった国では，患者の高齢化，死因の複雑化とともに，疫学指標としての価値が薄くなった。一方，罹患率，有病率など患者に関する統計は，結核菌検査，胸部単純 X 線検査など診断法の発達とともに，結核の疫学指標としての価値が増してきた。しかし，先の実態調査の成績を紹介したところでも述べたように，ある断面で実際に存在する患者と，行政が把握している患者との間にはある程度の乖離があることは避けられない。しかし，経年的にとられたデータは，その国や地域の結核蔓延状況の動向を知るのには極めて有用である。一方，開発途上国では，結核対策が全国に普及していない国も多く，発見された患者の届出や報告も不十分で，報告される統計数字は実態からかけ離れている。

このような状況で，途上国を含めて，結核の蔓延状況を示す指標として Styblo K や Sutherland I らによって開発されたのが，年間結核感染危険率（Annual Risk of TB Infection：ARTI）という指標である。原著では Annual Risk of Infection, ARI という表現を用いていたが，ARI では急性呼吸器感染症 ARI と紛らわしいので，結核の T を加えて ARTI と略称することにした。結核未感染者から 1 年間に新しい結核感染が起こる確率を意味しており，感染危険率がその時代にのみ依存し，年齢には関連しないと仮定すると，特定の年齢，例えば BCG 接種を行っていないオランダで，徴兵時（19 歳）のツ反応陽性率が 1956 年から 1966 年まで経年的に調べられているので，それを用いて，t 年（暦年から 1900 を引いた値）の年間感染危険率が次の式で計算できることを示した。

$-\ln q\ (t) = e^{1.7696 - 0.13794 \cdot t}$

この考え方に基づいて，世界各国の ARTI とその推移を計算した例を図 1 に示してある。

ARTI と塗抹陽性肺結核患者の罹患率，小児の結核性髄膜炎の発生率との間には，表 1 に示したような関係が成立することが，化学療法出現以前の西欧諸国の結核統計で証明されている。さらに，有効な医療がない時代には，同じく表 1 に示したように，結核死亡率は塗抹陽性肺結核罹患率の半分，塗抹陽性肺結核の有病率は罹患率の 2 倍であることが知られている。この関係の中で，塗抹陽性肺結核罹患率（10 万対）が ARTI（％）の 50〜60 倍で示される事実は，ARTI が分かっている途上国で患者発見状況を推定する場合に，よく用いられており，ARTI が 2％と推定されている国で，実際に発見されている塗抹陽性肺結核患者の人口 10 万対率が 50 くらいなら，実際に発生する患者の半数くらいしか把握されていないと推定している。

ARTI で結核の蔓延状況をどのように区分するかを，表 2 に示してある。ARTI が 1％を超えている国は，結核の高度蔓延国であり，対策を強力に行って，早くその状態から逃れる必要がある。ARTI が 0.05〜0.1％以下なら，結核の低蔓延国と考えてよいであろうが，蔓延の程度が低であろうと，中等度であろうと，その国の結核蔓延状況に適合した対策が必要なことは当然である。

3 世界の結核の蔓延状況

WHO の推定による地域別に見た世界の結核蔓

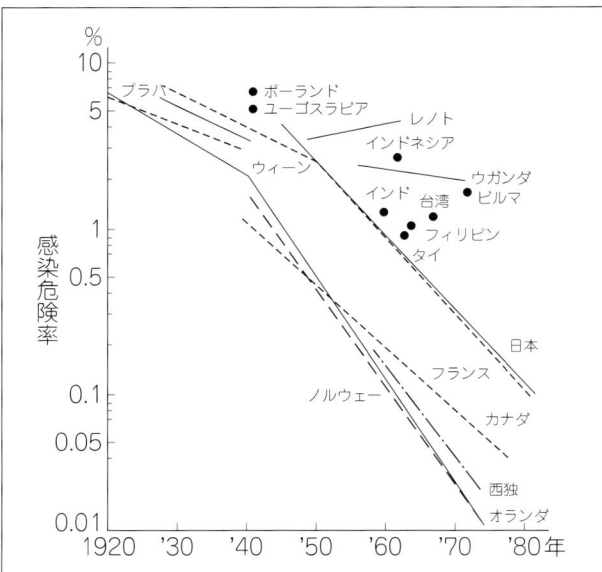

図1 ■ 世界各国の結核年間感染率（ARTI）とその推移

ARTIは，1940年を境にして減少速度が西欧諸国では加速している

日本の成績は，第2次大戦後米軍に占領され，BCG接種が行われていなかった沖縄で1968年に行われた結核実態調査の成績から，森亨が算出した数字

「結核疫学Ⅱ 疫学管理編，2003，結核予防会」の中から森亨執筆 1章疫学 p18 より引用

表1 ■ 結核年間感染率（ARTI）と他の結核疫学指標との相関

- 塗抹陽性肺結核罹患率（10万対）＝ARTI（％）×（50〜60）
- 0〜4歳児の結核性髄膜炎罹患率（10万対）＝ARTI（％）×5
- 有効な治療がない場合（自然の経過）には
  結核死亡率（10万対）＝$\frac{1}{2}$×塗抹陽性肺結核罹患率
  塗抹陽性肺結核有病率（10万対）＝2×塗抹陽性肺結核罹患率

表2 ■ ARTIによる結核蔓延状況の区分

ARTI	結核の蔓延状況
1％以上	高度蔓延国
中間	中等度蔓延国
0.05〜0.1％以下	低蔓延国

高度蔓延国は結核対策を強化し，蔓延状況の改善を図る必要あり そのためには国際協力も必要

延状況を**表3**に示してある。全世界での結核患者発生は1年間に881万人，10万対率で136，感染源として最も危険な塗抹陽性肺結核患者の発生数は390万人，10万対率60，結核死亡率は10万対24と推定されている。諸率が最も高いのはアフリカ地域，次いで南東アジア地域であり，米州と欧州は低い。

世界には現在22の結核高度蔓延国があり，これら22カ国の結核患者数が，全世界の患者数のほぼ80％を占めている。現在WHOの結核対策の最重点がこれら22カ国の結核対策の推進におかれている。結核高度蔓延国を地域別に見たのが**表4**である。国名の次の括弧内にまず各国の塗抹陽性肺結核患者数を（単位千人，先が2005年，後が2003年），次いで人口10万対の

表3 ■ 世界の結核蔓延状況の推定
2005年（上段）と2003年（下段）。

地域	人口（千）	全結核（千）	10万対率	塗抹陽性肺結核（千）	10万対率	結核死亡（千）	10万対率	新結核患者のHIV陽性率(%)
アフリカ地域	738,083	2,529	343	1,088	147	544	74	28
	687,405	2,372	345	1,013	147	538	78	
米州地域	890,757	352	39	157	18	49	5.5	7.9
	867,768	370	43	165	19	54	6	
東地中海地域	541,704	565	104	253	47	112	21	2.1
	518,063	634	122	285	55	144	28	
欧州	882,395	445	50	199	23	60	7.4	4.6
	878,902	439	50	196	22	67	8	
南東アジア地域	1,656,529	2,993	199	1,339	81	512	31	3.9
	1,614,648	3,062	190	1,370	85	617	38	
西太平洋地域	1,752,283	1,927	110	866	49	295	17	1.0
	1,732,104	1,933	112	868	50	327	19	
総数	6,461,751	8,811	136	3,902	60	1,577	24	11
	6,298,890	8,810	140	3,897	62	1,747	28	
22の高蔓延国	4,045,482	7,033	174	3,117	77	1,265	31	10
	3,942,338	7,027	178	3,112	79	1,423	36	

表4 ■ 2005年と2003年の22の結核高蔓延国における年間塗抹陽性肺結核新患者数（先の2数字，単位千人）と10万対率（後の2数字）

アフリカ地域(9)	ナイジェリア（162，156，123，126），エチオピア（118，109，152，155），南アフリカ（116，98，245，218），ケニア（94，84，276，262），コンゴDR（90，85，156，160），タンザニア（56，58，147，157），ウガンダ（46，46，158，179），モザンビーク（37，36，185，190），ジンバブエ（32，34，245，265）
米州地域	ブラジル（49，49，26，28）
東地中海地域	パキスタン（129，125，82，82），アフガニスタン（23，36，76，150）
欧州	ロシア連邦（76，72，53，50）
南東アジア地域(5)	インド（827，798，75，75），インドネシア（240，282，108，128），バングラデシュ（145，162，102，111），タイ（41，40，63，63），ミャンマー（38，38，76，76）
西太平洋地域(4)	中国（593，600，45，46），フィリピン（109，107，131，133），ベトナム（66，65，79，80），カンボジア（32，32，226，225）

これら高蔓延国の患者が全世界の塗抹陽性肺結核新患者数の80%を占めている。

罹患率を示してある。高度蔓延国はアフリカ地域に9カ国が集中し，次いで南東アジア地域に5カ国，西太平洋地域に4カ国，東地中海地域に2カ国，米州と欧州はそれぞれ1国ずつとなっている。推定患者数が最も多いのはインド（82万7千人），次いで中国（59万3千人），インドネシア（24万人）であり，10万対の罹患率が最も高いのはケニア（276），次いでジンバ

ブエ（245）と南アフリカ（245），カンボジア（226）では罹患率が10万対で200を超えており，いずれもエイズ流行の影響を強く受けている国である。

4 途上国の結核対策─なぜ失敗し，結核問題が1970年代，80年代に世界で無視されていたか─

1950年代後半の研究で，1次抗結核薬といわれたイソニコチン酸ヒドラジド（INH），ストレプトマイシン（SM），パラアミノサリチル酸塩（PAS）を長期間併用することによって，肺結核症の患者をかなりの重症者まで治せることが分かってきた。先進諸国では，結核患者を発見し，診療できる体制が整備されており，診療に必要な経費についても，国によって制度上の違いはあっても，健康保険や公費での負担も含めて，診療が必要な場合に，受けることができるようになっていた。結核対策の中では，すでに述べたように，患者を発見し，治すことが最も重要である。これが可能になったことで，日本を含む先進諸国では，結核は急速に減少していった。

ところが，開発途上国では事情がまったく異なっていた。その基本には，途上国の経済発展の遅れがある。人口が急速に増え，一方経済発展は遅いため，社会経済的な条件の改善による結核の減少は期待できない。それでは，結核対策を実施すればよいということになるが，保健医療制度，健康保険制度などは整備されておらず，経済発展の遅れは国の予算に直接に影響し，保健福祉関連の予算は極めて不十分であり，医師，看護師などの保健医療要員も不足している。その結果，都市に住む一部の富裕階級に発生した結核患者は，進んだ結核医療の恩恵を受けることができるが，大多数の結核患者は，結核対策の恩恵からは無縁であった。途上国の現状では，自力での結核対策の実施は困難で，外からの支援が必要であり，このような状況に結核の専門家は警鐘を鳴らしていたが，国際協力を行う機関や担当部局を説得できるほどの力はなく，また途上国には他にも多くの緊急課題が山積していることから，結核対策への協力は優先課題としては扱われなかった。その結果，途上国の結核対策は失敗したというより，結核問題は放置されていたというのが実態であった。

このような風潮の中で，日本は昭和38（1963）年から結核に対する国際研修コースを技術協力の一つとして開始した。主催は海外技術協力事業団（OTCA，現在のJICA）と厚生省であり，実際の研修は結核予防会結核研究所が担当した。はじめは国内研修コースの英語版という色彩が濃かったが，昭和42（1967）年にWHOとの共催になってからは，結核の疫学や対策に関する研修コースという性格となり，対象は当初はアジア諸国であったが，漸次中南米，さらに中近東，アフリカに拡大され，昭和48（1973）年には，以前研修を受けた者に対する上級コースが加わり，昭和50（1975）年からは結核菌検査についての研修コースも加わり，世界の他の結核に関する研修コースが閉鎖する中で，全世界から頼られる結核対策についての研修コースに育っていった。また，昭和48（1973）年に第22回国際結核学会を東京で開催して以後，結核領域での日本の力が国際的にも認知され，途上国からの結核対策に対する協力要請が増え，アフガニスタンやタンザニアを手始めに，ネパール，イエメンなどに対する結核対策についての技術協力が国際協力事業団（JICA）によって開始され，実務は結核予防会の結核研究所が担当した。昭和51（1976）年に戦後の賠償が終わってからは，無償協力による建物の供与も可能になり，アフガニスタン，イエメン，ネパールなどでは，国立結核センターや結核研究所が日本からの無償協力で建設された。1970年代から80

表5 ■ 東アフリカにおける古典的化学療法と短期化学療法のフィールドでの比較研究

	古典的化学療法	短期化学療法
処方	2HSTb1 ⇒ 10HTb1	2HRZE ⇒ 6HT
化学療法期間	12カ月	8カ月
治療成績		
治癒	38.3%	76.9%
治療完了，菌		
成績不明	15.0%	0
死亡	6.7%	6.5%
失敗	11.0%	2.4%
脱落	15.7%	9.9%
転出	13.3%	4.2%

年代は，国際結核予防連合（IUAT）以外では，日本が途上国の結核対策の支援に孤軍奮闘しているような状況であった。

　先進諸国での順調な結核の減少は，結核問題は片づいてしまったという誤った印象を為政者やマスメディアに与えてしまった。結核患者が減少すれば，結核対策の予算も削減され，研究費も少なくなり，専門家の数も減る。結核に代わって増加してくる癌や生活習慣病が花形となる。先進諸国でのこのような風潮は，大学卒業後の高度な教育を先進国で受ける開発途上国からのエリートに対しても影響する。先進国の高等教育や研究を行う機関で，途上国に多い感染症などを扱う機関は少ない。その結果，途上国の中心として活躍しなければならないエリートたちに，必ずしも適切でない卒後教育が行われることになった。

　このような流れの背景には，結核が慢性の感染症であり，その脅威が一見しただけでは目立たず，ちょうど海に浮かぶ氷山のように，その全体の大きさが目に見えにくいということも挙げられるであろう。また，結核が社会の中でも弱者の病気であり，その声は為政者に届きにくいこと，国のレベルで見ると結核は途上国を中心に蔓延している病気であり，その声が国際的な指導者に届きにくいこと，そして結核専門家のadvocacy能力の不足も，70年代，80年代に結核問題が無視された原因として率直に認めざるをえない。

5 なぜ結核問題の重要性が再認識されてきたか

　1980年代の終わりころから，このような風向きが変わってきた。1970年代の後半からIUATは東アフリカ諸国への結核対策に関する技術協力を開始し，当初は20％くらいであった治療完了率を50％くらいまで高めることに成功した。しかし，スポンサーのスイス政府はこれには満足せず，さらなる治療完了率の向上を要請した。1980年代に入って，IUATのStyblo Kらは，RPF（リファンピシン）を含む処方を導入し，当初2カ月間は施設に収容して服薬を確認することによって，アフリカのように多くの困難を抱えている地域でも，80％近いかなり高い治癒率が得られることを示した。その成績を表5に要約してある。短期化学療法の処方で，RFPの使用期間が2カ月に限定されているのは，当時まだRFPが極めて高価であったので，強化期の

表6 ■ 成人の健康状態を改善するための諸施策の費用・効果
（1989年時点での1DALY獲得に必要な経費（＄））

輸血用血液のHIV検査	8	IDDMのインスリン療法	150
ハンセン病のリハビリ	10	心疾患の予防キャンペーン	150
結核の塗抹検査での発見と短期化学療法	10	乳癌の触診による検診	180
		子宮頸癌の細胞診検診	200
喫煙対策キャンペーン	15	AIDS日和見感染の治療	300
白内障の手術と眼鏡	17	失明予防のためのオンコセルカ症の中間宿主対策	300
性病対策	20		
ハンセン病の化学療法	25	乳癌のマンモグラフィーによる検診	1,800
HIV予防のコンドーム	30		
母体死亡減少のための総合的な周産期対策	150	AIDSのAZTによる治療	5,000
		冠動脈バイパス手術	5,000
癌の疼痛対策	150	肺癌や胃癌の3次ケア	20,000

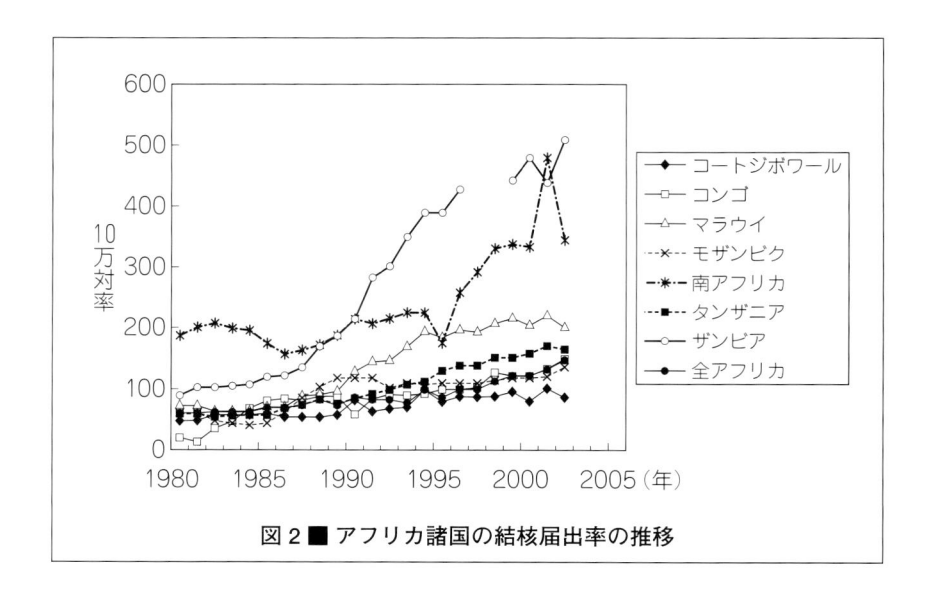

図2 ■ アフリカ諸国の結核届出率の推移

みにRFPを用い，その後の維持期にはINHとTb1（サイアセタゾン）を6カ月，合計して8カ月の短期化学療法としたためである。短期化学療法の採用で，死亡率は変わらなかったが，失敗，脱落，転出が減少し，治癒率は76.9％まで向上した。

またMurray CJLらは，健康水準の評価には，死亡に加えて廃疾状態も加えるべきことを提唱し，DALYsという新しい指標を用いて，種々の保健医療施策の費用・効果分析を行った。1DALYを得るために必要な経費を，1989年当時の米ドルで計算した成績の一部を，**表6**に示してある。左側に費用・効果の良い保健医療施策の一部，右側には多くの経費を要する施策の一部を並べてあるが，咳や痰のある者の痰を顕微鏡で検査して結核菌塗抹陽性患者を発見し，短期化学療法で治す結核対策は，最も費用・効果の良い対策の一つであることが判明し，世界銀行が結核対策にお金を貸すようになり，最初の試みが中国で1992年から始められた。

もう一つ，結核問題の再認識に大きな影響を与えたのは，エイズの流行による結核の増加で

ある。図2にアフリカの若干の国での結核届出率の推移を示してあるが，1980年代の後半からエイズ流行が盛んになるに伴い，結核届出率が増加してきた。この事実は，WHOでも注目され，結核問題が久しぶりに本格的に議論されることになった。また，米国では1990年から1991年にかけて，ニューヨークやフロリダのエイズ患者収容施設で，抗結核薬の効かない多剤耐性結核菌による院内感染が多発した。その一部の成績を第5章表4（p.56）に示してあるが，発生した患者の80％が，発病後4～16週で死亡しており，エイズ患者に見られる結核は，普通に見られる慢性感染症から，危険な急性感染症にその様相を変えていることが示されている。米国ではこの悲劇を契機として，結核対策費と研究費が大幅に増額された。当時の普通に使われている方法では，患者が死亡した後になって，主治医に処方していた薬剤は耐性で効かないという報告が入ってしまうので，そのような事態を避けるために，結核菌検出や耐性検査を迅速化しようという動きである。この米国での動きは，その後十数年の間に，結核研究については，以下に要約した成果となって現れた。

① 結核菌の薬剤耐性獲得の機序に関する分子生物学的な研究の進歩。薬剤耐性は伝達されず，多剤耐性は単剤耐性の連続で発生することが判明。耐性の迅速検査法も開発されつつある。
② 結核菌の指紋検出法（RFLP法）の開発と，その成績の群別により，分子疫学が進歩。
③ PCR法，液体培地など結核菌迅速検出法の進歩。
④ ヒト型結核菌特異抗原の分離。これを用いて，QFT法などが開発された。
⑤ 結核菌の全遺伝子の解明。
⑥ 研究室とフィールドの連携の強化。

また，結核対策も以下に述べるように急速な発展を遂げることになる。無視されてきた結核問題に，漸く日が当り始めたといえよう。

6 世界の結核対策の新たな展開 ―格差是正への挑戦―

格差の是正で，まず基本的に大切なことは，当事者の自助努力である。自ら解決する意志なしには，問題の解決はありえない。しかし，途上国の現状では，結核対策に必要な資金，技術，人材のいずれをとっても自国内では不足しており，外からの支援が必要である。支援を担当する機関としては，WHOのような公的な国際機関，結核でいうなら国際結核肺疾患予防連合（IUATLD）のような民間の機関，JICAのような先進国の公的な技術協力機関，各国の結核予防会のような民間団体，キリスト教医家連盟のようなNPOなどが考えられる。先進国と途上国の格差の是正は色々な領域でその必要性が指摘され，試みもなされているが，効果を挙げているとはいいがたい。唯一成功したのが痘瘡対策で，全世界からの根絶に成功した。ヒトだけに限られた急性感染症で，感染経路が飛沫感染であり，種痘のような極めて有効な予防接種がある場合には，まず一通り種痘を普及した後で，疑わしい症例が発生した際にただちに把握できるサーベイランス体制を整備し，擬似例が痘瘡患者と確定されれば，その患者の周辺に種痘を行うことによって，根絶が可能であることが実証された。先進国の技術を利用して世界どこで接種しても効果の落ちない凍結乾燥ワクチンを製造し，WHOの技術指導のもとに，上述の痘瘡対策が先進諸国からの人的，物的協力と，途上国の根絶への意欲が合わさって実施され，成功した唯一の例である。この場合にも，自助努力に加えて，国際機関の強いリーダーシップと先進国からの資金，人材，機材などを含む技術協力が成功の要因であり，こうすれば格差を解消できるというモデルとなっている。

結核の蔓延状況にみられる先進工業国と途上

国との格差は，受け入れ可能な範囲を大きく越えて，その是正のために，全世界的な努力が必要である。しかし，結核のような慢性感染症で，しかも人畜共通の疾患では，その制圧は容易ではない。しかし，多くの困難を乗り越えて，このように進めることができれば，結核の制圧が可能かもしれないという活動が，最近十数年間世界で展開された動きに示されているので，それを紹介する。

その中心となって活躍したのは，日本人の古知新である。古知は東北大学医学部卒業後，結核研究所で国際研修コースを受講し，アフガニスタンで3年間JICAが行った結核対策への技術協力チームのリーダーとして活躍した経験をもっている。その後ハーバード大学公衆衛生大学院に留学し，それからはユニセフの職員となり，9年間まずアフガニスタンで，次いでミャンマーで勤務した。WHO本部の結核担当課長Leoskiが定年で退職することになり，その後任として，1989年1月にWHO本部の結核担当課長に就任した。当時WHO本部の結核担当課（TUB）には，秘書を除いて課長を含め職員が2名しかいなかったことからも，結核問題がどのように扱われていたか理解されよう。

筆者は1987年からWHOの執行理事となり，Styblo Kらとともに古知に協力し，情勢分析と今後の結核対策のあり方について検討を進めるとともに，執行理事会や世界保健総会の際に，結核問題の重要性を指摘し，結核問題に関する世論の喚起に努めた。1991年の執行理事会と世界保健総会で，結核対策強化の決議がなされた。その内容は，2000年までに，①発生する塗抹陽性の肺結核患者の85％を治し，②発生する塗抹陽性肺結核患者の70％を発見できるようにし，それを実現するために，③結核高度蔓延国の対策を支援し，④Operational Researchを推進し，⑤研究開発活動を強化するという内容であった。結核問題に関する久しぶりの決議である。

それ以降の進展を，時の流れとともに次に示す。

1992年　世界銀行の借款で，中国の13の省で，短期化学療法を開始。IUATのStyblo Kが技術指導を担当。高い治癒率を得るために，初期強化処方の時期に入院が必要か否かは大きな論争の対象であったが，中国では初期の強化処方の時期も外来で治療を実施。高い治癒率を得，これがその後この方式を全世界で推進する基礎となった。

1993年　WHOはロンドンで結核非常事態宣言を発した。その内容は，「結核問題はその重要性にもかかわらず，過去数十年にわたって無視され，1990年のODA中，感染症・寄生虫対策には全体のわずか1.5％が割かれたのみで，結核にはその中の5％が使われているにすぎない。そこに，エイズの流行，人口の増加と移動，多剤耐性結核の増加など新たな障害が出てきており，対策の有効な手段はあるのに，事態の悪化が予想される」。緊急に結核対策を強化する必要をアピールした。

1994年　後にDOTS戦略と呼ばれるようになった新しい結核対策の5原則が提唱された。①結核対策を優先施策とすることを政府が公約する。②咳や痰の出る者の痰の塗抹鏡検で結核患者を発見する。③標準化された処方で，服薬を見守りながら結核患者を治療する。④抗結核薬を購入し，全国に配布する体制を整備する。⑤患者の登録と報告の様式を整備し，治療成績をコホート調査で評価する。

1995年　WHO本部の結核担当課（TUB）が世界結核対策本部（GTB, Global TB Program）に格上げされ，職員数が30名を超えるようになった。前述した

「DOTS 戦略」が新しい世界結核戦略の銘柄名として採用された。この年から，DOTS 戦略の導入が世界各国に要請された。「Stop TB by DOTS」が提唱された。このスローガンの中のSTOP を 180 度反転すると。DOTS となる。DOT は「Directly observed treatment」という考え方で，普通では確実な服薬が困難な患者に，保健医療スタッフの目の前で服薬してもらうやり方が既に存在していた。それに短期化学療法「Short-course」の頭文字の S を加えて DOTS とし，「Stop TB by DOTS」というスローガンにまとめたものであり，巧みな Advocacy 活動の 1 例である。

1997 年　世界保健総会で，コッホが結核は結核菌で起こる病気であることを発表した 1882 年 3 月 24 日を記念して，3 月 24 日を「世界結核デー」とする決議が採択された。

1998 年　GTB が感染症対策部門と研究開発部門に分離され，後者は TDR (Tropical Disease Research) に統合された。

1999 年　STI (Stop TB Initiative) が新たに組織された。

2000 年　1991 年の決議で目標達成の期限とされた 2000 年までの目標達成ができなかったので，2005 年までに目標を達成しようという Amsterdam 宣言が世界保健相会議で出された。沖縄で開催された G8 サミットで，エイズ，結核，マラリア対策に G8 が協力することを日本が提案し，合意された。結核については 2010 年までに死亡と患者数の半減が目標。

2001 年　Stop TB Partnership が組織された。国連でエイズ特別総会が開催され，エイズ対策に協力することを決議。

2002 年　前年の国連特別総会の決議を受けて，世界エイズ・結核・マラリア基金が創設された。

具体的な動きを見てみよう。**図 3** は DOTS 戦略の実施状況の推移を，開始年の 1995 年からみたものである。低蔓延国を含めて，実施国が急速に増加し，実施状況も国内で広範に実施している国が増えてきている。必ずしも DOTS 戦略を必要としない結核の低蔓延国でも，DOTS 戦略を採用する国が増えてきている。WHO の地域別に 2005 年と 2003 年の実際に発見された患者数を，DOTS 実施地域とそうでない地域に分けて，**表 7** に示してある。全世界での DOTS 戦略の拡大状況は，2005 (2003) 年末現在で 187 (182) カ国で実施され，毎年発生すると推定されている新しい塗抹陽性の肺結核患者の内，58 (50) % が実際に発見され，治療を受けているが，その内 59 (45) % が DOTS 実施地域で，残りの 1 (5) % は DOTS を実施していない地域で発見されている。WHO が目標として掲げている塗抹陽性肺結核患者の 85% を治し，70% を発見している国は全世界で 26 (19) カ国あるが，その内結核が高度の蔓延している国ではベトナム，中国，フィリピンのみである。

7 今後の方向

2002 年に WHO は当時の速度で DOTS 戦略を拡大したのでは，2010 年に死亡や患者数を半減させるという目標の達成は困難ということで，2005 年までに患者発見率の目標 70% を達成し，その状態で治癒率を 85% に維持できれば，2010 年には死亡や患者の数を半減することは可能として，患者発見率の向上に重点を置いて世界戦略を推進してきた。**図 4** にはその動きを示してあるが，2005 年には現状から予測される線をか

図3 ■ DOTS戦略実施状況の推移

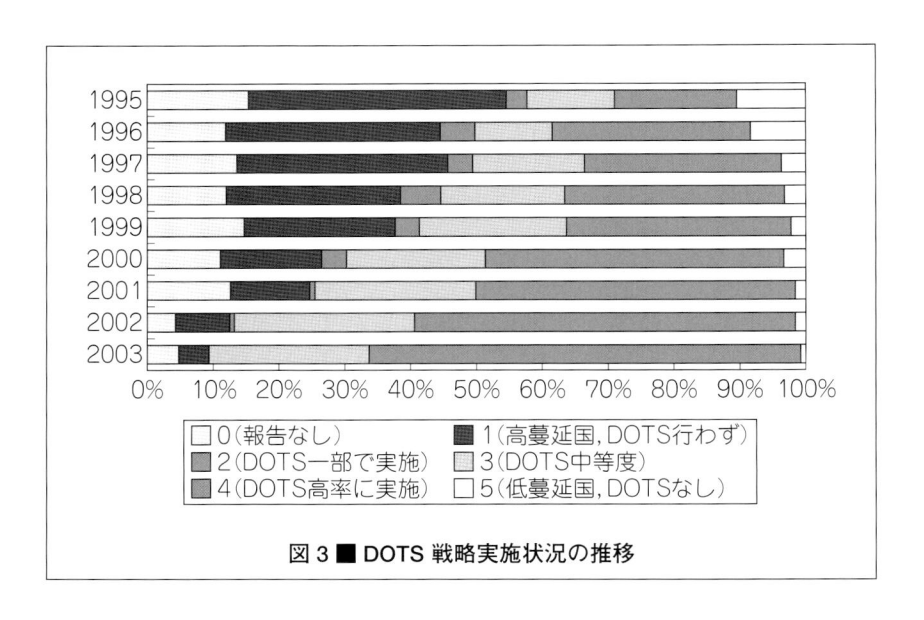

凡例:
- 0（報告なし）
- 1（高蔓延国, DOTS行わず）
- 2（DOTS一部で実施）
- 3（DOTS中等度）
- 4（DOTS高率に実施）
- 5（低蔓延国, DOTSなし）

表7 ■ 世界の結核患者届出数
2005年（上段）と2003年（下段）

	全結核患者 DOTS	全結核患者 Non-DOTS	塗抹陽性肺結核患者 DOTS	塗抹陽性肺結核患者 Non-DOTS	塗抹陽性患者発見率（％） DOTS	塗抹陽性患者発見率（％） 全国	新患中塗抹要請の割合（％） DOTS	新患中塗抹要請の割合（％） Non-DOTS
アフリカ地域	1,168,502	18,298	538,816	11,185	60	60	46	61
	1,061,882	10,789	503,217	6,947	50	50	61	73
米州地域	187,380	40,236	101,786	23,002	69	69	54	57
	142,409	85,142	82,479	43,324	50	76	72	64
東地中海地域	276,707	6,238	112,617	187	54	54	41	3
	206,160	3,781	80,822	191	28	28	56	8
欧州	270,290	95,056	70,229	25,872	39	38	26	27
	142,760	195,883	44,673	50,839	23	49	41	34
南東アジア地域	1,779,496	9,690	855,306	2,065	59	59	48	22
	1,314,983	240,402	610,079	62,799	45	49	56	19
西太平洋地域	1,268,180	36,086	661,390	10,329	60	60	52	29
	879,827	108,100	431,396	23,336	50	52	58	27
総数	4,923,555	202,604	2,340,214	72,570	59	58	48	36
	3,748,021	644,097	1,752,666	187,436	45	50	58	35
22の高蔓延国	3,977,316	202,604	1,929,360	33,376	59	58	49	16
	2,917,413	465,061	1,373,634	124,766	44	48	57	30

なり上回っているが，2005年に患者発見率70％という目標達成には到達できなかった。

Stop TB Partnershipは2005年までに塗抹陽性の肺結核の新しい患者の70％を発見し，85％

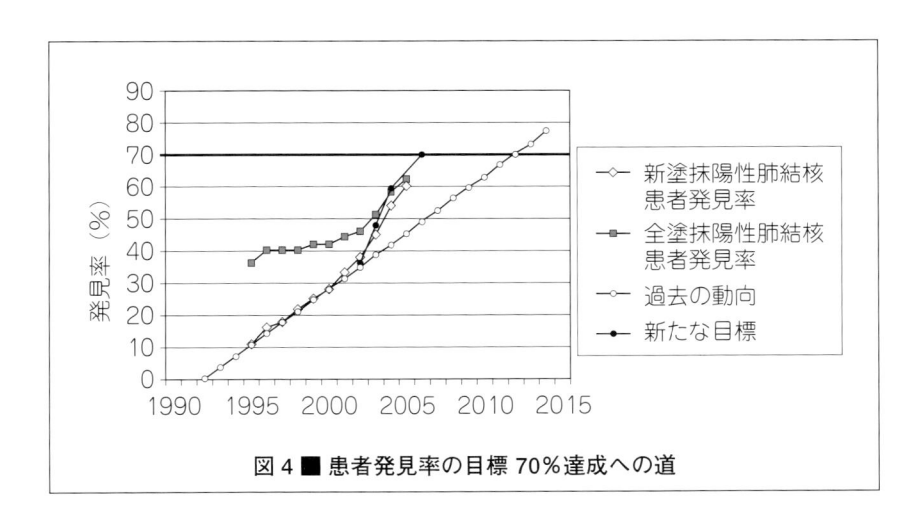

図4 ■ 患者発見率の目標70％達成への道

を治すという目標を2015年まで，さらにそれを超えても続け，2015年までに患者数と死亡数を1990年の状況に比べ半減する，具体的には有病率を10万対155未満，死亡率を10万対14未満にし，2015年の結核死亡数を100万以下にする。さらに，2050年までに，結核を世界の公衆衛生上問題にならない程度まで制圧するという新しい目標を掲げている。これを実現するために，次の6つの事業を行うとしている。

①すべての人，特に貧者に重点を置いた，患者中心の患者発見と治療方策の改善による精度の高いDOTSを拡大し強化するように努める。
②結核とエイズの合同の対策，多剤耐性結核に対するDOTS-Plus，その他の関連する問題に対する対策を強化することで，これらの問題に対応する。
③他の保健関連施策や通常の保健サービスとの協力，例えば対策の実施や効果の評価に必要な人材や財源の動員，結核対策の成果を共有し，応用することによって，保健医療体系強化へ貢献する。
④国際的な結核診療の基準を守るために，公私協調という考え方を基盤にする施策を強化し，公，私，NGOなどすべての保健医療提供者に参画してもらうようにする。
⑤結核患者や患者のいる地域社会が，有効な結核の診療を求め，協力する。この中には地域での結核ケアの強化，状況に応じた啓発活動や交流，社会動員による要望の形成，結核問題を担当する者のために患者憲章を作ることの支援などが含まれる。
⑥新しい抗結核薬や診断法，ワクチンを開発するための研究を振興する。研究は結核対策の実施状況を改善するためにも必要である。

このような動きは，結核対策に見られる先進国と途上国との格差を少なくするための動きであり，今までにかなりの成果を挙げており，公私の国際機関，政府の開発援助，NGOなどの協力の下に展開されており，他の領域での格差解消の良いモデルになっているといえる。このようにみると，結核は国際保健医療学が提起した問題に対して，蔓延状況を測る物差しから，それによる蔓延状況の区分，格差の生まれた原因の分析から，格差解消のやり方まで，模範解答を出している領域といえる。この中でDOTS戦略推進の中心となって活躍したのが古知新であり，DOTS戦略立ち上げの初期には，日本政府の経済的な支援が大きく貢献し，また結核研究所の結核対策に関する国際研修コースの修了者が，全世界のDOTS戦略の第一線で活躍しており，日本の貢献が非常に大きいことは特筆するに価する。

第12章 今後の課題

1 最近の結核の動向

　森亨は 2004 年の第 79 回日本結核病学会の講演で，**図1**に示した生年コホート別に見た結核罹患率を提示し，最近十数年間結核は本当に減っているのだろうかと問題を提起した。日本では小児と成人には結核の年間感染危険率（ARTI）にかなりの開きがあり，社会との接触が増える青年期に ARTI が増加し，これに伴ってある生年コホートでの罹患率も高くなる。しかし，成人の ARTI がほぼ同じ値なら，新たに感染する者の実数は減少するので，その後の罹患率は年齢の増加とともに減少するはずである。その減少が最近 10 数年間鈍化し，止まっていることから，本当に日本の ARTI は減りつづけているのであろうかと，問題を提起したわけである。

　図2は生年コホート別に見た結核死亡率の動きである。生年コホート罹患率の動きは，「ARTI」と「感染者からの発病率」の動きを乗じたもので示されるが，生年コホート死亡率の動きには，これにさらに「患者の予後」あるいは「致命率」を乗じねばならない。化学療法の導入で予後が著明に改善された 1940 年代生まれ以降の世代では，青年期に ARTI の増加とともに見られる死亡率の上昇が見られなくなり，生年コホート死亡率は，年齢とともに低下するパターンに変わってしまった。その低下が，**図2**に見るように，最近 10 数年間止まってしまったことをどのように解釈すればよいのであろうか。「ARTI」，「感

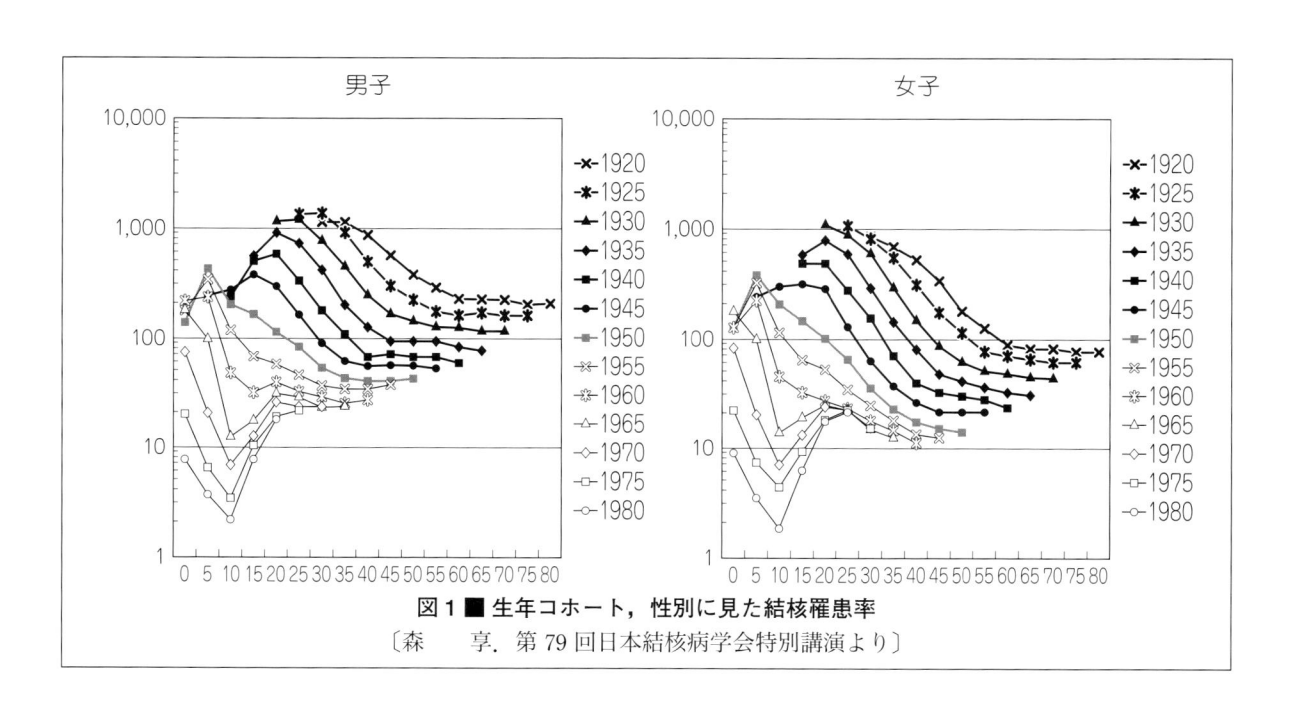

図1■生年コホート，性別に見た結核罹患率
〔森　亨．第 79 回日本結核病学会特別講演より〕

図2 ■ 生年コホート別結核死亡率

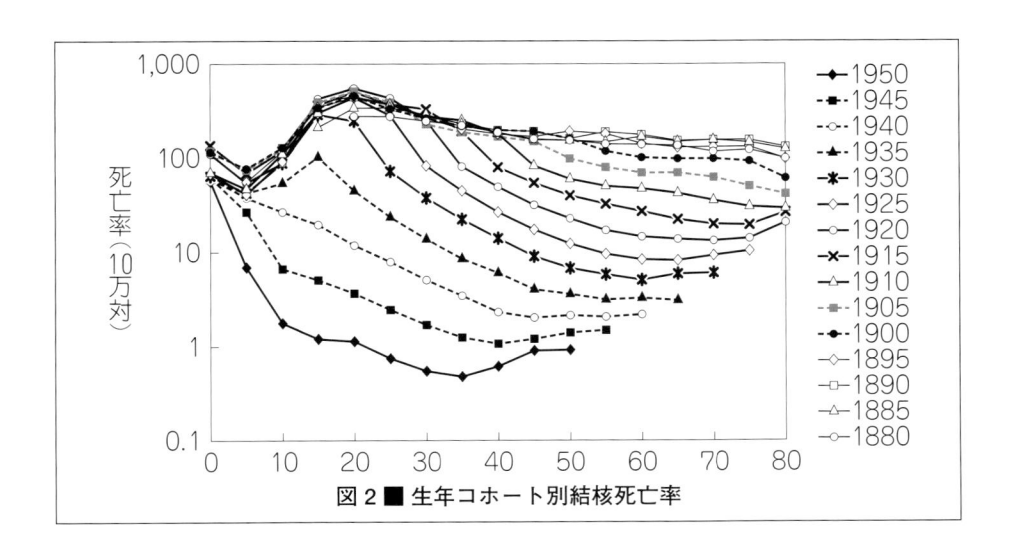

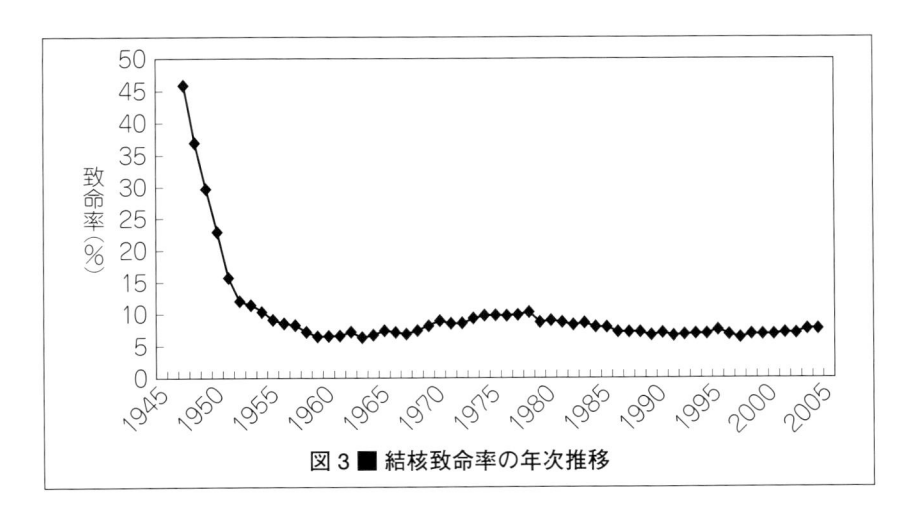

図3 ■ 結核致命率の年次推移

染者からの発病率」，「致命率」の3要素の内，「致命率」の動きを図3に示してあるが，化学療法の登場で，1940年代後半から50年代初期にかけては急速に改善したが，その後は大きな変動はなく，その傾向は最近まで続いており，「致命率」の影響は除外してよいようである。そうなると，「ARTI」，「感染者からの発病率」の動向が注目される。

図4には最近の年齢階級別に見た罹患率の動きを示したが，40歳以上ではどの年齢でも罹患率は減少傾向を持続しているが，20歳代から30歳代までは，減少が停止している。これをさらに詳しく見たのが図5であるが，最近3年間40歳未満では減少が停止している。感染源となる恐れが多い塗抹陽性肺結核罹患率の最近の動きを図6に示した。また，60歳未満の動きを図7に示したが，全体の罹患率の動きと同様に，40歳以上では減少が見られるが，40歳未満では最近3年は減少が停止している。中高年の罹患率，特に塗抹陽性肺結核罹患率はずっと減少し続けているのに，40歳未満では罹患率減少の動きが停止したことは，最近の若者の結核感染は，中高年患者との接触以外の機会で起こっていることを示唆している。

もう一つ，最近の結核蔓延状況で目立つのは，一部の大都市と，残りの府県に見られる格差で

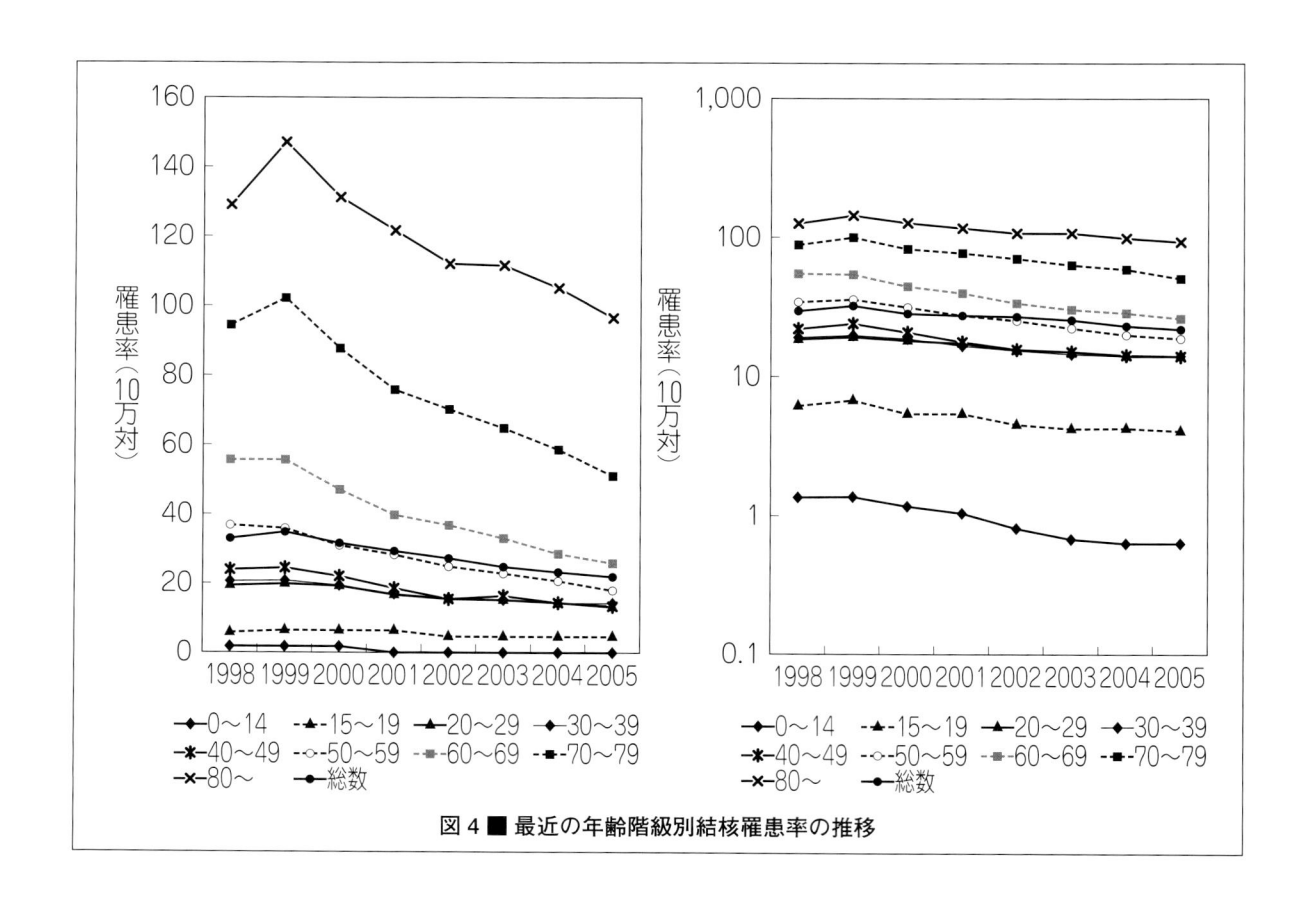

図4 ■ 最近の年齢階級別結核罹患率の推移

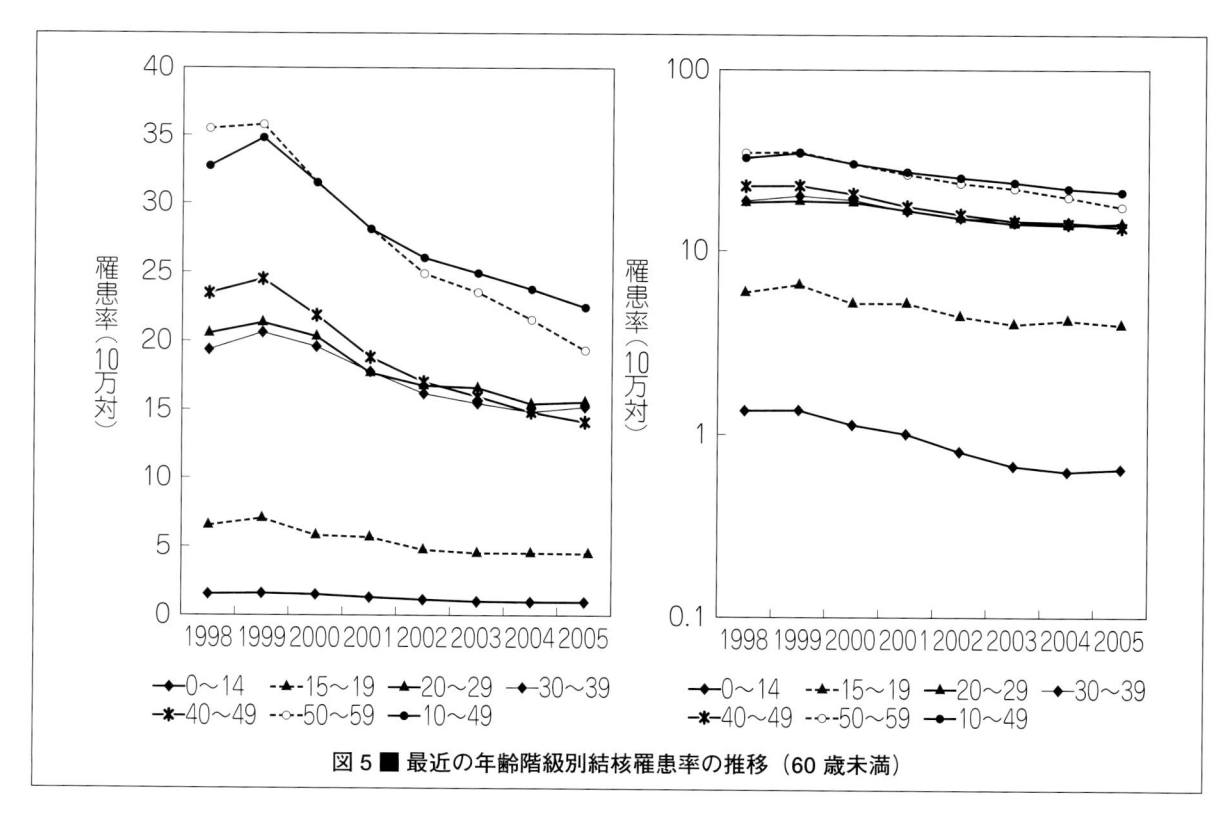

図5 ■ 最近の年齢階級別結核罹患率の推移（60歳未満）

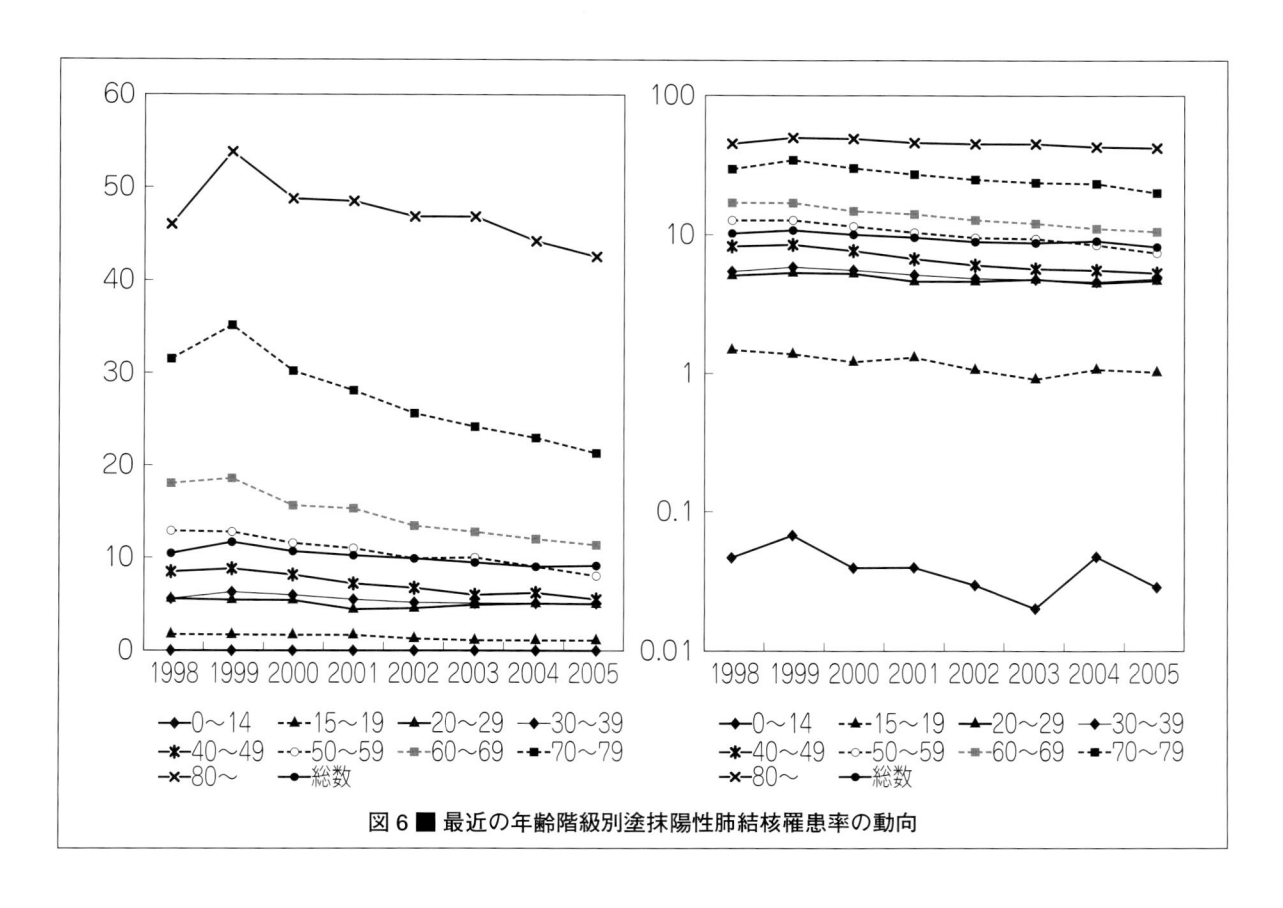

図6 ■ 最近の年齢階級別塗抹陽性肺結核罹患率の動向

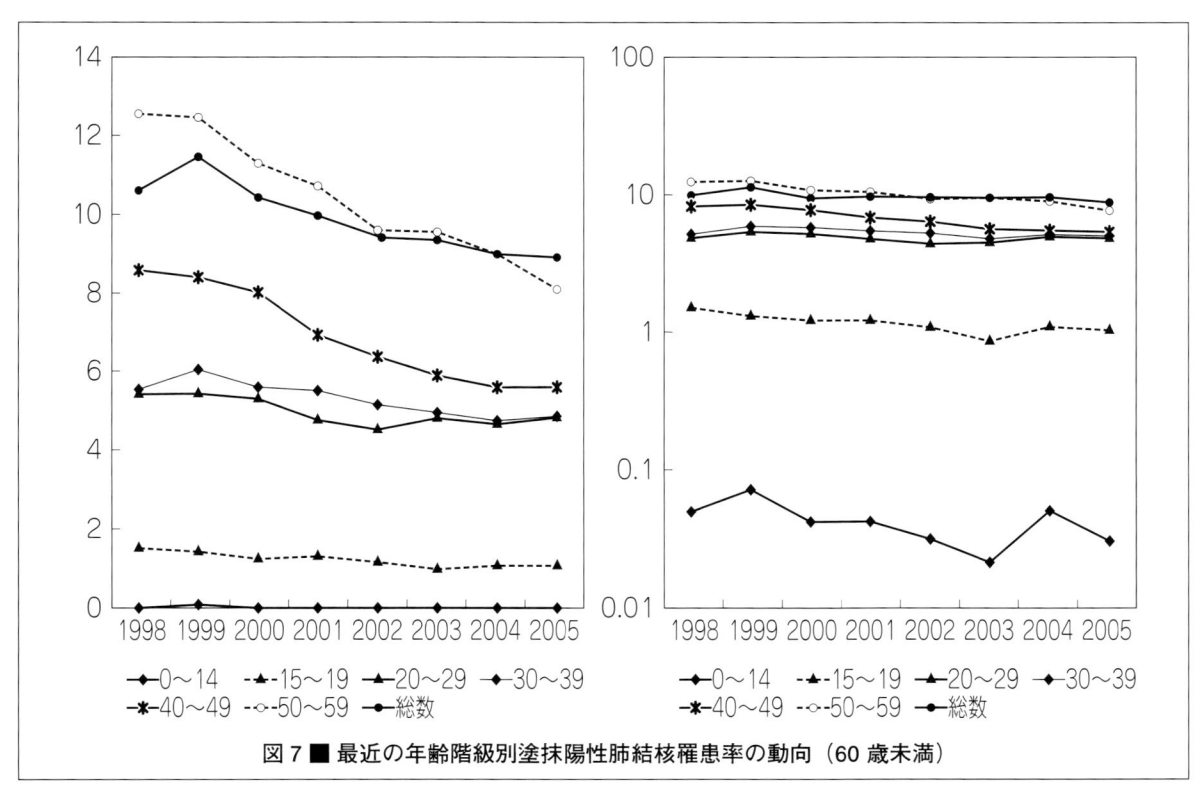

図7 ■ 最近の年齢階級別塗抹陽性肺結核罹患率の動向（60歳未満）

今後の課題 ● 133

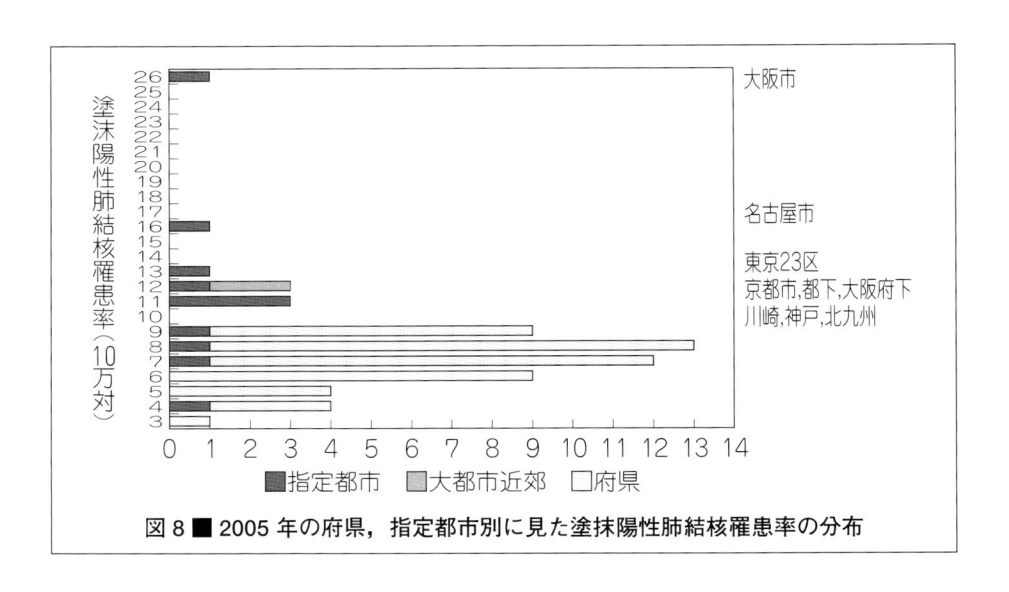

図8 ■ 2005年の府県, 指定都市別に見た塗抹陽性肺結核罹患率の分布

ある。図8には，2005年の都道府県別に見た塗抹陽性肺結核罹患率の分布を示してある。指定都市と東京都下，大阪府下は別掲してある。結核の蔓延が一部の都市に集中していることが明白に示されている。大都市で発病した若者の結核患者について感染源調査を行っても，感染源が不明のケースが大半である。これらの大都市には，ホームレスなど社会的な弱者が集中し，漫画喫茶，サウナ，カラオケなど長時間多くの人が一緒に過ごす施設が集中し，交通機関も混雑しており，結核感染に曝露される機会はまれではない。

2 今後の結核対策の問題点

このように結核の蔓延状況が大きく変わりつつある中で，昭和26年に制定され，多年にわたり日本での結核対策を推進する基本となってきた結核予防法が，平成19年3月末で廃止され，4月からは感染症に関する法律に統合された。国は今回の結核予防法の廃止，感染症法への統合は，結核対策を軽視したためではなく，より人権を尊重しながら，感染症対策を総合的に進めるための統合であり，結核対策の重要性は変わらないと述べている。実際に，乳児に対する予防接種が，予防接種法に移された以外は，従来の結核予防法で規定されていたほとんどの施策が，感染症に統合された法律に受け継がれている。統合の機会に，新たに潜在性結核感染症という考え方が導入され，従来の抗結核薬を発病防止のために投与する際の年齢制限も撤廃された。周囲に結核を感染させる恐れのある患者に対する命令入所という表現も，入院勧奨に切り替えられ，同居者がいなくても，入院勧奨が行えるようになった。

今後の結核対策を考える際には，上述した大都市を中心に新たに起こってきている問題への対応がまず問題になる。従来のやり方では手の届きにくい階層に対する対策をどのように進めればよいかについて，検討されなければならない。この中には，大都市の一部の地域では，保健所が直接に結核患者の診療を行う制度の導入も考慮されてよいであろう。

次に問題になるのは多剤耐性結核（MDRTB）である。現在結核治療の主軸となっているINHとRFPに耐性の結核が多剤耐性結核と定義されており，治療が困難で，感染源対策上でも問題

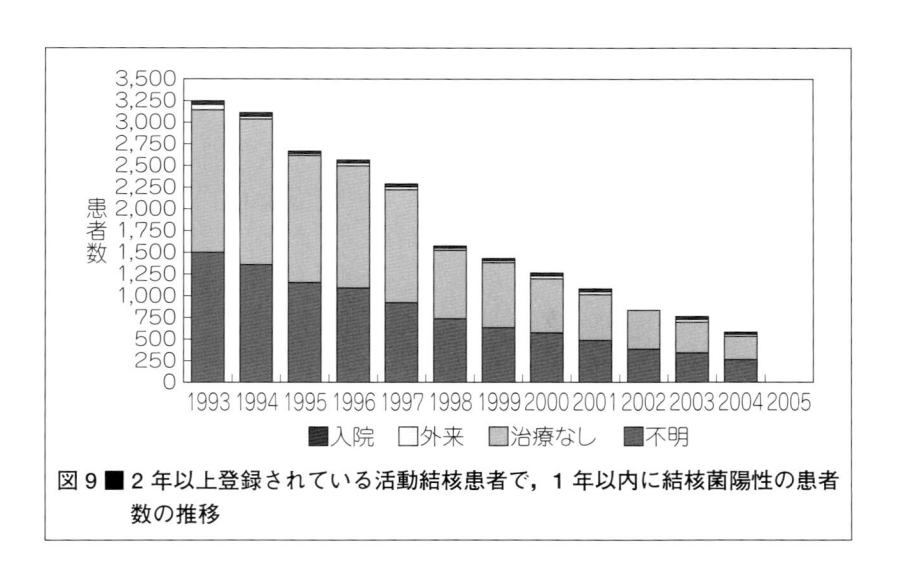

図9 ■ 2年以上登録されている活動結核患者で，1年以内に結核菌陽性の患者数の推移

になる。最近は，多剤耐性結核に加えて，超多剤耐性結核（extreme drug resistant TB：XDRTB）が話題になってきた。INH，RFPに加えてEB，SM，PZA，THなどほとんどの抗結核薬に耐性を示す結核で，治療は極めて困難である。このような多剤耐性の患者，超多剤耐性の患者は，どれくらいいるのであろうか。その頻度を推定する一つの方法は，結核療法研究協議会（療研）の研究成績である。2002年度の調査で，多剤耐性結核菌の頻度は未治療例で0.7％，既治療例で9.8％となっている。同じ2002年の新登録結核患者中，初回治療の結核菌陽性例は15,929例なので，療研の成績を適用すると，その中には112例，再治療菌陽性例は1,605例なので，その中には157例，あわせて269例の多剤耐性例がいると推定される。もう一つの方法は，登録患者についての年末報告の中から，2年以上登録されている活動性肺結核患者の中で，1年以内に結核菌陽性の患者数から推計する方法である。図9にその推移を示してあるが，2004年末で500名強の患者が見られている。その多くは治療失敗例と推定され，多剤耐性の確率が高い。多剤耐性結核患者数は，療研と新登録患者からの推計269例と，年末の状況からの推計558例の中間，400〜500名くらいと推定される。

超多剤耐性の結核はその半数くらいであろうか。

治療が極めて困難で，もし入院させた場合には，入院期間が必然的に長期になる多剤耐性結核，超多剤耐性結核患者は，人権問題を特別に配慮しなければならない対象である。現在の結核病室のほとんどが，長期に患者を収容する施設としては適切でなく，そのような施設への長期の収容は，いかに社会を結核感染から守るためとはいえ，患者の人権障害になりかねない。どのような施設なら長期に入院させても人権障害にならないか，患者自身を含めて，モデル病室の試みを含めて研究するべきであろう。病院の構内に，離れて設置し，園芸も可能であり，ペットも飼えるようなコテージのような病室はどうであろうか。

欧米先進国で大きな問題となっている外国人の結核は，第5章ですでに述べたように，いまだ日本全国のレベルでは大きな影響はない。しかし，大都市や一部の地域では外国人の結核が無視できない影響をもっている地域がすでにあることを忘れてはならない。今後の日本の結核がどのように動くかを大きく左右するのは，外国人の結核と，エイズに合併する結核である。サーベイランスのデータで外国人の占める割合に注意をはらうとともに，外国人患者の多い地

域では，医療通訳の確保なども準備しておかなければならない。また，結核予防法による定期の健康診断は，日本人を対象に年齢などを規定しているので，外国人，特に結核の高度蔓延国から来日している者に対しては，別の規定を設けて定期健康診断を行うことも検討するべきであろう。不法滞在者で感染症に罹患している場合の処遇なども検討課題である。

　エイズ合併の結核については，最近の若者の性行動をみると，エイズの爆発的な流行の起こる素地は形成されつつあり，そこに結核が加わった場合起こりうる事態に対応する準備はしておかなければならない。肺上野に散布を伴う浸潤影が見られるような定型的な肺結核所見以外の所見がみられた場合や肺外結核が見られる場合には，エイズの合併も考え，患者の同意を得て，より積極的に HIV の検査を行うべきであろう。

3 今後の結核研究のあり方

　これまでの日本の結核対策は，多くの先達の努力で打ち立てられた初感染発病学説と，間接撮影法，胸部単純 X 線写真の読影法，BCG 凍結乾燥ワクチンの大量生産技術など，結核対策に用いられる手技の開発という成果に支えられ，国民病とも，亡国病ともいわれた結核をなくそうという国の強い意向，それを具体化した結核予防法の制定と適切な改定，現場で対策を熱心に実施した努力に裏づけられ，数十年前にはあれだけ強く蔓延していた結核を，欧米先進諸国とほぼ同じ速さで減らすことに成功した。最近よくいわれる EBM を最も忠実に行って，成果を挙げてきたのが日本の今までの結核対策であったといえよう。

　その結果，結核蔓延の様相は一変したが，内因性再燃のありうる結核は，上述したようにその姿を変えて一部の地域，階層に残存し，もし結核問題はすでに解決したという誤った判断のもとに，対策の手を緩めるなら，再度巻き返してくる恐れがある。蔓延の様相が大きく変わった結核に対する新しい対策は，新しい EBM に基づいて構築されなければならない。そのために必要と思われる研究について検討してみたい。

1）結核感染の頻度に関する研究

　結核の蔓延状況を推定する最も有力な ARTI（結核年間感染危険率）の現状とその動向を知ることが，まず重要である。BCG 接種が普及した日本では，ツ反応での推定は不可能であったが，ヒト型結核菌に特異な抗原が判明し，それを利用する QFT-2 G などの新しい技術が開発された。この検査については，いまだ分からないことが多いが，少なくとも最近の結核感染を示す指標としては使えるようである。保健医療，福祉関係の施設で働く者，あるいはこれらの職種を養成する学校では，結核感染管理の手段として，就職時あるいは入学時にこの検査を行い，その成績をベースライン・データとして，その後陰性者には毎年検査を行い，陽転者には発病防止のための措置を行うことが要請される。これを日常の結核管理として採用する前の段階の研究として，関心をもつ研究者のいる学校，施設で，おのおの 1 万人くらいを対象にして，3 年間くらい追跡調査を続ければ，最近の結核感染の状況が解明されるであろう。この研究によって，現在の日本での ARTI とその動向が明らかになり，またこの研究を行う中で，QFT-2 G を実際に使った場合の問題点もかなり解明されるであろう。

　QFT-2 G を用いる研究と平行して，より正確な結核感染検出法の開発も研究されなければならない。

2）結核感染の様相に関する研究

　実際に患者から検出された結核菌について

RFLP 法や VNTR 法などを用い，分子疫学的な解析を行うことの有用性は確立されているので，結研が自ら行ってきた沖縄，新宿，川崎に加え，地方衛生研究所の協力も得て，大都市（東京と大阪，川崎），郡部（沖縄ともう一県），中間地帯（東京都下，大阪府下）で発生した菌陽性結核患者の結核菌について，疫学調査とあわせて分析を行う。これにより，大都市とその周辺地区，それに郡部の結核感染の様相が解明されることが期待される。

3）新抗結核薬に関する臨床的研究

大塚製薬が開発した新抗結核薬は，現在海外でフェーズⅡの臨床試験が進行中である。既存の抗結核薬とは交差耐性がなく，現在結核治療の主軸となっている INH，RFP に匹敵する薬剤であり，適切な併用処方が開発されれば，治療期間のさらなる短縮が期待され，多剤耐性結核治療への応用も有望である。国立施設のほかに，有力な公立，民間の施設も参加して組織されている結核療法研究協議会（療研）が受け皿となって，臨床研究を組織し，日本で開発された新抗結核薬を 1 日も早く実用化することが望まれる。

4）結核病床に関する研究

結核患者を入院させて治療することには，2 つの目的がある。一つは，周囲に対する感染源となる恐れのある患者の隔離であり，もう一つは外来では治療困難は重症例，薬剤に強い副作用のみられる症例，外科手術の必要な症例などに対する治療の場としての入院治療である。従来の入所命令制度は，昭和 36 年の生活保護法による結核入退院基準の撤廃，これに伴い入所命令制度の枠を拡大したことなどの経緯から，隔離目的を超えて運用されてきた。しかし，平成 17 年の結核予防法の改正で，入所命令は人権を制約する措置であるという本来の考え方に戻り，適用が感染防止に限定されるようになった。平成 19 年 4 月に結核予防法を感染症に関する法律に統合され，従来は 6 カ月単位で認められた入所命令が，30 日ごとに更新される入院勧告に変更された。これに伴い，結核病床の性格も，新たに発見された患者の初期の隔離と，無事に外来治療に移行できるまでの入院のための病床と，多剤耐性結核のように短期間では結核菌の陰性化が期待できず，隔離のためにも長期間の入所命令が必要な患者に対する病床に二分されることになる。前者を治療初期用の病床，後者を慢性患者用病床と呼ぶなら，両者の性格は明らかに異なってくる。

結核病床は病棟単位から，病室単位に切り替えるべき時期に来ていると思われる。治療初期用の病室は，個室，あるいは 2 人部屋までを原則として，飛沫核感染防止用の設備は当然必要であるが，そのような設備をしたうえで，結核専用とせず，空いている時には結核以外の患者の収容も可能にするべきであろう。

一方，慢性患者用病室は，個室とし，厳重な飛沫核感染防止用の設備に加え，現存する患者の意見も聞きながら，その設計については人間らしい生活が送れるような配慮をするべきであろう。設備は当然当時より良くしなければならないが，以前用いられていた外気小屋などを参考にするべきであろう。モデル病室を作って，その試用が望まれる。また，慢性患者用病室をもつ施設では，適切な処方の選択をするための方法として，結核菌に対する血清総合抗菌力の測定ができる機能も備えるべきであろう。

5）内因性再燃の機序とその予防法の開発に関する研究

第 6 章で，隈部英雄が光学顕微鏡を用いて，乾酪巣の治癒過程とその崩壊の際の，結核菌の形態，染色性の変化についての研究成績を紹介した。その後，研究手技の進歩は目覚ましく，電子顕微鏡，蛍光抗体染色法など新しい手技を

用いれば，隈部の研究を超え，内因性再燃の機序に迫る研究も可能なはずである．ただ，日本では結核の減少に伴い，適切な研究対象が得がたくなっているが，結核の多い途上国では，剖検材料，手術で摘出した肺など，研究対象にはこと欠かないはずである．途上国の研究者と共同で，隈部の研究の壁を破る研究が行われ，その中から内因性再燃の機序が解明され，それに基づいてその予防法が開発されることを期待したい．筆者の推測では，被包乾酪巣の気管支とつながる部分が閉鎖した状態が長く持続すると，結核菌は通常の光学顕微鏡では見えない状態となり，そこが非特異的な炎症などで崩れて，酸素が入りうるような状態になると，可視状態となり，顆粒から桿菌に変わり，赤く染まるようになると推測している．

4 おわりに

本書では，日本の結核の消長と，それに関与した要因を分析してきた．日本では結核病学の先達の大変な努力で，日本独自に結核の初感染発病学説を完成し，それに基づいて結核対策の体系が作られ，対策に用いられる手技についても，かなりのものが日本人の力で開発され，外国で開発された手技も適切に導入され，これらを取り入れた結核予防体系が国の強い意志として樹立され，国民の総意を挙げて実行され，欧米諸国とほぼ同じ速さで結核を急速に減らすことに成功した．世界に誇ることができる立派な成果といってよい．

しかし，不顕性感染があり，内因性再燃がある結核の制圧は容易なことではない．結核は対策の手の届きにくいところに残存し，感染と発病の様相も変わってきつつあるようである．そこに外国人の結核問題，エイズに合併する結核など，新しい問題も加わろうとしている．その一方で，結核に対する関心は，為政者，マスコミ，保健医療関係者，国民のすべてで低下しつつある．米国の Reichman LB は，感染症の減少とともに，それに対する関心も低下し，対策の手抜きが行われると感染症が再び増加する減少を，アルファベットのUに例えて，U字型現象と呼び，このような現象を起こさないように呼びかけているが，その本家本元の米国でも，1990〜1991年にかけて，多剤耐性結核菌による集団院内感染が多発し，大きな被害を受けた．しかし，この事件を契機に米国では結核研究費と対策費を大幅に増額し，研究面では多くの成果を上げ，対策面では再び結核を抑え込むことに成功しつつあるが，これを他山の石として，日本ではこのU字型現象を起こすことなく，結核を制圧したいものである．そのためにも，上述したような研究を新たに展開し，その成果に基づいて，新しい結核対策が行われ，日本で結核が制圧され，その経験が世界の結核制圧にも活かされることを期待したい．

主要参考文献

○相川武雄．間接撮影と集団検診．東京：結核予防会 1941．
○大阪大学医学部第三内科教室同窓会．今村荒男教授結核研究業績集，大阪大学医学部第三内科教室同窓会，大阪：大阪大学微生物病研究所竹尾結核研究部 1960．
○岡治道先生を偲ぶ会．岡治道先生記念文集．東京 1980．
○隈部英雄．人体内における結核菌の生態：シューブに対する一考察．東京：保健同人社 1949．
○隈部英雄．肺結核症の X 線読影：第Ⅰ巻正常肺（本文と図譜）．東京：文光堂 1954．続いて 1954 年に第Ⅱ巻初感染結核症：早期蔓延と肺門リンパ腺腫脹（本文と図譜）．第Ⅲ巻初感染結核症：晩期蔓延と肺門リンパ腺腫脹（本文と図譜）．を刊行，1955 年に第Ⅳ巻慢性肺結核症：被包乾酪巣の崩壊及び乾酪性気管支炎（本文と図譜）．1956 年に第Ⅴ：1 巻慢性肺結核症．被包乾酪巣の崩壊及び乾酪性気管支炎（本文と図譜）．第Ⅴ：2 巻慢性肺結核症．空洞性硬化性肺結核（本文と図譜）．を刊行
○結核予防会．結核の統計 1955．東京：結核予防会 1955．その後毎年同じ題名で刊行
○結核予防会．結核統計総覧（1900-1992 年）．東京：結核予防会 1993．
○厚生省．結核実態調査Ⅰ．東京：結核予防会 1995．その後，1957 年に結核実態調査Ⅱ，1960 年に結核実態調査Ⅲ，1961 年に結核実態調査Ⅳ，1965 年に結核実態調査Ⅴ，1966 年に結核実態調査Ⅵ，1970 年に結核実態調査Ⅶ，1975 年に結核実態調Ⅷを結核予防会から刊行
○古賀良彦．レ線深部写真法及び間接撮影法の応用．結核 1936；14：5，447-9．
○小林義雄．ツベルクリンアレルギーと肋膜炎（肋膜炎の結核感染早期発病論）．結核 1931；9：10，1290-395．
○千葉保之，所沢政夫．結核初感染の臨床的研究：結核症の発生機序．東京：保健同人社 1948．
○千葉康之．結核症発生の研究．結核初感染の研究続報．東京：保健同人社 1959．
○統計院．統計年鑑，明治 15 年．その後昭和 19 年まで，大正 12 年を除いて毎年刊行．名称は明治 16 年には第 2 統計年鑑．明治 19 年からは（日本帝国第 5 統計年鑑）に変わり，大正 11 年まで．大正 12 年からは第 41 回日本帝国統計年鑑に変わり，昭和 11 年まで．昭和 12 年からは「第 56 回大日本帝国統計年鑑」に変わり，昭和 19 年の第 59 回まで毎年刊行．発行者の名称も，明治 19 年からは内閣統計局，大正 10，11 年は国勢院，同じ大正 11 年の第 41 回からは統計局，大正 13 年からは内閣統計局と変わってきている
○日本国際保健医療学会．国際保健医療学．東京：杏林書院 2001．
○山村雄一，中村　滋，矢坂　茂．結核のアレルギー：実験的空洞．結核信書 33，東京：医学書院 1956．
○労働医学研究会．労働結核研究協議会業績集：30 年をふりかえって．東京：労働医学研究会 1985．
○de Abreu M. Verfahren und Apparatur zur kollektiven Röntgenophotographie（Indirekte Röntgenaufnahme）. Zeitschrift für Tuberkulose 1938；80：2, 70-91.
○Global Tuberculosis Programme. Global Tuberculosis Control. WHO Report 1998. World Health Organization 1998. その後毎年 2005 年まで同じ題名で WHO から刊行．
○Japan Anti-Tuberculosis Association. BCG Vaccination in Japan. JATA, Tokyo 1960.
○Japan Anti-Tuberculosis Association. Photofluorography in Japan. JATA, Tokyo 1960.
○OBATASHI Y. Dried BCG Vaccine. WHO, Geneva 1955.
○Styblo K, Meijer J, Sutherland I. The transmission of tubercle bacilli. Its trend in a human population. Bull. IUAT 1969；42：1-104.
○World Bank. World Development Report 1993. Investing in Health. World Development Indicators. Oxford University Press 1993.
○Yamamura Y. The pathogenesis of tuberculosis cavities, advances in tuberculosis research. 1958；9：13-37.

和文索引

■あ
アフリカ諸国結核届出率 57
安全試験 96

■い
石川県の結核死亡率 46
イソニコチン酸ヒドラジド（INH） 31,104
1次抗結核薬 105
一般的な抵抗力 35
伊藤恒一 78
今村荒男 84,93,94
陰性 64
インフルエンザ大流行 16,20,21
────の影響 28
インフルエンザの大流行 15,18,38

■う
梅沢浜夫 105

■え
エイズに合併する結核 135
エイズの流行結核の増加 124
エイズ流行 42
疫学モデル 34
液体培地 82

■お
大林容二 97
岡治道 62,68,69,74,78,80
岡分類別結核菌検査成績 112
沖縄県結核死亡率 30
オランダ 42
女対男の比率 6

■か
外国人の結核 135
街頭検診 87
外来性の再感染 73
化学療法 31
拡大予防接種計画 36
学会病型別 114
学会分類別 114

カナマイシン 105
患者発見率 90
管針 100
間接撮影 108
────法 36,83,84,86
感染症法への統合 134
感染を阻止する手段 34
管内性 78
乾酪壊死 59
乾酪化 103
乾酪巣内の結核菌 79

■き
胸部X線検査 36
胸部単純X線所見の読影法 76
胸部単純X線所見剖検所見対比 74
胸膜炎 64,65,66
────の潜伏期 67
局所反応 98
近代的な結核対策 39
菌陽性患者 113

■く
空洞 59,103
朽木五郎作 100
隈部英雄 75,79,80,87,96
グラム陽性の顆粒状の菌 79
グルタミン酸ソーダ 97
グルタメートワクチン 98

■け
経皮接種法 100
結核医療費 37
結核患者数の推計値 110
結核患者の高齢化 45
結核患者の発見率 87
結核感染の連鎖 34
結核菌陽性患者の有病率 111
結核減少速度鈍化 42
結核高度蔓延国 120
結核死亡統計 4
結核死亡率 5,6,12,40,119
────減少速度 38

────増減率 20
────の女対男の比率 6,7
────の推移 5
結核集団検診の実際 87
結核症の構成 78
結核初期変化群 62
結核制圧の時期 53
結核制圧の定義 53
結核対策技術協力 122
結核対策強化の決議 126
結核対策の5原則 126
結核とジェンダー 8
結核の自覚あり 109
結核の集団検診 86
結核の蔓延状況を知る指標 119
結核非常事態宣言 126
結核病床 137
結核問題無視 123
結核有病率 41,69
結核予防会結核研究所 80
結核予防法 37,87
────の廃止 134
結核罹患率 40
────外国生まれ 52
────減少速度鈍化 41,43
────自国生まれ 52
結核流行の第1期 6
結核流行の第2期 14
結核流行の第3期 28
健康診断 88
検診発見の占める割合 91

■こ
抗結核薬耐性結核菌集団感染 56
抗結核薬発病阻止 36
抗酸性桿菌 79
喉頭結核 77
孔なしカメラ 85
公費負担制度 37
古賀良彦 36,83
国際研修コース 122
国際死因中分類 4
国際保健医療学 118

国鉄職員性，年齢階級別ツ反応陽性率 69
黒丸五郎 77
国民総医療費 37
国民体力法 94
古知新 126
コッホ現象 101
小林義雄 64,68
根絶 53
コンタックス 84
コンデンサ型装置 85

■さ
再接種 98,101,102
再燃 72
再発の状況 117

■し
自覚あり 110
事故死亡率 15
実態調査 107
重感染 59
重染色 79
住宅事情の改善 34
集団感染 35
集団検診 36,37,84,85,86
種々の保健医療施策の費用・効果分析 124
諸外国結核罹患率 41
初感染発病学説 73
ショ糖を溶媒凍結乾燥BCGワクチン 96
人口移動 51
人口，性，年齢階級別増減率 31
人口動態統計 1,4
人口の急速な高齢化 43
人口の高齢化 45
新登録結核患者外国生まれの者の割合 52
新登録結核患者外国籍の者の割合 53
新登録結核患者年齢構成 45
新登録結核患者の発生状況 117

■す
推定結核菌陽性患者数 112
スウェーデン都市部の肺結核死亡率 22

ストレプトマイシン 103
――――（SM） 31
スペインかぜ 19,20

■せ
制圧 53
成人のHIV陽性率 56
生年コホート別結核死亡率 8,130
生年コホート別結核罹患率 130
生年コホート別女性 8
生年コホート別累積結核死亡率 44
世界エイズ・結核・マラリア基金 127
世界銀行の借款中国短期化学療法 126
世界結核デー 127
世界の結核蔓延状況 119
関根豊之助 77
全員直接撮影 108
1950年結核死亡率2000年の65歳以上の塗抹陽性肺結核罹患率の相関 48
先進諸国年齢別の人口構成結核の感染状況 57

■た
第1期 5
第2期 5,14
第3期 5
第4期 5,12
第5期 5
第1次工業化 12
第2次大戦 29,31
第8小委員会 93
帯患帰郷 13
多剤耐性結核 134,137
――――菌 42
タンザニア 42
男子生年コホート別結核死亡率 28
断面調査 108,109

■ち
遅延型過敏症 59,103
蓄電器放電（コンデンサ）型X線発生装置 106
千葉保之 69
致命率 131
中耳結核 77

腸結核 77
超多剤耐性結核 135
直接接種 102

■つ
追跡調査 109,114
――――の成績 114
ツ反応検査 64
ツ反応浸潤径の分布 64
ツ反応の陽性転化 64
ツ反応陽性率出身地域別 64
ツ反応陽転 64
――――者 69,70
――――者30年間の発病状況 71
ツベルクリン反応 62

■て
定期および定期外の健康診断結核患者発見率 89
定期外健康診断 88
定期の健康診断 88,90
――――結核患者発見率 91
抵抗力 35
適正医療の普及 37

■と
ドイツ 42
東京172株 97
統計年鑑 1
痘瘡 53
――――対策 125
動態調査 109,113
登録あり 110
登録・管理制度 40
所沢政夫 69
途上国経済発展の遅れ 122
届出率 40
塗抹陽性の肺結核患者の罹患率 41
塗抹陽性肺結核患者の罹患率 119
塗抹陽性肺結核の有病率 119
塗抹陽性肺結核罹患率 131
塗抹陽性肺結核罹患率年齢階級別推移 43
トレース法 75

■な
内因性再燃 44,47,73
――――の機序 79,137

中野療養所　74,77,80

■に
2005年都道府県別塗抹陽性肺結核罹患率　134
日本学術振興会（学振）　93
日本学術振興会議（学振）第8小委員会　33
日本帝国統計年鑑　1
日本の人口年齢構成　45

■ね
年間感染危険率　69
年間結核感染危険率（Annual Risk of TB Infection：ARTI）　119
年齢階級別結核初期変化群　62
年齢階級別罹患率　131
───石川県と全国とを比較　47
年齢別　12

■は
肺炎死亡率　15,16
肺結核患者菌検査成績　81
肺結核胸部エックス線読影法　75
肺結核死亡の総死亡に対する割合　22
肺病死亡統計　1,4
肺病死亡率　2
発育の時期別凍結乾燥に対する抵抗力　96
発展するスパイラル　88
パラアミノサリチル酸塩（PAS）　104
パラアミノサリチル酸ソーダ（PAS）　31
ハンセン病　53

■ひ
被包乾酪巣　79
100 mm ミラー・カメラ　85
「費用・効果」分析　86
病室単位　137
標本調査法　106
日和見感染　60
平野恒　77

■ふ
分子疫学的な解析　137

■へ
平均有病期間　41
米国　41
碧素　105
ベトナム　42
ペニシリン　105
部屋の換気　34
ペルー　42

■ほ
紡績女工と結核　12

■ま
慢性患者用病室　137

■み
ミラー・カメラ　85

■め
免疫　35

■や
山口正義　107
山村雄一　103

■ゆ
有病率　113

■よ
陽性　64
───時ツ反応の強度別所見発見率　70
───者からの発病率季節別　70
───者からの発病率職場の感染源有無別　70
───率　65
溶媒　96

■り
罹患率　91
───減少速度　43
流感関連疾患死亡率　17,20
流感関連死　16
流行性感冒　16,19
流行の第4期　29

■ろ
ロシア　42

■わ
若い女性　6

欧文索引

■A
ARTIの現状とその動向　136

■B
BCG　35,93
──安全性　94
──接種　32,37
──接種効果の持続期間　102
──の効果の研究　94

■D
DALYs　124
de Abreu　36
de Abreu M　83
DOTS戦略　42,126
──実施状況の推移　127
Duration　41

■E
elimination　53
eradication　53

■H
HIV感染結核の発生病理への影響　58
HIV陽性者中の女性の割合　56

■I
Incidence　41
INH　36

■J
JICA　122

■L
Lehman　104

■M
MDRTB　134

■P
PCR法　81
Prevalence　41

■Q
QFT-2 G　136

■R
Röntgen K　74

■S
Stop TB Partnership　127,128

■T
TRO　100
Tuberculosis Research Office　97

■U
U字型現象　138

■W
Waksman　103

■X
XDRTB　135
X線間接撮影法　69

【著者略歴】

島尾忠男（しまお ただお）

1924年9月17日　東京都で出生

《学　歴》
1948年9月　東京大学医学部医学科卒業

《職　歴》
1949年11月	結核予防会第一健康相談所に勤務
1953年11月	結核予防会結核研究所に勤務
1964年2月	結核研究所研究部長
1967年9月	結核研究所副所長
1975年10月	結核研究所所長，結核予防会理事，評議員
1984年10月	結核研究所所長を退任，同所名誉所長，結核予防会常任理事
1990年12月	結核予防会理事長
1993年6月	結核予防会副会長
1994年4月	結核予防会会長
1999年6月	エイズ予防財団理事長
2000年3月	結核予防会会長を退任，結核予防会顧問となり現在に至る
2005年3月	エイズ予防財団会長兼理事長となり現在に至る

《その他の公職》
1961年4月〜1979年3月	東京都田無保健所結核診査協議会委員，その内1975年よりは委員長
1970年10月〜1996年3月	国際協力事業団海外医療協力委員会委員，その内1982年〜1996年3月は委員長
1973年8月〜1978年6月	厚生省結核予防審議会委員
1976年〜1987年	順天堂大学医学部非常勤講師
1978年6月〜1988年9月	厚生省公衆衛生審議会委員，その内1981年9月〜1988年9月は結核予防部会部会長
1975年9月〜1984年9月	国際結核予防連合理事，その内1981年9月〜1984年9月は理事会，評議員会議長
1978年4月〜2001年3月	日米医学協力計画日本側委員，その内1994年1月〜2001年3月は日本側委員長
1987年5月〜1990年5月	世界保健機関（WHO）執行理事
1987年	「喫煙と健康問題報告書」作成時の公衆衛生審議会専門委員会座長
1988年4月〜1996年3月	総理府対外経済協力委員会委員
1993年	「喫煙と健康問題報告書」第2版作成時の公衆衛生審議会専門委員会座長
1994年〜1995年	「たばこ行動計画検討会」（保健医療局長の諮問機関）の座長としてたばこ行動計画を作成
1996年6月〜1997年3月	「公務職場における喫煙対策に関する指針作成検討会」（人事院職員局長の諮問機関）の座長として公務職場における喫煙対策を作成
1996年7月〜1997年3月	「公共の場所における分煙のあり方検討会」（東京都衛生局長の諮問機関）の座長として，東京都における分煙化推進のあり方について答申
1997年4月〜2007年3月	東京都多摩立川保健所　結核診査協議会委員
2007年4月〜現在	東京都多摩立川保健所　感染症診査協議会委員
2000年4月〜2007年3月	東京都杉並保健所　結核診査協議会委員
2007年4月〜現在	東京都杉並保健所　感染症診査協議会委員

《学会関係》

日本結核病学会名誉会員，日本公衆衛生学会名誉会員，日本国際保健医療学会名誉会員，日本疫学会名誉会員，国際結核肺疾患予防連合（IUATLD）名誉会員，呼吸器学会功労会員

《賞　罰》

1981 年 8 月　国際協力事業団総裁より表彰
1982 年 3 月　国際協力により外務大臣表彰
1984 年 9 月　保健文化賞受賞
1988 年 1 月　世界保健機関「ヘルス・フォー・オール」メダル受賞（結核対策貢献）
1990 年 5 月　国際結核肺疾患予防連合メダル受賞
1996 年 4 月　勲二等旭日重光賞受勲
1999 年 4 月　世界保健機関「ヘルス・フォー・オール」メダル受賞（喫煙対策）

結核の今昔
―統計と先人の業績から学び,今後の課題を考える― 〈検印省略〉

2008年4月1日　第1版第1刷発行

定価（本体4,200円＋税）

著　者　島尾忠男
発行者　今井　良

発行者　克誠堂出版株式会社
　　　　〒113-0033　東京都文京区本郷3-23-5-202
　　　　電話（03）3811-0995　振替00180-0-196804

印刷・製本　三報社印刷株式会社

ISBN978-4-7719-0333-3 C3047 ¥4200E
Printed in Japan ⓒ Tadao Shimao 2008

・本書の複製権・翻訳権・上映権・譲渡権・公衆送信権（送信可能化権を含む）は克誠堂出版株式会社が保有します。
・JCLS＜㈱日本著作出版権管理システム委託出版物＞
本書の無断複写は著作権法上での例外を除き禁じられています。複写される場合は，そのつど事前に㈱日本著作出版権管理システム（電話03-3817-5670，FAX 03-3815-8199）の許諾を得てください。